DAS GIFT DER NARZISSE

Gabriele Nicoleta

DAS GIFT
DER NARZISSE

Tochter einer narzisstischen Mutter:
Wenn eine Mutter ihr Kind seelisch vergiftet

SCHWARZKOPF & SCHWARZKOPF

Schweigen ist oft der lauteste Schrei.

INHALT

1

PROLOG

Ich verdanke meine Existenz einem Unfall. Zumindest hat das meine Mutter immer zu mir gesagt. Später sagte sie noch etwas anderes zu mir, etwas, was noch viel niederträchtiger und abscheulicher war als diese Behauptung. Aber es passte dazu. Das eine war die Voraussetzung für das andere. Hätte sie schwimmen können, wäre ich nie geboren worden.

Im Sommer 1960 ging sie mit Arbeitskollegen, Cousinen und dem Mann, der mein Vater werden sollte, zu einem Baggersee in der Nähe von München. Alle gingen ins Wasser, nur sie nicht. Sie wollte nicht. Es sei ihr zu kalt, hatte sie gesagt und sich auf ihrem Badetuch ausgestreckt. Doch die anderen gaben keine Ruhe und riefen so lange nach ihr, bis sie schließlich nachgab und ins Wasser ging. Sie hatte nie schwimmen gelernt. Aber weil alle es konnten, musste es ja wohl zu schaffen sein. Also ging sie immer weiter in den See hinaus, bis sie den Boden unter den Füßen nicht mehr spüren konnte. Wie ein Stein sank sie auf den Grund des Sees. Sie ruderte mit den Armen, schlug wütend auf das Wasser ein, das sie nicht tragen wollte, und strampelte wild und planlos mit ihren Beinen. Es half nichts. Sie tauchte immer nur für Sekunden auf. Bei dem Versuch, ihre schmerzenden Lungen mit frischer Atemluft zu füllen, schluckte sie Unmengen von Wasser. Aber sie rief kein einziges Mal um Hilfe. Das erzählte sie mir immer wieder. Es war ihr wichtiger als alles andere. Sie hatte sich keine Blöße gegeben. Deswegen bemerkten die anderen auch gar nicht, was vor sich ging. Sie tollten im Wasser umher und amüsierten sich. Nur Manfred, mein Vater, hielt Ausschau nach ihr und sah ihre Arme. Er rettete sie vor dem Ertrinken. Im Dezember 1962 heirateten sie, und im August 1964 kam ich zur Welt. Vier Jahre nach dem Unfall im Baggersee. Und trotzdem immer noch zu früh.

Ich war kein Wunschkind. Nicht geplant. Zur falschen Zeit geboren. Ein Klotz am Bein. Der Grund, warum sie es nie zu etwas gebracht hat, denn nach meiner Geburt musste sie ihre Stelle als Verkäuferin in einer Metzgerei aufgeben und sich um mich kümmern. So wurde ich zu dem, was ich mein Leben lang für sie bleiben sollte. Der Sündenbock, dem sie an allem, was schiefging, die Schuld geben konnte. Dass andere ihr glaubten, war für mich fast noch schlimmer als die Behauptung an und für sich. Denn ich hatte so immer das Gefühl, dass es stimmen musste. Wenn alle es so sahen, musste es ja die Wahrheit sein. Erst bei ihrer Beerdigung wurde mir klar, dass dem ganz und gar nicht so ist. Als sie bestattet wurde, erfuhr ich etwas, was ich nie für möglich gehalten hatte. Bis dahin hatte ich nie vorgehabt, ein Buch zu schreiben. Im Juni 2013 änderte ich meine Meinung. Auslöser war ein Telefongespräch mit meinem Stiefvater. Es sollte unser letztes sein.

Seit der Beerdigung meiner Mutter waren einige Wochen vergangen, und wir hatten nichts mehr von Albert gehört. Die Situation machte mir sehr zu schaffen. Trotzdem hatte ich mich nie überwinden können, den ersten Schritt zu tun. Bis mein Mann Christian der Meinung war, dass es an der Zeit sei, diesem Zustand ein Ende zu setzen. Er ging mit mir ins Wohnzimmer, drückte mir das Telefon in die Hand und setzte sich neben mich an den Tisch. Ich atmete tief durch, dann wählte ich die Nummer meines Stiefvaters.

Es läutete und läutete. »Albert ist nicht da«, sagte ich zu meinem Mann und wollte auflegen. »Warte noch einen Moment!«, sagte Christian und hielt den Hörer in meiner Hand fest. »Er ist ganz sicher zu Hause. Vielleicht ist er gerade draußen.« Angespannt lauschte ich dem Tuten, das aus dem Lautsprecher des Telefons drang. Kalter Schweiß lief mir den Rücken hinunter. Ich blinzelte ins Sonnenlicht und sah nichts als grelle Lichtreflexe. Ich schloss die Augen. Dann eine Stimme. »Hallo!«

Es war Albert. Ich warf Christian einen fragenden Blick zu. Er nickte und erinnerte mich an das, was wir besprochen hatten.

Ich nahm all meinen Mut zusammen. »Hallo Albert! Wie geht es dir?« Schweigen. Er war wohl überrascht, meine Stimme zu hören. »Gabi?« Seine Stimme klang unsicher. »Ja, ich bin's. Ich wollte einfach nur mal hören, wie es dir geht.« Albert schien mit etwas anderem gerechnet zu haben. Als er hörte, was ich wollte, entspannte er sich ein wenig und erzählte von den letzten Wochen: welche Amtsgänge er zu erledigen gehabt hatte, dass er es immer noch nicht fertiggebracht hätte, die Sachen meiner Mutter wegzuräumen usw. Irgendwie klang er aber seltsam. So als ob meine Mutter noch immer hinter ihm stehen und genau darauf achten würde, was er sagte.

Dann erzählte er, bei wem er seit der Beerdigung zu Besuch gewesen war. Das war das Stichwort für mich. Ohne nachzudenken fragte ich: »Wann kommst du jetzt mal zu uns?« Seit der Beerdigung waren einige Wochen vergangen, und wir hatten abgemacht, dass er uns besuchen würde. Das hatte ich zumindest geglaubt. Deswegen traf mich seine Antwort wie ein Blitz aus heiterem Himmel. »Gabi, ruf mich nicht mehr an, ich will keinen Kontakt mehr zu euch, auch nicht zu deinen Kindern.« Ich war sprachlos. Damit hatte ich nicht gerechnet. Christian schüttelte den Kopf und zischte ein böses Wort. »Habe ich es dir nicht gesagt!«, flüsterte er. »Da steckt garantiert deine Mutter dahinter.« Da die Freisprechanlage des Telefons eingeschaltet war, konnte Christian alles mithören. »Aber warum, was haben wir gemacht?«, fragte ich Albert verwirrt. Albert schnaufte hörbar. Offenbar fühlte auch er sich nicht ganz wohl bei dieser Sache. »Ich habe deiner Mutter versprochen, den Kontakt abzubrechen. Das war ihr letzter Wunsch, und den muss ich erfüllen.« Er räusperte sich. »Du weißt ja, ich kann nicht anders …«

Die letzten Worte erinnerten mich an das, was auf der Beerdigung geschehen war. Wut stieg in mir auf und trat an die Stelle der Unsicherheit, die ich gerade eben noch empfunden hatte. »Warum das denn?« – »Weil du dich nicht um sie gekümmert hast«, sagte er kalt. »Was soll das jetzt? Wann habe ich mich nicht um sie gekümmert?« Mein Ton schien ihn zu verunsichern. Albert fing zu stottern an, wie immer, wenn er nervös war. »Du … du … Du hast uns nicht einmal besucht. Du …« Jetzt platzte mir der Kragen. »Du hast doch ausdrücklich gesagt, dass sie keinen Besuch haben will. Wir sollen nicht zu ihr kommen. Mama hat zu Christian gesagt, wenn es ihr besser geht, dann lädt sie uns zu sich ein. Zuvor will sie keinen sehen. Zu uns fahren wolltet ihr ja auch nicht.« – »So ist es!«, bestätigte Christian so laut, dass Albert es hören konnte.

Dass Christian neben mir stand, schien ihn noch mehr zu verunsichern. »Albert? Bist du noch da?« Er sagte nichts. Einen Moment lang dachte ich, er würde das Gespräch beenden. Stattdessen der nächste Vorwurf: »Im Krankenhaus habt ihr sie ja auch nie besucht«, meinte er halblaut.

Christian kniff die Augen zu und schüttelte energisch den Kopf. »Das darf doch nicht wahr sein!«, zischte er wütend. Auch mir reichte es jetzt endgültig. »Hat sie es mir nicht ausdrücklich verboten?«, platzte es aus mir heraus, »Wer hat uns denn ausrichten lassen, dass wir uns ja nicht im Krankenhaus und auf der Beerdigung blicken lassen sollen? Streite jetzt bloß nicht ab, dass du genau das zu Benny gesagt hast! Du hattest noch nicht einmal den Mut, es mir selbst ins Gesicht zu sagen. Und trotzdem waren wir noch einen Tag vor ihrem Tod im Krankenhaus!«

Stille. Ich schnaufte vor Aufregung. Albert räusperte sich mehrmals. Dann wimmerte er leise: »Gabi, du weißt doch, dass ich nicht anders kann! Ich habe es ihr am Sterbebett versprochen. Was soll ich denn machen?« Mir kamen die Tränen. Ich hatte einen dicken Kloß im Hals und konnte nur noch flüstern. »Du führst also dasselbe Unrecht, das Mama mir angetan hat, in ihrem Namen weiter? Obwohl sie tot ist und dich nicht mehr erpressen kann?«

Erneutes Schweigen. Dann fing er wieder an zu jammern. »Ich habe es ihr versprochen, was soll ich denn machen? Es bleibt mir nichts anderes übrig, als ihren letzten Wunsch zu erfüllen. Bitte lass mich einfach in Ruhe, das ist das Beste für uns alle.«

»Nein, nicht für uns alle. Das ist das Beste für dich«, schrie ich ihn an. »Du machst einfach die Augen zu, so wie du es immer getan hast, und ich bin wieder der Sündenbock. Was habt ihr für Lügen über mich erzählt?« – »Gabi!« Alberts Stimme klang verzweifelt. Anscheinend wollte er mich beschwichtigen. Doch ich war nicht mehr zu bremsen. »Spar es dir. Es ist so! Was hast du den Leuten bei der Beerdigung für Lügen über mich erzählt? Die haben mich angeschaut, als hätte ich meine Mutter auf dem Gewissen! Sag schon! Was hast du ihnen …?« Albert sagte nur: »Das bringt doch jetzt nichts mehr. Lass mich einfach in Ruhe.« – »Gut!«, rief ich zornig. Meine Stimme klang schrill vor Wut. »Dann weiß ich Bescheid. Dann zwingst du mich, eure Lügen und deine Feigheit öffentlich zu machen.« Es wurde ein ganzes Buch daraus.

2

KINDERLIEDER

Das Erste, woran ich mich erinnere, sind die Lieder, die meine Mutter mir vorgesungen hat, als ich noch ein kleines Kind war. Es waren nicht die fröhlichen Lieder, mit denen andere Kinder aufwachsen. Ich habe solche Lieder natürlich auch gehört. Im Kindergarten oder wenn ich bei meiner Tante oder meiner Großmutter war. Aber nie von meiner Mutter. Später, als mein Bruder geboren war, konnte ich hören, wie sie ihm Kinderlieder vorgesungen hat. Zu jeder Tages- oder Nachtzeit habe ich sie singen hören. Wenn ich mit einem Strahlen in den Augen und einem Lächeln auf den Lippen kam und mich neben sie setzen und zuhören wollte, hat sie sofort aufgehört zu singen und mich weggeschickt.

Ich war damals drei Jahre alt. Mein Bruder war gerade geboren worden und ich verbrachte viel Zeit bei meiner Tante Anke. Sie lebte nicht wie wir in Regensburg, sondern in einem Haus auf dem Land.

Ich liebte dieses Haus. Vor allem den riesigen Garten. Es duftete nach Blumen und frisch gemähtem Gras, die Sonne schien und die Luft war erfüllt vom Gezwitscher der Vögel und dem Summen der Bienen und Fliegen. Ich rannte barfuß durch das warme Gras und versuchte, mit bloßen Händen Schmetterlinge zu fangen. Natürlich habe ich keinen einzigen erwischt. Aber das war auch nicht wichtig. Ich hüpfte und sprang so hoch ich konnte, lief auf meinen kurzen Beinchen von Baum zu Baum, von Strauch zu Strauch, rüttelte an den Ästen und Zweigen und ließ die Schmetterlinge nicht zur Ruhe kommen, bis sie sich hoch hinauf ins Geäst der Apfelbäume flüchteten. Ich stand unten, sah zu ihnen hinauf und schimpfte mit ihnen. Meine Tante streckte ihren Kopf zum Küchenfenster heraus und lachte.

Sie schimpfte nicht mit mir, wenn ich laut war oder mich schmutzig machte. Bei ihr musste ich nicht immer erst fragen, ob ich dies oder jenes tun durfte. Im Garten von Tante Anke konnte ich machen, was ich wollte. Am liebsten tanzte ich wie eine Fee. Immer im Kreis herum, immer schneller, bis mir so schwindlig wurde, dass ich nicht mehr stehen konnte. Ich ließ mich fallen und lag reglos mit ausgebreiteten Armen auf dem Rücken. Alles um mich herum schien sich zu bewegen, sogar die Erde unter mir. Mir war, als würde ich auf offener See auf den Wellen dahintreiben. Die Wolken am Himmel zogen nicht mehr langsam dahin, sondern wirbelten hin und her wie Rauchschwaden im Wind. Es war ein faszinierendes, unwirkliches Gefühl, wie ein Traum.

Bei meiner Mutter durfte ich nie träumen. »Träumst du schon wieder!«, zischte sie wütend, wenn ich in meinem Zimmer auf dem Boden lag und mit großen Augen zur Decke emporblickte. Sie sprach nicht laut, weil sie meinen kleinen Bruder nicht wecken wollte, der im Zimmer nebenan friedlich schlummerte. Meine Mutter war in den Wochen nach der Geburt meines Bruders in einer sehr schlechten Verfassung. Sie schlief so gut wie gar nicht und geriet schon wegen Kleinigkeiten so sehr in Wut, dass ich mich in mein Zimmer flüchtete und hinter der Tür versteckte. Oft lag ich stumm und reglos auf dem Boden neben meinem Bett und dachte an die herrlichen Sommertage im Garten von Tante Anke, wo ich Schmetterlinge und Fliegen gejagt hatte.

Schmetterlinge gab es in unserer Regensburger Wohnung keine, aber Fliegen. Ich sah ihnen zu, wie sie durch mein Zimmer flogen, und wartete darauf, dass sie zu mir kamen. Reglos saß ich auf meinem Bett und verfolgte sie mit den Augen, bis sie auf meinem Arm oder Bein landeten. Langsam hob ich meine Hand. Ich fixierte die kleine Fliege, atmete tief ein, hielt die Luft an und schlug zu. Natürlich traf ich sie nicht. Summend flog sie davon. Sofort sprang ich auf und machte mich auf die Jagd.

Wie alle Kinder in diesem Alter dachte ich in solchen Momenten nicht an meine Mutter oder an meinen kleinen Bruder. Ich hatte nur Augen für die kleine Fliege und konzentrierte mich voll und ganz darauf, sie zu fangen. Mein Ziel war es, sie lebendig zu erwischen. Ich wollte sie nicht töten. Bei meinem Vater sah es immer so leicht aus. Er hatte eine Art, die Fliegen zu fangen, ohne sie zu töten, die mich immer schon beeindruckt hatte. Er machte nur eine einzige rasche Bewegung mit seinem Arm, und schon war die Fliege in seiner Hand gefangen. Ich konnte sie hören, wenn ich mein Ohr an seine Faust legte. Meist öffnete mein Vater genau in diesem Moment seine Hand und ließ die Fliege wieder frei. Sie flog direkt vor meiner Nase davon.

Wenn ich alleine in meinem Zimmer auf Fliegenjagd ging, versuchte ich, es ihm gleichzutun. Ich kletterte auf Stühle, krabbelte über mein Bett, schüttelte an den Vorhängen und stampfte auf den Boden. Ich schimpfte auf die Fliegen, die mir ein ums andere Mal entkamen, und sich hoch oben an der Wand vor mir zu verbergen versuchten. Mit meinen kleinen Fäustchen trommelte ich gegen die Wand, um sie aufzuscheuchen. So lange, bis die Tür aufging und meine Mutter wutschnaubend ins Zimmer gestürzt kam.

Im ersten Moment dachte ich, dass sie mich ohrfeigen würde. Ängstlich duckte ich mich und wollte schon zu weinen beginnen, als ich sah, dass meine Mutter plötzlich innehielt. Sie blickte auf die Fliege an der Wand. Dann auf mich. Ein Lächeln huschte über ihr Gesicht. Wollte sie etwa mitspielen? Es sah ganz so aus. Sie wandte sich von mir ab, bewegte sich ganz langsam auf die Fliege an der Wand zu und erstarrte mitten in der Bewegung. Ich stand da, mit offenem Mund und weit aufgerissenen Augen, und war gespannt, was geschehen würde. Ich wagte kaum zu atmen. Meine Mutter hob ganz langsam ihren rechten Arm, den Blick immer auf die Fliege gerichtet. Dann sauste ihre Hand blitzschnell durch die Luft, und die Fliege war verschwunden. Ich dachte, die sei entkommen, doch meine Mutter hatte sie in der Hand. Sie hatte die Fliege tatsächlich erwischt. Ich war begeistert. Lachend klatschte ich in die Hände. Sofort verfinsterte sich der Blick meiner Mutter. Sie kam zu mir herüber, setzte sich vor mir auf das Bett und riss der Fliege vor meinen Augen bei lebendigem Leib ein Bein nach dem anderen aus. Dazu sang sie.

Du dumme Fliege,
wenn ich dich kriege,
dann reiß ich dir
1, 2, 3, 4 Beinchen aus.
Dann musst du hinken,
auf einen Schinken,
dann kommst du ins Krankenhaus.
Dort wirst du operiert,
mit Seife vollgeschmiert,
mit Lumpen zugedeckt
und in ein Bett gesteckt.
Dann kommt der Leichenchor,
singt dir ein Liedchen vor …

Jetzt lachte meine Mutter. Und ich weinte. Ich sah, wie die Fliege zappelte, und hörte sie summen. Es erinnerte mich an den Anblick einer Fliege im Spinnennetz. Wie oft schon hatte ich Fliegen aus Spinnennetzen befreit, weil ich den Gedanken nicht hatte ertragen können, dass sie einen so entsetzlichen Tod sterben sollten. Nun war ich machtlos. »Was hast du?«, höhnte meine Mutter. »Die ist doch selber schuld. Warum lässt sie sich auch fangen?« – »Mama!«, schluchzte ich. »Bitte!« Meine Mutter sah mich voller Verachtung an und ließ die Fliege zu Boden fallen. Sie sah angewidert auf das Tier hinab, das noch immer lebte und zu entkommen versuchte. Dann zertrat sie die Fliege. Wie eine Zigarettenkippe. »Hör auf zu flennen!«, schimpfte sie. Ich verstummte sofort. Nachdem meine Mutter das Zimmer wieder verlassen hatte, stand ich noch minutenlang reglos da und starrte auf den winzigen Fleck am Boden. Ich traute mich nicht, ihn wegzuwischen. Am Abend schrie mich meine Mutter deswegen an und befahl mir, die »Schweinerei« zu beseitigen. Ich tat es. Zitternd und mit Tränen in den Augen.

Doch schon am nächsten Tag glänzten meine Augen wieder. Zusammen mit Oma Resi saß ich vor dem Fernseher und schaute meine Lieblingssendung an. *Fury.* Ich liebte diesen schwarzen Hengst und wünschte mir nichts so sehr wie ein schwarzes Pferd. Als Weihnachten vor der Tür stand und meine Oma mich fragte, was ich mir denn wünsche, hatte ich natürlich nur einen Wunsch. Ein Pferd wie Fury. Ein schwarzes Pferd. Sonst nichts. Meine Oma lachte und meinte, das sei aber ein großer Wunsch für ein so kleines Mädchen. Ich verstand nicht so recht, was sie meinte, und dachte, es sei vielleicht zu teuer für sie allein. Also ging ich noch am selben Abend zu meiner Mutter in die Küche und verkündete freudestrahlend, dass ich zu Weihnachten nur ein Geschenk wolle. Ein schwarzes Pferd.

Meine Mutter, die gerade dabei war, das Abendessen zu kochen, sah mich an, als hätte ich ihr ein Schimpfwort an den Kopf geworfen. Voller Zorn stieß sie den Kochlöffel in das Sauerkraut, packte mich am Arm und schleifte mich hinter sich her ins Wohnzimmer, dorthin, wo unser alter Plattenspieler stand. Sie holte eine Schallplatte aus dem Schrank, legte sie auf und beugte sich zu mir herab. »So!«, zischte sie feindselig. »Und jetzt hör ganz genau zu!« Dann richtete sie sich wieder auf und blieb mit verschränkten Armen neben mir stehen, während ich mir das Lied anhörte.

Es war einmal ein kleines Bübchen,
das bettelte so wundersüß:
»Mamatschi, schenke mir ein Pferdchen!
Ein Pferdchen wär' mein Paradies.«
Darauf bekam der kleine Mann
ein Schimmel-Paar aus Marzipan.
Die sieht er an. Er weint und spricht:
»Solche Pferde wollt' ich nicht.«
»Mamatschi, schenk' mir ein Pferdchen!
Ein Pferdchen wär' mein Paradies.
Mamatschi, solche Pferde wollt ich nicht.«
Die Zeit verging.
Der Knabe wünschte vom Weihnachtsmann nichts als ein Pferd.
Da kam das Christkindlein geflogen
und schenkte ihm, was er begehrt.
Auf einem Tische stehen stolz
vier Pferde aus lackiertem Holz.
Die sieht er an. Er weint und spricht:
»Solche Pferde wollt' ich nicht.«
»Mamatschi, schenk' mir ein Pferdchen!
Ein Pferdchen wär' mein Paradies.
Mamatschi, solche Pferde wollt' ich nicht.«
Und es vergingen viele Jahre,
Und aus dem Knaben ward ein Mann.
Dann eines Tages vor dem Tore,
da hielt ein herrliches Gespann.
Vor einer Prunk-Kalesche standen
vier Pferde, reich geschmückt und schön.
Die holten ihm sein liebes Mütterlein.
Da fiel ihm seine Jugend ein.
»Mamatschi, schenk' mir ein Pferdchen!
Ein Pferdchen wär' mein Paradies.
Mamatschi, Trauerpferde wollt' ich nicht.«

Ich verstand den Text nicht. Einen Moment stand ich nur ratlos vor dem Plattenspieler, sah auf die sich noch immer drehende schwarze Scheibe und war einfach nur überrascht, dass das Lied schon zu Ende war. Ich hatte den Eindruck, dass noch etwas kommen müsste. Das konnte doch nicht alles sein. Meine Mutter wurde ungeduldig. »Und jetzt? Wünschst du dir noch immer ein schwarzes Pferd?« Ich strahlte sie an. »Oh ja! Und wie! Ein ganz schwarzes!« Was danach kam, übertraf alles, was ich bis dahin erlebt hatte. Meine Mutter geriet völlig außer sich. Sie fuchtelte mit den Händen vor meinem Gesicht herum, warf mir Wörter an den Kopf, die ich nicht verstand, und schrie so laut, dass ich mir die Ohren zuhalten wollte. Aber sie riss meine Arme herunter und brüllte mich an.

»Du willst also, dass ich sterbe, nur damit du dein schwarzes Pferd bekommst?« Ich war sprachlos. Ich verstand nicht, wieso meine Mutter so etwas sagte. Ich fing an zu weinen und schüttelte den Kopf. Sagen konnte ich nichts, so sehr hatten mich die Worte meiner Mutter erschreckt. Sie stellte mir die Frage immer wieder, bis sie sich an ihr Kraut auf dem Herd erinnerte und mich einfach stehen ließ. Als Oma Resi ins Wohnzimmer kam, stand ich noch immer da und weinte. Sie nahm mich in den Arm und tröstete mich. Ich erzählte Oma Resi, was passiert war. Sie nickte verständnisvoll und erklärte mir, was der Text bedeutete. Als ich es endlich begriffen hatte, weinte ich nur noch mehr, weil mir klar wurde, dass ich meiner Mutter den Tod gewünscht hatte. Oma Resi wollte, dass ich mich entschuldigen sollte. Ich hätte es ja nicht mit Absicht getan. Aber das konnte ich nicht. Ich schämte mich so sehr, dass ich meiner Mutter nicht mehr in die Augen sehen konnte.

Ich überlegte die ganze Zeit, wie ich es wiedergutmachen könnte. Aber mir fiel einfach nichts ein. Als meine Mutter an Weihnachten dann wieder von mir verlangte, vor meinen Eltern und unseren Gästen ein Lied zu singen, tat ich es, obwohl ich es hasste. Ich war schon als kleines Kind vollkommen unmusikalisch und habe noch nie einen Ton getroffen. Doch an diesem Weihnachten stellte ich mich ohne Widerworte im Wohnzimmer vor die versammelten Gäste und fing an zu singen. Ich wollte es ganz besonders gut machen und mich so für die Sache mit dem schwarzen Pferd entschuldigen. Doch so sehr ich mich auch bemühte, es war wie immer eine Katastrophe.

Sogar Oma Resi verzog an manchen Stellen das Gesicht. Sie litt fast noch mehr als ich unter diesem Auftritt, weil sie merkte, warum ich mir solche Mühe gab. Aber es half nichts. Ich sang das Lied zu Ende. Meine Mutter schwieg. Die Gäste sahen mich an und wussten nicht so recht, ob sie mich bemitleiden oder auslachen sollten. Oma Resi war die Einzige, die mich in den Arm nahm und mir ein Lob zuflüsterte. Ich schlich mit hochrotem Kopf wie ein geprügelter Hund aus dem Wohnzimmer. Hinter mir hörte ich, wie meine Mutter Bosheiten zischte. »Das war das letzte Mal! Da muss man sich ja schämen!« Ein Jahr später musste ich wieder singen. Es war wie ein Ritual, das sich jedes Jahr wiederholte. Und jedes Jahr sagte sie, dass sie sich für mich schämen müsse.

3

VON AFFEN UND LÖWEN

Dabei tat ich alles, um es ihr recht zu machen. Ich wünschte mir so sehr, von ihr gelobt zu werden, dass ich lange Zeit ohne Widerspruch alles glaubte, was sie mir sagte. »In deinem Alter muss man das können!«, sagte sie und verlangte von mir, dass ich mir selber Frühstück machte, den Tisch abräumte und manchmal auch das Geschirr abspülte. Natürlich hatte sie immer etwas an dem auszusetzen, was ich machte. Ich schmierte zu viel Butter aufs Brot, war unfähig, den Tisch sauber abzuwischen, und offensichtlich zu dumm, eine Kaffeetasse abzuspülen. Nie konnte ich die Arbeiten, die sie mir auftrug, zu ihrer Zufriedenheit erledigen. Aber ich wollte unbedingt, dass sie mit mir zufrieden war. Also beobachtete ich sie aufmerksam, wenn sie im Haushalt arbeitete, und versuchte, es ihr gleichzutun. Und wenn ich mir nicht sicher war, fragte ich sie, ob es so richtig sei, oder wollte wissen, wie ich es denn am besten machen könne.

»Hör endlich auf, mir ein Loch in den Bauch zu fragen!«, schrie meine Mutter wütend, wenn ich ihr solche Fragen stellte. »Du bringst mich noch ins Grab mit deiner dauernden Fragerei.« Ich hielt auf der Stelle den Mund. Die Erinnerung an das schwarze Pferd machte mich stumm. Ich wollte nicht schuld sein am Tod meiner Mutter. Wenn ich nur daran dachte, wie es wohl wäre, sie vor mir zu sehen, mit einem Loch im Bauch, so groß wie ein Suppenteller, überkam mich solche Angst, dass ich es kaum noch wagte, mit ihr zu reden, aus Furcht, ich könnte aus Versehen eine Frage stellen.

Ich träumte sogar davon. Es war der immer gleiche Traum. Meine Mutter lag in ihrem Bett, die Decke bis unter das Kinn hochgezogen, das Gesicht schmal und bleich, die Lippen grau, und mit dicken, dunklen Ringen unter den Augen. Ihre abgemagerten Hände lagen auf dem Deckbett, das sich bei jedem Atemzug hob und senkte. In meinem Traum stand ich neben dem Bett und schämte mich. Das Wissen, dass ich schuld am Zustand meiner Mutter war, peinigte mich unsäglich. Ich wollte es wiedergutmachen und überlegte fieberhaft, wie ich das anstellen könnte. Mir fiel nichts ein. »Wirst du wieder gesund?«, fragte ich schließlich mit weinerlicher Stimme. Statt zu antworten, schlug meine Mutter langsam das Deckbett zur Seite und zeigte mir ihren Bauch. Erst jetzt wurde mir klar, dass ich schon wieder eine Frage gestellt hatte. Ich fing an zu weinen.

Manchmal weinte ich so laut und herzzerreißend im Schlaf, dass mein Vater davon aufwachte und zu mir ins Zimmer kam. Er weckte mich behutsam und nahm mich in die Arme. »Du hast nur schlecht geträumt«, sagte er zu mir und streichelte mich zärtlich. »Es ist alles in Ordnung. Ich bin bei dir.« Er wiegte seinen Oberkörper langsam vor und zurück und summte leise vor sich hin.

Geduldig wartete er, bis ich mich wieder beruhigt hatte. Dann sah er mich an. »Was hast du geträumt, Gabi?«, wollte er wissen. »Schon wieder von der Mama?« Ich nickte.

Da huschte ein Lächeln über sein Gesicht. Mir war gar nicht nach Späßen zumute, weswegen ich ihn nur fragend ansah, ohne eine Miene zu verziehen. »Weißt du was?«, begann er. Ich zuckte mit den Schultern. »Hast du nicht gewusst, dass wir alle ein Loch im Bauch haben?« Ich bekam große Augen. Sofort begann ich mit zitternden Händen, meinen Bauch abzutasten. Mein Vater kicherte leise. Er hob das Oberteil seines Pyjamas und zeigte mir seinen Bauchnabel. »Siehst du? Hast du schon mal einen Menschen ohne Bauchnabel gesehen?« Er drückte seinen Finger gegen meinen Bauch. Obwohl ich noch immer ganz benommen war von dem schlimmen Traum, musste ich lachen. Mein Vater schob mir die feuchten Haare aus dem Gesicht und sah mich mit besorgter Miene an. Er befühlte meine Stirn. »Du hast ja Fieber. Wie fühlst du dich?« – »Darf ich mit zu dir? Bitte, Papa!« Mein Vater dachte kurz nach. Dann nickte er und nahm mich auf den Arm. »Aber sei leise. Die Mama und dein Brüderchen schlafen. Wir wollen sie doch nicht aufwecken.«

An der Seite meines Vaters schlief ich tief und fest, bis mich in den frühen Morgenstunden ein lauter Schrei meiner Mutter aufweckte. Ich setzte mich im Bett auf und rieb mir schlaftrunken die Augen. Im ersten Moment verstand ich nicht, worüber sie sich so aufregte. Ich hörte meinen Bruder schreien. Auch ihn hatte das Gebrüll meiner Mutter aus dem Schlaf gerissen. »Sieh dir an, was du getan hast!«, kreischte sie hysterisch und deutete mit dem Finger auf das Bett. »Und jetzt hast du auch noch Tony aufgeweckt!« Sie wandte sich wutschnaubend von mir ab und nahm Tony auf den Arm. Die hastigen, ruckartigen Bewegungen, mit denen sie ihn zu beruhigen versuchte, verängstigten meinen kleinen Bruder nur noch mehr, weswegen er noch lauter schrie. »Verschwinde!«, schrie sie mich an. »Geh mir aus den Augen! Du Bettnässerin!«

Erst jetzt nahm ich den Uringeruch um mich herum wahr und sah den dunklen Fleck auf dem blauen Bettbezug. Ich hatte nach dem schlimmen Traum der letzten Nacht und dem Fieber im Bett meiner Eltern so tief geschlafen, dass ich gar nicht gemerkt hatte, was passiert war.

Mein Vater sah mich voller Mitgefühl an, als er bemerkte, wie mir die Tränen in die Augen stiegen. »Das ist nicht schlimm«, sagte er. »Komm, ich hole dir etwas anderes zum Anziehen.« Als meine Mutter das sah und hörte, schnaubte sie wie ein Stier. Hätte sie nicht meinen Bruder auf dem Arm gehalten, wäre ich sicherlich nicht so ungeschoren davongekommen.

Mir war die ganze Sache furchtbar peinlich. Immerhin war ich damals schon fünf Jahre alt und würde bald in die Schule kommen. Ich hatte seit Jahren nicht mehr ins Bett gemacht. Mein Vater tröstete mich. »Das kann jedem mal passieren, du bist krank, deshalb habe ich dich ja auch mit zu uns ins Bett genommen.« Doch für meine Mutter war ich seit diesem Morgen nur noch »die Bettnässerin«. Jedes Mal, wenn sie mich wegen irgendetwas anschrie, nannte sie mich so. Bis zu dem Tag, an dem ich es nicht länger aushalten konnte und wütend wurde.

»Das stimmt nicht!«, schrie ich und stampfte zornig mit dem Fuß auf. »Ich bin keine Bettnässerin! Ich mache nicht mehr ins Bett!« Meine Mutter hörte sofort auf, den Brei umzurühren, den sie gerade für Tony kochte, und legte den Kochlöffel beiseite. Sie stemmte die linke Faust in die Hüfte, sah mich zornig an und deutete mit dem rechten Zeigefinger auf mich wie auf einen ertappten Übeltäter. »Siehst du? Du schreist schon wieder! Kommt schon wieder der Löwe in dir raus!« Sofort verstummte ich. Ich wusste, was jetzt kam. »Du weißt genau, dass ich das nicht vertrage. Aber dir ist das ja egal. Dich interessiert es nicht, dass es meinem Herzen nicht guttut, wenn ich mich wegen dir so aufregen muss. Hauptsache, du kannst mich anschreien. Man traut sich gar nicht mehr mit dir zu reden. Nie weiß man, wann du wieder einen deiner Tobsuchtsanfälle bekommst. Du bist eben ein Löwe und schreist, sobald dir etwas nicht passt.«

Ich stand vor ihr wie ein Häufchen Elend. Die Wut über ihren ungerechtfertigten Vorwurf, ich sei eine Bettnässerin, war verflogen. Sprachlos starrte ich sie an. Sie genoss diese Augenblicke. Ihre Augen leuchteten, und ihr Mund verzog sich zu einem boshaften Grinsen. Ganz langsam drehte sie sich wieder zum Herd um und rührte ein wenig im Brei. Dann sah sie über die Schulter zu mir herüber und nickte.

»Ich habe es ja schon immer gesagt«, begann sie. Sie sprach leise, aber deutlich, schließlich war es ihr wichtig, dass ich jedes Wort verstand. »Löwen sind schlechte Menschen!« Sie meinte mein Sternzeichen. »Man kann es ihnen ansehen.« Meine Mutter warf mir einen durchdringenden Blick zu. »Durch deine Augen kann man direkt in deine Seele schauen und sehen, was für ein böses Kind du bist. Wer dich so vor sich stehen sieht wie ich in diesem Moment, weiß sofort, dass du deiner Mutter nur Kummer machst. Nichts als Streit hat man mit jemandem wie dir. Das erkennt jeder. Ein Blick in deine Augen genügt.« Sie wiederholte diesen Satz so oft, bis ich die Augen senkte und mich nicht mehr traute, den Kopf zu heben.

»Das nützt dir jetzt auch nichts mehr«, sagte sie und lachte höhnisch. »Es weiß doch eh schon jeder, was du für ein Kind bist. Oder glaubst du wirklich, die Nachbarn haben noch nicht mitbekommen, dass du mich die ganze Zeit anschreist? Aber so sind die Löwen eben. Streitsüchtig, rücksichtslos und egoistisch. Ja, egoistisch! Da brauchst du mich jetzt gar nicht so entsetzt anzuschauen. Oder willst du mich schon wieder anschreien? Du solltest dich sehen. Schau ruhig mal in den Spiegel. Dann siehst du den Hass in deinen Augen. Seine eigene Mutter hassen! Gibt es etwas Schlimmeres?« Am liebsten wäre ich im Boden versunken. Ich stammelte unverständliche Entschuldigungen und stotterte wirres Zeug. In mir tobte ein Sturm aus Angst und Scham. Denn meine Mutter hatte ja recht mit dem, was sie über mich sagte. Für einen kurzen, flüchtigen

Moment hatte ich sie gehasst. Als sie mich wieder »Bettnässerin« genannt hatte, war eine solche Wut in mir aufgestiegen, dass ich mich einfach nicht mehr hatte beherrschen können.

Und die Leute im Haus und draußen auf der Straße hatten es gehört. Alle. Ich hatte ja laut genug geschrien, und das Fenster stand sperrangelweit offen. Wie oft hatte ich schon mitbekommen, wie die Nachbarn sich gestritten hatten. Die Wände waren nicht dick genug, um die Stimmen zu dämpfen, ganz zu schweigen von den Fenstern. Wenn diese nicht geschlossen waren, konnte man alles hören. Mühelos. Ich dachte an die Nachbarn und versuchte, mir ihre Gesichter vorzustellen, als sie mich schreien gehört hatten. Das Entsetzen und die Fassungslosigkeit in ihren Augen. Die Abscheu in ihrer Stimme, wenn sie danach meinen Namen aussprachen. Das Mitleid in ihren Mienen, wenn sie an meine Mutter dachten, die sich mit einem Kind wie mir herumplagen musste.

»Ich wünschte, du wärst ein Schütze oder eine Jungfrau«, sagte sie und seufzte theatralisch. »So wie ich und Tony. Schütze und Jungfrau sind die besten Sternzeichen überhaupt. Solche Menschen werden von allen gemocht.« Sie schwieg einen Moment und dachte nach. Dann drehte sie sich wieder zu mir um. Mit dem Topf in den Händen ging sie zum Tisch, stellte ihn auf das Holzbrett und wischte sich die Hände an ihrer Schürze ab. »Glaubst du, ich würde mir das alles von dir gefallen lassen, wenn ich ein anderes Sternzeichen hätte? Stell dir mal vor, ich wäre ein Löwe, so wie du! Daran mag man doch gar nicht denken. Ich würde mich nicht mehr aus dem Haus trauen. Die ganzen Leute! Und jeder kann sehen, wie streitsüchtig und kaltherzig man ist. Macht dir das eigentlich gar nichts aus? Hast du schon mal daran gedacht, wie peinlich es für mich ist, wenn ich auf der Straße den Leuten begegne und von ihnen nach dir gefragt werde? Wie ich mich schäme, wenn ich lügen muss wegen dir? Aber dir ist natürlich auch das egal. Du bist ein Löwe. Kaltherzig und verlogen. So etwas wie Gewissensbisse kennst du nicht.«

Ich hörte mir stumm diese Litanei aus Vorwürfen und Beleidigungen an und fühlte mich so schlecht, wie man sich im Alter von fünf Jahren nur fühlen kann. Jedes Wort, das meine Mutter mir gesagt hatte, entsprach der Wahrheit. Davon war ich überzeugt. Ich war gedankenlos und verlogen und neigte dazu, laut zu werden. »Entschuldigung«, murmelte ich leise. »Erinnerst du dich, was ich dir über die drei Äffchen erzählt habe?«, sagte sie und stellte die Teller auf den Tisch. »So muss ein braves Mädchen sein.« Ich erinnerte mich an das, was Tante Anke einmal zu mir gesagt hatte, als wir zusammen vor den kleinen Figuren gestanden hatten. »Nichts hören, nichts sagen, nichts sehen«, wiederholte ich die Worte meiner Tante. »Ich habe ...« Weiter kam ich nicht. Sofort wurde meine Mutter wütend. »Willst du schon wieder frech werden? Nichts als Unverschämtheiten! Den ganzen Tag muss ich mir von dir solche Sachen anhören. Wie kommst du nur auf so einen Unsinn? Das hast du nur gesagt, um mich zu ärgern, habe ich recht?« Sie fasste sich mit der linken Hand an die Brust, als hätte sie einen Herzanfall, und verzog das Gesicht. »Irgendwann bringst du mich noch ins Grab. Ich weiß wirklich nicht, warum ich mir das antue.« Sie trank einen Schluck Wasser.

»Also, ich erkläre es dir noch einmal. Zum letzten Mal. Also hör gut zu!« Sie stellte sich direkt vor mich und sah mit strengem Blick auf mich herab. »Ein gut erzogenes Mädchen ist wie diese drei Äffchen. Sie redet nur, wenn sie gefragt wird. Sie schaut nur zu, wenn man sie dazu auffordert. Und sie belauscht niemanden. Auch nicht, wenn es um etwas geht, was sie betrifft.« Das war eine Anspielung auf das, was ich am Abend zuvor getan hatte.

Ich hatte gehört, wie meine Eltern über Oma Resi geredet hatten, und war aus meinem Zimmer geschlichen, weil ich hatte wissen wollen, worüber sich meine Mutter so sehr aufregte. Sie hatte kein gutes Haar an meiner Großmutter gelassen und aus ihrer Wut über ihre Mutter keinen Hehl gemacht. Und natürlich war ich an allem schuld gewesen. Schließlich hatte ich durch eigene Dummheit einen Unfall gehabt und war dabei so unglücklich gestürzt, dass man mich zum Arzt hatte bringen müssen. Zumindest war das die Sichtweise meiner Mutter. Über meine Wunde, auf die ich so stolz war, verlor sie kein Wort.

4

DIE WUNDE

Die Wunde, die ich voller Stolz meiner Freundin im Kindergarten zeigte, war ein tiefer Schnitt in der linken Hand, den ich mir bei einem Sturz zugezogen hatte. Es war eigentlich kein Unfall gewesen, mehr eine Unachtsamkeit von mir, die schlimme Folgen gehabt hatte. Dabei hatte ich nur meiner Freundin Lydia eine Freude machen wollen.

Wir hatten an diesem Morgen im Kindergarten zusammen mit dem kleinen, hölzernen Kaufladen gespielt, der in einer Ecke des Gruppenraumes stand. Lydia war die Verkäuferin, und ich spielte Oma Resi. Wenn meine Großmutter mich vom Kindergarten abholte, ging sie oft mit mir in den Tante-Emma-Laden, der auf meinem Heimweg lag. Dort kaufte sie nicht nur für sich, sondern oft auch für meine Mutter ein, und ich bekam jedes Mal von der Verkäuferin irgendeine Kleinigkeit zugesteckt, ein Bonbon, einen Lutscher oder im Sommer hin und wieder auch ein Eis. Meine Mutter durfte davon aber nichts wissen, weswegen meine Großmutter die Süßigkeiten in ihre Tasche steckte und mir erst dann gab, wenn wir alleine waren.

Wenn ich ein Eis bekam, gingen wir so lange die Straße auf und ab, von einem Laden zum nächsten, bis ich mein Eis gegessen hatte. Dann wischte Oma Resi meinen Mund sauber, und wir gingen schnell nach Hause. Natürlich schimpfte meine Mutter mit uns und beklagte sich darüber, dass es schon wieder so lange gedauert hatte. Aber Oma Resi hatte immer eine Ausrede parat. »Es ist meine Schuld«, sagte sie zu meiner Mutter. »Ich habe die Zeit vergessen. Du weißt doch, wie das ist, wenn man miteinander redet. Man kommt vom einen aufs andere und denkt nicht mehr daran, dass es schon so spät ist.« Meine Mutter schnaubte unwillig und ließ uns im Flur stehen. Oma Resi zwinkerte mir zu und legte lächelnd einen Finger an die Lippen.

Ich liebte sie. Sie und Tante Anke waren die nettesten Menschen, die ich kannte. Und natürlich Onkel Sepp und mein Vater. Mit ihm ging ich öfter in die Bank, bei der wir ein Konto hatten. Die freundliche Frau am Schalter schenkte mir immer Spielgeld. Es waren große Papierbogen mit aufgedruckten Geldscheinen zum Ausschneiden, Zehner, Zwanziger, Fünfziger, manchmal sogar Hunderter. Lydia und ich benutzten dieses Papiergeld als Zahlungsmittel, wenn wir im Kindergarten mit dem kleinen Kaufladen spielten.

An diesem Morgen mussten wir leider feststellen, dass alle unsere Scheine verschwunden waren. Wahrscheinlich hatte sie einer der Jungs unbemerkt in die Tasche gesteckt und mit nach Hause genommen. Das war schon ein paar Mal passiert. Schwester Trixi, unsere Erzieherin, schimpfte zwar immer mit den Jungen, aber es half nichts. Die Diebe gaben sich nicht zu erkennen, und so war das Geld eben verschwunden. Lydia war sehr traurig darüber an diesem Morgen. Um sie aufzumuntern, versprach ich ihr, bis zum nächsten Tag neue Scheine aus der Bank zu besorgen.

Als wir in der Umkleide an unseren Plätzen saßen und unsere Jacken anzogen, rechneten wir ganz genau aus, wie viele Scheine wir insgesamt brauchten. Es war eine gewaltige Menge, weshalb Lydias Mutter, die gekommen war, um ihre Tochter abzuholen, mir viel Glück wünschte. »Ich hoffe, du hast so viel Geld auf deinem Konto. Das ist ja ein Vermögen«, sagte sie und lächelte. Schwester Trixi konnte sich ein Grinsen nicht verkneifen, als sie mein entsetztes Gesicht sah. »Aber das ist doch kein echtes Geld!«, sagte ich erschrocken. Da lachte Lydias Mutter. Erst jetzt begriff ich, dass es nur ein Spaß gewesen war, und lachte mit. Ich habe mich immer schwergetan, solche Späße zu verstehen, wenn eine der Mütter etwas Derartiges zu mir sagte. Meine Mutter alberte nie mit mir herum. Wenn sie so etwas zu mir sagte, dann war es entweder eine Beleidigung oder ein Vorwurf. Lydias Mutter war ganz anders. Vielleicht war das der Grund, warum sie und meine Mutter sich nicht mochten.

»Wo bleibt denn deine Mama?«, fragte sie mich. »Kommt sie heute nicht?« Schwester Trixi sah auf die Uhr. Nur Lydia und ich waren noch in der Umkleide der »Bärengruppe«. Alle anderen Kinder waren bereits abgeholt worden. »Kommt die Oma heute?«, fragte die Erzieherin. Ich zuckte mit den Schultern und tat so, als ob ich es nicht wusste, dabei war mir in diesem Moment bereits klar, dass niemand kommen würde. Aber ich wollte nicht schon wieder sagen, dass es bei uns zu Hause Streit gegeben hatte. Lydias Mutter und Schwester Trixi sahen sich an. Sie kannten meine Mutter. »Willst du mit uns mitgehen?«, fragte Lydias Mutter. Ich schüttelte den Kopf. »Ich will noch ein bisschen warten.« – »Wie du willst. Wir müssen los.« Lydia und ihre Mutter gingen. Nun war ich allein mit der Erzieherin. Wir warteten noch einige Minuten. Dann hörte man fernes Donnergrollen. Der Himmel hatte sich verfinstert. Ein Gewitter zog auf. »Du musst jetzt gehen«, sagte die Erzieherin. »Beeil dich, ja?« Ich nahm meine kleine Kindergartentasche und lief los.

Am liebsten wäre ich noch im Kindergarten geblieben. Nicht wegen des Gewitters, sondern weil ich wusste, was mich zu Hause erwartete. Es hatte Streit gegeben. Heftigen Streit. Deswegen war auch niemand gekommen, um mich abzuholen. Meine Mutter und Oma Resi waren aneinandergeraten. Und wieder einmal war es um mich gegangen. Meine Mutter hatte Oma Resi regelrecht aus der Wohnung geworfen und sie in Schimpf und Schande davongejagt, nur weil sie mich in Schutz genommen hatte gegen die Gemeinheiten meiner Mutter. »Dir kann man es nie recht machen!«, hatte sie mich angeschrien, als ich weinend vor ihr gestanden hatte. »Da kaufe ich dir ein neues Fahrrad, und du beklagst dich und jammerst herum.«

Das stimmte. Ich hatte mich beklagt. Das Fahrrad war neu, gewiss, aber es war ein Damenfahrrad! Ich hatte ungläubig vor dem Fahrrad gestanden und im ersten Moment nicht so recht gewusst, was ich von der Sache halten sollte. Meine Mutter hatte mir voller Stolz das Fahrrad gezeigt und gesagt, es gehöre mir. Am liebsten hätte ich es für einen Witz gehalten, aber meine Mutter machte nie Scherze in meiner Gegenwart. Es sei denn solche wie diesen. Auf meine Kosten. Darüber konnte sie stundenlang lachen. Die Enttäuschung in meinen Augen amüsierte sie. Aber an diesem Tag war ihr Oma Resi in die Quere gekommen. »Das ist doch kein Fahrrad für ein Mädchen! Damit kannst du fahren, aber nicht Gabi«, hatte Oma Resi geschimpft. Dann zeigte sie auf das kleine Fahrrad, das neben dem Damenrad stand. »Das ist ein Kinderfahrrad. Tony hast du natürlich eines gekauft, nur Gabi geht mal wieder leer aus.«

Meine Mutter hatte sofort angefangen zu schreien. »Willst du mir etwa unterstellen, ich hätte das mit Absicht gemacht?« – »Genau das!« – »Das stimmt nicht! So ein Blödsinn!« – »Das ist kein Blödsinn!«, hatte meine Oma erwidert. »Du bevorzugst Tony. Das sieht doch jeder. Wie kannst du ein Kind dem anderen vorziehen? Weißt du eigentlich, was du da machst? Du kannst doch Gabi nicht so einfach links liegen lassen!« – »Soll das heißen, ich beachte meine Tochter nicht? Ich kümmere mich um sie genauso, wie ich mich um Tony kümmere.« – »Und wieso hast du ihr dann kein Mädchenrad gekauft?« Meine Mutter hatte nicht mehr gewusst, was sie sagen sollte. »Ich bin nicht ungerecht!«, schrie sie hysterisch. »Aber klar, du hältst mal wieder zu deinem Liebling und lässt dich von ihr aufhetzen. Gabi ist unzufrieden und beklagt sich bei Oma Resi, und schon brichst du den größten Streit vom Zaun und wirfst mir vor, eine schlechte Mutter zu sein. Aber damit ist jetzt Schluss! Ich habe genug von euch beiden. Verschwinde aus meiner Wohnung!

Ich will dich hier nicht mehr sehen. Und die da kannst du gleich mitnehmen.« Sie hatte auf mich gedeutet.

Natürlich war ich geblieben. Als ich am nächsten Morgen alleine am Frühstückstisch hatte sitzen müssen, weil meine Mutter wortlos die Küche verlassen hatte, als ich hereingekommen war, hatte ich schon geahnt, dass ich an diesem Tag alleine nach Hause gehen musste. Und so war es denn auch. Mich graute vor der Begegnung mit meiner Mutter, die mich am Morgen nur hasserfüllt angesehen und keines Wortes gewürdigt hatte. Sie würde nicht lange stumm bleiben. Das wusste ich. Irgendwann würde sie in mein Zimmer kommen und mich beschimpfen und anschreien und mir vorwerfen, ein Unruhestifter zu sein. Dieser Streit zwischen ihr und Oma Resi war ihr einmal mehr ein willkommener Vorwand, mir zu unterstellen, dass ich ein schlechter Mensch war. Ein Löwe. Egoistisch, streitsüchtig, verlogen. Und es gab nichts, was ich hätte tun können, um mich bei ihr zu entschuldigen. Dabei wollte ich es doch wiedergutmachen.

Unbedingt. Am liebsten hätte ich das Rad der Zeit um einen Tag zurückgedreht und alles ungeschehen gemacht. Ich stellte mir vor, wie ich vor dem Rad stand, mit leuchtenden Augen, und mich überschwänglich bei meiner Mutter bedankte. So wie sie es von mir erwartet hatte. Doch dazu war es jetzt zu spät. Bekümmert stand ich vor dem Schaufenster der Bank und überlegte, wie ich meiner Mutter eine Freude machen könnte. Da fiel mir Lydia ein. Ich hatte ihr doch versprochen, das Spielgeld zu besorgen. Schnell ging ich in die Bank. Die Filiale war gut besucht, deswegen musste ich warten. Als ich mit den Papierbögen in meinem Täschchen die Bank verließ, goss es bereits in Strömen.

Ohne nachzudenken, rannte ich los. So schnell ich konnte, lief ich die Straße entlang, mitten durch die immer größer werdenden Pfützen hindurch, die sich um die überlaufenden Abflussschächte bildeten. Ich achtete nicht auf die Passanten, die sich unter die Markisen der Geschäfte und in die Hauseingänge drückten und dort das

Ende des Regenschauers abwarten wollten, sondern rannte mitten durch den Regen auf kürzestem Wege nach Hause. Ich hatte schon die alte Gaststätte vor Augen, die neben dem Haus stand, in dem ich wohnte, als ich auf irgendetwas Glitschigem ausrutschte. Ich wusste nicht, was es war. Eine achtlos weggeworfene Zigarettenschachtel oder ein Stück aufgeweichtes Zeitungspapier vielleicht. Was auch immer es war, ich sah es nicht und trat darauf.

Ich geriet ins Straucheln, verlor das Gleichgewicht und stürzte. Rasch hob ich die Hände vor mein Gesicht. So rutschte ich mehrere Meter über das nasse Kopfsteinpflaster wie über eine Schlitterbahn. Nur dass es in diesem Fall keinen Spaß machte. Einen Moment blieb ich benommen liegen. Der Schreck über den plötzlichen Sturz lähmte mich. Heftig atmend lag ich in der Pfütze und sah mit großen Augen auf das Wasser unter mir. Unter meiner linken Hand verfärbte es sich. Ein dünnes, rotes Rinnsal floss unter meinem Handgelenk hervor und verschwand unter meiner durchnässten Jacke. Ich konnte mich nicht rühren. Stumm und reglos lag ich da. Dann ertönte plötzlich ein lauter Knall. Direkt über mir. Es war der lauteste Donnerschlag, den ich je gehört hatte. Vor lauter Angst sprang ich auf und rannte die letzten Meter bis zu unserer Haustür.

»Wie siehst du denn schon wieder aus?«, schrie meine Mutter, als ich vor ihr in der Wohnungstür stand. »Dich kann man auch wirklich keine Sekunde aus den Augen lassen!« Sie packte mich an der Schulter und zog mich in die Wohnung. Im Flur stand meine Großmutter. Sie war vorbeigekommen, um sich bei meiner Mutter zu entschuldigen und den Streit aus der Welt zu schaffen. Nicht, weil es ihr leidgetan hätte, was sie gesagt hatte, sondern einzig und allein meinetwegen. Oma Resi wusste, dass ich diejenige sein würde, die unter diesem Streit würde leiden müssen. Sie wollte nicht, dass ich bestraft würde für etwas, was nicht ich, sondern sie getan hatte. Deshalb war sie bereit, meine Mutter um Verzeihung zu bitten. Die genoss natürlich ihren Triumph. Immer hatte sie Erfolg damit. Sie wusste, dass Oma Resi nicht tatenlos zusehen konnte, wie ich litt.

Also musste sie mich nur genug unter Druck setzen, und schon gab meine Großmutter nach. So auch an diesem Tag.

Als Oma Resi aber sah, wie ich meine linke Hand umklammerte, schob sie meine zeternde Mutter einfach beiseite und warf einen Blick auf meine Wunde. »Mein Gott, du blutest ja!« Meine Mutter verzog das Gesicht, als sie das Blut sah. »Pass doch auf!«, schrie sie. »Du blutest den Läufer voll. Den bekomme ich nie wieder sauber. Nur Ärger hat man mit der. Womit habe ich das nur verdient?« Sie verschwand in der Küche und holte einen Lappen und Wasser, um den Läufer zu säubern. Oma Resi ging mit mir ins Bad und wusch meine blutende Hand. Sie sah besorgt auf den tiefen Schnitt. »Gabi, ich glaube, wir müssen zum Doktor.« Sie wickelte mir ein Handtuch um die Hand und schnappte sich einen Regenschirm. »Komm!« Meine Mutter stand im Flur, Eimer und Lappen in der Hand, und fing an zu schreien. »Du kannst sie doch nicht so zum Arzt bringen. Sieh doch nur, wie sie aussieht, was sollen denn die Leute von uns denken?« Oma Resi warf meiner Mutter nur einen wütenden Blick zu und verließ mit mir die Wohnung.

»Das müssen wir klammern«, sagte der Arzt. »Klammern? Nein!«, rief ich entsetzt. »Der Papa hat auch so eine Klammer-maschine, aus der vorne so Eisenteile herauskommen. Ich will nicht geklammert werden. Das tut weh!« Ich presste meine Hand gegen meine Brust und war fest entschlossen, sie nicht mehr dem Arzt zu zeigen. Oma Resi kniete sich vor mir auf den Boden, nahm ganz vorsichtig meine linke Hand in die ihren und sah mir tief in die Au-gen. »Gabi, der Doktor tut dir nicht weh. Ich verspreche es dir. Gro-ßes Ehrenwort. Du weißt doch, ich habe dich noch nie angelogen.« Ich nickte. Die Arzthelferin zeigte mir einen weißen Streifen, der aussah wie ein großes Pflaster. »Siehst du?«, sagte der Arzt. »Damit klammern wir deine Wunde jetzt zu. Das ist nur ein Pflaster und tut gar nicht weh. Deine Oma hat recht.« Er legte mir das Pflaster auf, umwickelte meine Hand mit einem Verband, und schon war ich verarztet. »Das hat wirklich nicht wehgetan«, sagte ich überrascht und strahlte den Doktor glücklich an. Er streichelte mir über mein nasses Haar. »Na siehst du! Und jetzt ab nach Hause.«

Meine Mutter wartete schon an der Tür auf uns. Sie interessierte sich nicht im Geringsten für den Verband an meiner Hand, sondern zerrte mich nur wütend in mein Zimmer, wo Tony auf dem Boden saß und mit seinen Klötzchen spielte. »Pass auf deinen Bruder auf, ich muss kochen!« Dann schlug sie die Tür hinter sich zu. Meine Großmutter sah ich erst drei Monate später wieder. Meine Mutter hat ihr nicht verzeihen können, dass sie mich zum Arzt gebracht hatte. Sie warf Resi vor, es nur getan zu haben, um sie bloßzustellen. »Du willst doch nur, dass alle mich für eine Rabenmutter halten! Ich weiß doch ganz genau, was du für Lügen über mich erzählst. Mach, dass du rauskommst!« Ich hörte, wie die Wohnungstür geöffnet und geschlossen wurde, und fing an zu weinen.

5
TANTE ANKE UND ONKEL SEPP

Meine Großmutter kam nicht mehr zu uns. Also war ich schutzlos der Wut meiner Mutter ausgesetzt. Die zwei Wochen bis zum Beginn der Pfingstferien waren die schlimmsten, die ich bis dahin erlebt hatte. Meine Mutter machte mir das Leben zur Hölle. Ich konnte mich nie wirklich sicher fühlen, außer im Kindergarten. Nur wenn Schwester Trixi bei mir war, wusste ich, dass ich von meiner Mutter nichts zu befürchten hatte. Die Erzieherin hatte schon am Tag nach meinem Sturz erfahren, was geschehen war.

Es war einfach so aus mir herausgeplatzt. Ich wollte es nicht sagen. Aber als Trixi sich neben mich setzte und ihren Arm um meine Schultern legte, konnte ich nicht länger an mich halten. »Die Oma darf mich nicht mehr besuchen, weil ich so böse bin«, sagte ich schluchzend und bedeckte mein Gesicht mit den Händen. »Das stimmt doch gar nicht«, versuchte mich die Erzieherin zu trösten. »Du bist nicht böse, Gabi. Wer sagt denn so was?« Ich wagte nicht, zu antworten. So sehr schämte ich mich für das, was mir in diesem Augenblick auf der Zunge lag. »Meine Mutter!«, hatte ich sagen wollen. Ich hätte es sagen müssen. Es war die Wahrheit. Und doch war es unmöglich, diese beiden Worte laut auszusprechen.

Ich wollte kein Löwe sein. Ich wollte nicht schon wieder beweisen, wie schlecht ich war. Ich drehte den Kopf zur Seite, um zu verhindern, dass Schwester Trixi mir in die Augen sehen konnte. Sie sollte nicht in meine Seele blicken und erkennen können, wie ich wirklich war. Denn ich wollte nicht so sein. Aber wie konnte ich ihr das sagen? Wie sollte ich gegen das Böse in mir ankämpfen? Meine Mutter sagte immer zu mir, dagegen könne man nichts machen. Tag für Tag versuchte ich es, und am Ende tat ich doch wieder nur das Falsche. So wie in diesem Moment im Kindergarten. Statt mich zu beherrschen, saß ich wie ein Häuflein Elend neben der Erzieherin und zeigte jedem, wie traurig ich war. »Ich weiß doch, dass du alle gegen mich aufhetzt mit deinen Lügen!«, hatte mich meine Mutter am Abend zuvor angeschrien. »Du bist keine Bohne besser als deine Oma!«

Wegen dieser Worte hatte ich in der Nacht keinen Schlaf gefunden. Dass sie nun auch Oma Resi für einen schlechten Menschen hielt, nur weil ich einen Fehler gemacht hatte, quälte mich mehr als alles andere. Ich liebte meine Großmutter und wusste, dass sie nicht so war, wie meine Mutter sie darzustellen versuchte. Oma Resi hatte mich nicht zum Arzt gebracht, weil sie meine Mutter schlechtmachen wollte, sondern nur, um mir zu helfen. Sie war erschrocken, als sie den tiefen Schnitt in meiner Hand gesehen hatte. Ihr war es nur um mich gegangen und nicht um etwas anderes. Genau das war das Problem.

Meine Mutter hatte behauptet, es sei nicht so schlimm. Oma Resi habe sich durch mein Aussehen und meinen verzweifelten Blick täuschen lassen. Und ich glaubte, was meine Mutter sagte. Ja, ich hatte meine Großmutter getäuscht. Getäuscht und betrogen. Meine Mutter hatte es mir noch am selben Abend an den Kopf geworfen, mit genau diesen Worten. Sie nannte mich verschlagen und hinterhältig. Als ich heimgekommen war mit Oma Resi und meiner Mutter den Verband hatte zeigen wollen, war von Schmerzen oder Angst nicht mehr die Rede gewesen. Das stimmte. Als wir die Arztpraxis verlassen hatten, war es mir schon deutlich besser gegangen. Für meine Mutter ein klarer Beweis dafür, dass ich simuliert hatte. Ich hatte mich nur so schamlos gehen lassen, weil ich Mitleid haben wollte. Meine Mutter war nicht auf mich hereingefallen, Oma Resi schon. »Ich will nicht wissen, welche Lügen sie dem Arzt aufgetischt hat, nur damit der dir die Hand bandagiert. Bei jedem anderen hätte auch ein Pflaster gereicht. Aber du musst ja aus jeder Mücke einen Elefanten machen. Nur damit du bekommst, was du willst.«

Am liebsten hätte ich mir den Verband von der Hand gerissen. Eben noch war ich so stolz auf meine Wunde und meine bandagierte Hand gewesen, und nun schämte ich mich dafür. Meine Mutter hatte es wieder geschafft. So wie jedes Mal. Nun saß ich im Kindergarten, den Blick fest auf meine Füße gerichtet, und traute mich nicht, die Wahrheit zu sagen. Da konnte auch Schwester Trixi nichts daran ändern. Ich hörte, wie sie tief Luft holte. Sie kapitulierte. Es hätte auch keinen Zweck gehabt, mich vom Gegenteil überzeugen zu wollen. Ich glaubte fest daran, dass meine Mutter die Wahrheit sagte, und deswegen schaffte ich es nicht, ihren Namen auszusprechen, als mich die Erzieherin fragte, wer denn behaupten würde, ich sei ein böser Mensch.

Auch Tante Anke fragte mich nicht, warum ich zu Beginn der Ferien, die ich bei ihr und Onkel Sepp verbringen durfte, nicht über die Narbe an meiner Hand reden wollte. Anke sah mich nur an und wusste Bescheid. Statt mich in den Arm zu nehmen und mich zu trösten, wie es Schwester Trixi getan hatte, nahm sie mich an der Hand und ging mit mir hinaus in den Garten. Onkel Sepp folgte uns mit drei Schüsseln in den Händen. »So!«, sagte meine Tante zu mir und versuchte, ein ernstes Gesicht zu machen. »Jetzt wird gearbeitet, mein Fräulein! Ran an die Erdbeeren!« Sie schaffte es nicht, ernst zu bleiben. Ein schelmisches Grinsen huschte über ihr Gesicht. »Wer als Erste in den Beeten ist, hat gewonnen.« Tante Anke und Onkel Sepp taten so, als würden sie losrennen wollen. Natürlich stolperten sie über ihre eigenen Füße, verloren ihre Sandalen und ließen ihre Schüsseln fallen, sodass ich mühelos an ihnen vorbeisausen und die Erdbeeren als Erster erreichen konnte. Ich jubelte und lachte und freute mich über meinen Sieg. »Gewonnen!«, rief ich voller Begeisterung. Schwer atmend kamen Anke und Sepp langsam näher, wischten sich theatralisch den Schweiß von der Stirn und gratulierten mir zu meinem grandiosen Sieg. Ich fühlte mich einfach großartig.

Mit großen Schritten ging ich zwischen den Erdbeeren hin und her und suchte nach den dicksten und schönsten Früchten. Jedes Mal, wenn ich eine besonders schöne Erdbeere gefunden hatte, zeigte ich sie Anke und Sepp. »Die ist ja viel größer als meine!«, jammerte meine Tante und zog einen Schmollmund. »Dafür habe ich aber mehr als du!« Rasch griff ich in ihre Schüssel und schnappte mir ein paar von ihren Erdbeeren. »He! Das gilt nicht. Gib mir meine Erdbeeren zurück!«, rief sie und verfolgte mich. Ich kreischte und jauchzte vor Vergnügen und war so ausgelassen wie schon lange nicht mehr. Ich aß so viele Erdbeeren, wie ich konnte, und machte mir nicht einen Augenblick Gedanken darüber, was Tante Anke oder Onkel Sepp dazu sagen würden. Sie schimpften nicht mit mir. Nicht einmal dann, wenn ich wirklich etwas angestellt hatte. Bei ihnen wusste ich, dass man einen Fehler wiedergutmachen konnte. Wenn ich mich bei ihnen entschuldigte, war die Angelegenheit damit erledigt. Meine Mutter hat nie eine Entschuldigung von mir akzeptiert.

Anke wusste das. »Du musst dich nicht dauernd entschuldigen«, sagte sie. »Einmal reicht.« Sie lachte und wischte die Limonade auf, die ich auf dem Gartentisch vergossen hatte. Ich hatte schon das

Tuch greifen und selber alles sauber machen wollen. Doch sie war schneller gewesen. Ich war im ersten Moment etwas unsicher. Wenn mir zu Hause so etwas passierte, gab es jedes Mal ein fürchterliches Donnerwetter, eine regelrechte Kanonade von Beleidigungen und Vorwürfen. Anke ahnte wohl, warum ich ein trauriges Gesicht machte, und tat, was sie immer machte, sie brachte mich blitzschnell auf andere Gedanken.

»Und, freust du dich auch schon auf den Urlaub?« – »Ja!«, rief ich. Onkel Sepp lachte. »Aber dieses Mal nehmen wir Schwimmwesten mit und schlafen nicht im Zelt, sondern im Schlauchboot.« Bei der Vorstellung, mit großen, aufgeblasenen Rettungswesten am Körper in einem Schlauchboot zu liegen und so die Nacht zu verbringen, mussten wir alle herzlich lachen. »Erinnerst du dich noch an unseren letzten Urlaub am Wolfgangsee?«, fragte Anke und füllte meine Tasse mit heißer Schokolade. »Du hast uns allen das Leben gerettet.« Ich sah sie mit großen Augen an, den Mund voller Erdbeerkuchen und Schlagsahne. »Aber klar!«, pflichtete Onkel Sepp bei. »Du hast uns in letzter Sekunde vor den Fluten gerettet. Einen Augenblick später, und wir hätten mit den Schwänen um die Wette schwimmen müssen.«

»Ja!«, rief ich. »Die Schwäne sind direkt an unserem Zelt vorbeigekommen. Das habe ich allen im Kindergarten erzählt, aber keiner hat mir glauben wollen. Die haben gedacht, ich will bloß angeben.« Auch Schwester Trixi hatte mir nicht glauben wollen, als ich ihr von unserem Campingplatz-Abenteuer erzählt hatte. Sie hatte meine Mutter gefragt, als die mich vom Kindergarten abgeholt hatte. Meine Mutter hatte die Sache heruntergespielt und etwas ganz Banales und Unbedeutendes daraus gemacht, weil es ihr peinlich gewesen war, dass jemand erfahren hatte, wie unser Urlaub ausgegangen war. Er sei ins Wasser gefallen, unser Urlaub am Wolfgangsee, meinte sie und sprach von Regen und schlechtem Wetter. Als ich sie fragte, warum sie der Erzieherin nicht gesagt hätte, was uns passiert war, schrie sie mich an. »Das geht niemanden etwas an! Immer musst du mich vor anderen Leuten in Verlegenheit bringen!« Ich verstand nicht, was daran so schlimm sein sollte. Mein Vater, Tante Anke und Onkel Sepp sprachen doch auch darüber. Anke und Sepp fanden es sogar komisch. Gut, damals hatten sie im ersten Moment auch nicht gelacht, als ich alle geweckt hatte.

Wir hatten unsere beiden Zelte am Ufer des Wolfgangsees aufgeschlagen und einige schöne Tage auf dem Campingplatz verbracht, als es plötzlich begonnen hatte zu regnen. Es goss wie aus Kübeln. Ohne Unterbrechung. Wir saßen nur noch in unseren Zelten oder irgendwelchen Gaststätten herum und schlugen die Zeit tot. Schließlich beschlossen Onkel Sepp und mein Vater, wieder nach Hause zu fahren. Gesagt, getan. Wir packten also unsere Koffer und Taschen und bereiteten uns auf die Heimreise am nächsten Morgen vor.

In der Morgendämmerung wurde ich wach und musste dringend zur Toilette. Doch als ich einen Schritt aus meiner Schlafkabine tat, hatte ich nasse Füße. Ich erschrak. War ich das etwa gewesen? Ich betastete meinen Schlafanzug. Doch dafür war es viel zu viel Wasser. Ich ging zum Zelteingang, zog langsam den Reißverschluss auf und traute meinen Augen nicht. Eine Schwanenfamilie schwamm direkt am Zelt vorbei! Mama Schwan war so nah, dass ihre Wellen ins Zelt schwappten. Beide Zelte standen etwa 20 Zentimeter tief im Wasser. War der See bis zu uns gekommen? »Papa, Papa, komm schnell!« schrie ich. Sofort war mein Vater wach. Er stand hinter mir und sah sich das Malheur an. »Onkel Sepp, Onkel Sepp!«, rief ich, noch bevor ich mit großen Augen durch das Wasser zu den Toiletten lief. Fast der halbe Campingplatz war überflutet. Mein Vater weckte in der Zwischenzeit die anderen. Im Nu war alles im Auto verstaut. So fuhren wir alle klatschnass Richtung Heimat.

Meine Mutter hat getobt und geschworen, nie wieder einen Fuß auf diesen Campingplatz zu setzen. Doch mein Vater, Onkel Sepp und Tante Anke hatten so lange auf sie eingeredet, bis sie zähneknirschend nachgegeben hatte. Aber sie wollte nicht an das, was uns passiert war, erinnert werden. »Ich will schöne Urlaubserinnerungen und nichts wofür man mich auslacht«, sagte sie.

Onkel Sepp und Tante Anke fanden nicht, dass man sich dafür zu schämen brauchte, und schwelgten zusammen mit mir in Erinnerungen. Es waren herrliche Stunden auf der Gartenterrasse. Ich aß ein Stück Kuchen nach dem anderen und sah zu, wie Onkel Sepp in Flossen und mit einem Schnorchel im Mund aus dem Wohnzimmer kam und demonstrierte, wie er sich retten wollte, falls der See wieder über die Ufer treten sollte. Tante Anke traten die Tränen in die Augen, so sehr musste sie lachen. Ich bekam Schluckauf. Und Bauchweh.

Zuerst dachte meine Tante, es sei nicht weiter schlimm und würde gleich wieder aufhören. Doch als es nach einer Stunde eher schlimmer als besser geworden war, machte sie sich doch ein wenig Sorgen. »Zu viele Erdbeeren«, stellte sie betrübt fest. »Und zu viel Kuchen. Am besten, du legst dich hin.« – »Darf ich mich zu euch ins Bett legen?«, fragte ich und hielt mir mit schmerzverzerrtem Gesicht den Bauch. »Klar, komm mit!« Anke hatte von der Geschichte im Bett meiner Eltern gehört. Mein Vater hatte ihr davon erzählt. Aber meine Tante hatte nur den Kopf geschüttelt und dasselbe gesagt, was auch mein Vater damals gesagt hatte. »So was passiert. Das ist nicht schlimm.«

Beruhigt schlummerte ich ein. Ich weiß nicht, wie lange ich geschlafen habe. Als ich wach wurde, war es dunkel. Ich war noch immer alleine im Bett. Die Schlafzimmertür stand offen, und im Flur brannte das Licht. Ich hörte die Stimmen von Onkel Sepp und Tante Anke. Sie saßen im Wohnzimmer und redeten leise miteinander. Ich verstand nicht, was sie sagten, und wollte es auch gar nicht wissen. Ich drehte mich um und wollte schon wieder die Augen schließen, als ich hörte, wie mein Onkel laut wurde. »Weiß die überhaupt, was sie dem Kind damit antut?«, schimpfte er. »Sepp! Pst! Nicht so laut«, zischte meine Tante. »Du weckst sie noch auf. Lass sie schlafen. Gabi hat es schon schwer genug mit Leni. Ich wünschte, wir könnten etwas für sie tun.« Sie redeten also über mich und meine Mutter. Leni war der Vorname meiner Mutter.

Ich wollte mich schon zur Tür schleichen und horchen, doch dann erinnerte ich mich an die drei Äffchen und die Worte meiner Mutter. »Brave Mädchen lauschen nicht. Auch wenn es sich um etwas handelt, was sie betrifft. Mädchen, die nicht brav sind, werden in Äffchen verwandelt.« Ich zog die Decke über den Kopf. Ich glaubte so felsenfest an das, was meine Mutter zu mir sagte, dass ich im Bett blieb, mich unter der Bettdecke versteckte und mir sogar noch die Ohren zuhielt, nur damit ich nicht hören konnte, was die beiden im Wohnzimmer redeten. Irgendwann schlief ich wieder ein und träumte von Schwänen, Schlauchbooten und meiner Freundin Lydia. Ich freute mich schon darauf, sie im Kindergarten wiederzusehen. Zusammen mit Tante Anke hatte ich etwas für sie gebastelt. Ich war sicher, dass sie sich über das Geschenk freuen würde. Doch wie immer schaffte es meine Mutter auch dieses Mal, mir einen Strich durch die Rechnung zu machen.

6
LYDIA

Als wir nach Regensburg zurückkehrten, schnappte sich meine Mutter als Erstes die Puppe, die ich für Lydia aus Pappe gebastelt hatte, und gab sie meinem kleinen Bruder. »Schau mal, was ich da für dich habe!«, sagte sie. Ich war sprachlos. Hilfesuchend blickte ich meine Tante an. »Aber Leni, du kannst doch nicht …«, begann Anke. »Was kann ich nicht?« – »Gabi will ihrer Freundin eine Freude machen. Gib ihr doch die Puppe zurück. Sie kann eine neue basteln. Nur für Tony.« Tante Anke beugte sich zu meinem kleinen Bruder hinab, der neben meiner Mutter stand und die Puppe an sich drückte. »Einverstanden? Gabi bastelt für dich eine Puppe, die genauso aussieht wie du. Dann könnt ihr …« – »Lass ihm doch die Puppe. Du siehst doch, wie sehr er sich über das Geschenk freut«, sagte meine Mutter und nahm meinen Bruder auf den Arm. »Du kannst sie ihm doch nicht einfach wieder wegnehmen.« Als mein kleiner Bruder hörte, dass man ihm die Puppe wegnehmen wollte, fing er an zu weinen und drückte sich fest an meine Mutter. Sie streichelte ihn zärtlich und versuchte, ihn zu beruhigen, indem sie ihm versicherte, dass Tante Anke es sicher nicht ernst gemeint habe. »Keiner nimmt dir deine Puppe weg, mein Schatz.«

»Deine Puppe.« So war es immer. Wenn ich etwas hatte, was mein Bruder haben wollte, nahm meine Mutter es mir einfach weg und gab es ihm. Früher hatte ich deswegen geweint. Das hatte sie mir abgewöhnt. »Deine Krokodilstränen kannst du dir sparen!«, hatte sie geschrien. »Ich bin nicht wie Oma oder Tante Anke. Ich falle nicht auf dieses Theater herein.« Für meine Mutter waren meine Tränen nur ein weiterer Beweis dafür, dass ich ein schlechter Mensch war. Ich heulte, weil ich egoistisch war und meinen Willen durchsetzen wollte. Mit meinen Tränen versuchte ich, andere zu täuschen und zu manipulieren, damit ich bekam, was ich wollte. Und vor allem war es meine Art, andere gegen meine Mutter aufzuhetzen. »Was hat sie dir schon wieder erzählt?«, fragte meine Mutter erregt.

Tante Anke sah mich an und wusste, dass es nichts gab, was sie für mich tun konnte. Egal, was sie sagte, meine Mutter würde es zum Vorwand nehmen, mich zu beschimpfen oder zu beleidigen, sobald Anke die Wohnung verlassen hatte. Sie litt, das konnte ich sehen. Meine Tante stand im Flur unserer Regensburger Wohnung und kämpfte mit sich. Ich war zwar erst fünf Jahre alt, aber ich begriff, dass sie über etwas nachdachte, was sie in meiner Gegenwart nicht aussprechen wollte. Und ich ahnte, was es war. Sie wollte mich wieder mitnehmen. Mich von meiner Mutter wegholen. Mir all das ersparen, was mich erwartete, wenn sie mich allein zurückließ. Doch Tante Anke wusste nur zu gut, dass meine Mutter das nicht zulassen würde. Sie würde mich packen und in meinem Zimmer einschließen, und dann würde sie Tante Anke aus der Wohnung werfen, so wie sie es mit Oma Resi getan hatte. Dann wäre ich ganz allein mit meiner Mutter. Meine Tante war sich im Klaren darüber, was das für mich bedeuten würde. Also hielt sie den Mund und verabschiedete sich von mir. »Grüß Sepp von mir!«, sagte meine Mutter mit übertrieben freundlicher Stimme und verschwand in der Küche. Tante Anke drückte mich noch einmal fest an sich, küsste mich und ging.

Am nächsten Morgen ging ich ohne Puppe und ohne Frühstück in den Kindergarten. Meine Mutter sagte, ich hätte gelogen. Dafür müsse sie mich bestrafen. Sie sei es endgültig leid, mitanzusehen, wie ich alle gegen sie aufhetzen würde. Sie habe lange genug tatenlos danebengestanden und den Mund gehalten. Noch ein falsches Wort und sie werde dafür sorgen, dass ich weder Tante Anke noch Oma Resi je wiedersehen werde. Ich erschrak furchtbar, als sie das sagte. Oma Resi hatte ich seit Wochen nicht mehr sehen dürfen. Mir war klar, dass sie es ernst meinte. Ich wollte nicht auch noch Tante Anke verlieren. Also hielt ich den Mund und nahm mir fest vor, mir nichts anmerken zu lassen.

Doch Schwester Trixi konnte ich nichts vormachen. Sie sah auf den ersten Blick, dass etwas mit mir nicht stimmte, als ich schweigend vor dem Puppenhaus saß, das Lydia und ich aus einem alten Schuhkarton gebastelt hatten. Wir hatten uns wirklich Mühe gegeben. Lydia und ich hatten sogar die Wände mit echter Tapete verkleidet und auf dem Boden unseres Puppenhauses Teppichreste ausgelegt, die uns die Erzieherin besorgt hatte. An alles hatten wir gedacht. Unsere Vorhänge bestanden aus echtem Stoff und unsere Haustür aus einem kleinen Stück Holz. Die Bewohner unseres Hauses hatten wir aus Pappe gebastelt. Vater, Mutter, ein Junge und ein Mädchen. Lydia hatte das Mädchen gebastelt und die Puppe »Gabi« getauft. »Schau, das bist du!«, hatte sie gesagt und mir voller Stolz die Puppe zum Geschenk gemacht. Als ich Tante Anke davon erzählt hatte, war sie auf die Idee gekommen, eine Schwester für »Gabi« zu basteln. Doch »Lydia« gehörte nun meinem Bruder. Ich habe meiner Freundin nie von der Puppe erzählt. Es wäre sinnlos gewesen. Sie hätte sie nur sehen wollen, und ich wusste, dass meine Mutter mir nie erlauben würde, sie mit in den Kindergarten zu nehmen. Also saß ich mit »Gabi« in den Händen vor dem Puppenhaus und schämte mich, weil ich meine beste Freundin enttäuscht hatte.

»Was ist denn los?«, wollte Lydia wissen. »Du bist so komisch heute. Ist was passiert?« Ich schüttelte den Kopf und vermied es, ihr in die Augen zu sehen. »Ist es wegen dem Zahnarzt?«, wollte sie wissen. »Welcher Zahnarzt?«, fragte ich verblüfft. »Heute kommt doch der Zahnarzt zu uns«, erklärte Lydia. »Stimmt's, Schwester Trixi?« – »Ja, in einer halben Stunde«, bestätigte die Erzieherin. »Also räumt schon mal eure Spielsachen auf.« Eine halbe Stunde später standen wir zusammen mit den anderen Kindern des Kindergartens vor dem Schwesternzimmer und warteten darauf, dass wir aufgerufen wurden.

Einer nach dem anderen wurde in das Zimmer geholt, musste den Mund aufmachen und sich untersuchen lassen. Alles ging unglaublich schnell. Ich hatte gedacht, wir würden richtig untersucht werden, und mir deshalb schon Sorgen gemacht, weil ich an diesem Morgen meine Zähne nicht gründlich geputzt hatte. Aber der Zahnarzt hatte nur kurz in meinen Mund geleuchtet, aufmerksam meine Zähne betrachtet und leise gezählt. Dann hatte er mich angelächelt und zufrieden genickt. »Alles in Ordnung! Du kannst wieder spielen gehen«, hatte er gesagt. Im ersten Moment wollte ich ihm nicht so recht glauben. Aus irgendeinem Grunde hatte ich das Gefühl, dass er mir nicht die Wahrheit sagte. Zehn Minuten später schien sich meine Befürchtung zu bewahrheiten.

Lydia kam aus dem Schwesternzimmer und hielt mir freudestrahlend einen weißen Zettel unter die Nase. »Schau, den hat mir der Zahnarzt gegeben!«, verkündete sie mit stolzgeschwellter Brust. »Da steht drauf, dass ich gesund bin und in die Schule gehen darf.«

Ich stand da, sah mit einer Mischung aus Angst und Neid auf das Stück Papier in Lydias Hand und fürchtete mich davor, nach Hause zu gehen. Sicherlich würde meine Mutter wieder mit mir schimpfen und mir einmal mehr vorwerfen, sie vor den anderen blamiert zu haben. Sie würde mir unterstellen, mit Absicht meine Zähne nicht richtig geputzt zu haben. Dabei hatte ich es an diesem Morgen doch nur deswegen versäumt, weil ich kein Frühstück bekommen und geglaubt hatte, dass es auch so gehen würde. Den Zahnarzt hatte ich völlig vergessen.

Lydia triumphierte. Sie war eines von nur drei Kindern, die einen weißen Zettel vom Zahnarzt bekommen hatten. Als ihr großer Bruder kam, der uns an diesem Tag vom Kindergarten abholen sollte, rief sie ihm schon von Weitem entgegen, dass sie die besten Zähne von allen Kindern des Kindergartens hätte. »Das kommt davon, weil ich jeden Morgen und jeden Abend meine Zähne so gründlich putze!«, sagte sie und streckte ihrem Bruder den Zettel entgegen. »Seit wann putzt du abends die Zähne?«, entgegnete ihr Bruder skeptisch und las, was auf dem Zettel geschrieben stand. Plötzlich begann er zu lachen.

»Da steht, dass du zum Zahnarzt musst, weil du völlig verfaulte Zähne hast«, sagte er mit grimmiger Freude. »Die werden sie dir jetzt alle rausreißen. Einen nach dem anderen.« Er lachte. Lydia starrte ihren Bruder fassungslos an. Dann riss sie ihm wütend den Zettel aus der Hand. Ihr Bruder lief uns voraus und lachte schadenfroh. Lydia ging neben mir her und heulte die ganze Zeit. Ich wollte sie in den Arm nehmen und trösten, doch sie wich mir aus und rannte davon. Traurig ging ich die letzten Schritte allein nach Hause.

Eine Stunde später klingelte es an unserer Wohnungstür. Es war Lydias Mutter. Ich kam aus meinem Zimmer, als ich ihre Stimme hörte, weil ich dachte, Lydia sei mit ihr gekommen. Doch sie war allein, und sie war wütend. Ich hatte Lydias Mutter noch nie zuvor so wütend gesehen. »Was hast du jetzt schon wieder angestellt?«, zischte meine Mutter. Es war keine Frage, sondern eine Feststellung. Ich verstand nicht, was sie meinte. Ich schüttelte nur verwirrt den Kopf und sah zu Lydias Mutter hinüber, die mich zornig anblickte. »Wieso hast du das getan?«, fragte sie mich mit vorwurfsvoller Stimme. »Ich habe nichts gemacht. Ich …« Weiter kam ich nicht. Eine Ohrfeige warf mir den Kopf zur Seite. Ich verlor beinahe das Gleichgewicht, so fest hatte meine Mutter zugeschlagen. »Lüg nicht! Entschuldigen Sie bitte! Aber ich weiß wirklich nicht, was mit dem Kind los ist. Sie macht immer solche Sachen. Da muss man sich wirklich schämen. Ich werde gleich morgen mit ihr in den Kindergarten gehen und die Sache in Ordnung bringen. Das verspreche ich Ihnen. Ich …« – »Tun Sie das!«, stieß Lydias Mutter wütend hervor und ging.

Meine Mutter tobte. Ich musste mich zwei Stunden in die Ecke stellen und durfte mich nicht rühren. Als ich zu jammern anfing, weil ich Hunger hatte, sagte sie mir, ich bekäme erst dann wieder etwas zu essen, wenn ich zugeben würde, dass ich es getan hätte. Aber ich war mir keiner Schuld bewusst. »Gib endlich zu, dass du den weißen Zettel, den Lydia vom Zahnarzt bekommen hat, zerrissen und weggeworfen hast!« – »Nein!«, rief ich. »Lydia hat ihn mit nach Hause genommen.« – »Soll das heißen, sie lügt? Sie hat ihrer Mutter gesagt, dass du ihr den Zettel weggenommen und zerrissen hast. Warum hast du das gemacht?« – »Ich habe den Zettel nicht weggeworfen.« Schon als ich vor meiner Mutter stand, die Hände schützend vor dem Gesicht erhoben und in Erwartung einer weiteren Ohrfeige, war mir klar, was passiert sein musste. Lydia war's!, dachte ich mir.

»Das denke ich auch«, sagte Schwester Trixi am nächsten Morgen, als meine Mutter und ich im Kindergarten vor der Erzieherin standen und mit ihr über den Vorfall sprachen. »Ich denke auch, dass Lydia das Schreiben des Zahnarztes selber zerrissen und weggeworfen hat.« Meine Mutter schnaubte unwillig, so wie sie es immer tat, wenn mich jemand vor ihr in Schutz nahm. »Sie kennen meine Tochter offenbar nicht so gut wie ich«, erwiderte sie. »Die ist richtig bösartig. Und hinterhältiger, als Sie sich vorstellen können.« – »Ich kenne Gabi seit über zwei Jahren!«, antwortete Schwester Trixi angriffslustig. »Und ich habe ganz und gar nicht den Eindruck, dass Ihre Tochter bösartig oder hinterhältig ist. Ganz im Gegenteil. Gabi ist eines der nettesten und liebenswertesten Mädchen der »Bärengruppe« und bei allen beliebt. Ich frage mich, wie Sie dazu kommen, so etwas von Ihrer eigenen Tochter zu sagen! Außerdem macht es doch gar keinen Sinn, was Sie da sagen. Wieso sollte Gabi den Zettel denn zerreißen? Aus Neid, weil sie NICHT zum Zahnarzt muss? Ich denke, dass Lydia gelogen hat und nicht Ihre Tochter.«

Genau in diesem Moment kam Lydia in den Kindergarten. Schwester Trixi ging auf sie zu, begrüßte Lydia freundlich und bat sie, mit ihr zu kommen. »Komm, Lydia«, sagte die Erzieherin. »Ich habe gehört, du hast deinen Zettel vom Zahnarzt verloren. Ich gebe dir einen neuen. Den kannst du dann der Mama bringen.« Da fing Lydia an zu weinen und gab alles zu. Sie gestand, den Zettel selbst zerrissen und in die Mülltonne geworfen zu haben, noch ehe ihre Mutter ihn gesehen hatte. Leider hatte ihr Bruder der Mutter davon erzählt, und so hatte sie sich eine Lüge einfallen lassen müssen. Ihr war nichts Besseres eingefallen, als mich zu beschuldigen.

Ich war fassungslos. Lydia war meine beste Freundin. Wir waren unzertrennlich. Seit Jahren. Und nun verriet und verkaufte sie mich, ohne darüber nachzudenken. Ich hatte zu Hause Schläge bekommen und seit fast 24 Stunden nichts mehr gegessen. Ich hatte mich von meiner Mutter beschimpfen und beleidigen lassen müssen. Ich war von meiner eigenen Mutter wie ein Verbrecher in den Kindergarten geschleift und vor der Erzieherin beschuldigt worden. Und das alles nur, weil meine beste Freundin zu Hause gelogen hatte und nicht bereit war, die Strafe für diese Lüge auf sich zu nehmen.

Meine Mutter warf mir einen giftigen Blick zu. Wortlos verließ sie den Kindergarten. Schwester Trixi sah mich an und schüttelte den Kopf. »Das arme Mädchen!«, hörte ich sie später zu einer der anderen Erzieherinnen sagen. »Wenn man nur etwas für sie tun könnte. Sie tut mir ja so leid.« Ich war froh, dass Trixi das nicht zu meiner Mutter gesagt hatte. Sie hätte es fertiggebracht und mir verboten, weiter in den Kindergarten zu gehen. Meine Mutter konnte es nämlich nicht ertragen, wenn ich mit Leuten zusammen war, die gut über mich dachten und redeten. Und noch viel weniger kam sie damit zurecht, wenn jemand mitbekam, dass sie unrecht hatte mit dem, was sie über mich sagte. Ich ahnte schon, dass Lydias Lüge schlimme Folgen für mich haben würde.

7
SCHULEINSCHREIBUNG

Lydia hielt sich von diesem Tag an von mir fern. Sie redete kein Wort mehr mit mir und vermied es sogar, mich anzusehen. Wenn sie es doch tat, erschrak ich. Ihre Augen funkelten vor Hass und Zorn. Manchmal sah ich, wie sie die Fäuste ballte, wenn sich unsere Blicke begegneten. Sooft wir uns über den Weg liefen, verzog sie das Gesicht zu einer furchterregenden Grimasse. Es sah aus, als wollte sie mir ins Gesicht spucken. Ich fühlte mich hundeelend und fragte mich, was ich tun konnte, um meinen Fehler wiedergutzumachen. Ja, meinen Fehler! Alles war meine Schuld. Davon hatte mich meine Mutter einmal mehr überzeugt.

»Wieso kannst du nicht einmal etwas für jemand anderen tun?«, hatte sie mich am Abend zuvor angeschrien. »Wieso denkst du immer nur an dich? Erst blamierst du mich vor allen Leuten in einer Art und Weise, dass man am liebsten im Boden versinken würde, und dann stellst du auch noch deine beste Freundin vor allen anderen Kindern im Kindergarten bloß. Kannst du dir überhaupt vorstellen, wie Lydia sich jetzt fühlt? Hast du denn überhaupt kein

Herz?« Ich stand neben meinem Bett und weinte leise. Die Worte meiner Mutter trafen mich schlimmer als Schläge. Lydia war meine beste Freundin. Es wäre meine Aufgabe gewesen, ihr beizustehen und sie zu verteidigen.

So wie ich es in der Vergangenheit immer getan hatte, wenn die Jungen sie wegen ihrer »Topffrisur« ausgelacht hatten. Aber ausgerechnet jetzt, als sie mich wirklich brauchte, hatte ich sie nicht nur im Stich gelassen, sondern auch noch verraten und unmöglich gemacht. Und das alles nur, weil ich nicht darüber nachgedacht hatte, warum sie log. »Eine richtige Freundin denkt nach, bevor sie den Mund aufmacht. Aber das kann man ja von dir nicht erwarten. Du denkst immer nur an dich!« Dieser Vorwurf raubte mir den Schlaf.

Im Kindergarten musste ich tatenlos mitansehen, wie Lydia von den anderen Kindern gemieden wurde und ganz allein in einer Ecke saß und teilnahmslos vor sich auf den Boden starrte. Sie tat mir unendlich leid, und ich hätte sie am liebsten in den Arm genommen und getröstet, doch jedes Mal, wenn ich auch nur in ihre Nähe kam, warf sie mir einen Blick zu, der mir allen Mut nahm. Schwester Trixi sah uns eine Weile zu, dann hielt sie es nicht mehr aus. »Kommt her!«, sagte sie zu Lydia und mir. »Setzt euch hierher und bastelt etwas zusammen. Ich habe euch neues Papier und neue Stifte besorgt. Den Kleber und die Scheren hole ich gleich.«

Lydia kam her, drehte mir demonstrativ den Rücken zu und sagte nur, dass sie mit »der da« nicht mehr spielen wolle. »Lydia!«, sagte Schwester Trixi streng. »Jetzt mach aber mal einen Punkt. Gabi hat dir nichts getan.« – »Doch!«, beharrte Lydia. »Wegen ihr habe ich zu Hause Schläge bekommen.« Sie fing an zu weinen und rannte davon. Die Erzieherin und ich standen wie angewurzelt neben dem Tisch mit den Bastelsachen und sahen ihr hinterher. Schwester Trixi legte mir den Arm um die Schultern. »Das hat sie nicht so gemeint. Mach dir keine Gedanken. Sie kommt sicher gleich wieder.« Ich antwortete nicht, sondern sank nur kraftlos auf einen der kleinen

Stühle. Jedes Wort, das meine Mutter zu mir gesagt hatte, stimmte also. Ich war schuld. Lydia hatte wegen mir Schläge bekommen und wurde im Kindergarten ausgelacht und gemieden. Kein Wunder, dass sie nicht mit mir basteln wollte. Mit einer wie mir wollte sie nichts zu tun haben. Eine wie mich konnte man nicht mögen. Meine Mutter hatte es mir gesagt, und Lydia hatte es gerade eben bestätigt.

Deswegen wagte ich auch nicht zu klagen, als meine Mutter mir sagte, dass ich wegen meines unverschämten Verhaltens im Kindergarten keine neuen Kleider für den bevorstehenden Termin beim Fotografen bekommen würde. Ich nahm die Strafe auf mich wie etwas, was ich verdient hatte, obwohl mir davor graute, das rote Kleid und die weiße Strumpfhose zu tragen. Das Kleid war viel zu klein, und die Strumpfhose juckte unerträglich auf der Haut, sobald ich zu schwitzen begann. Das weiße Jäckchen, das ich anziehen musste, sah unmöglich aus. Es war viel zu eng und so kurz, dass ich darin aussah wie eine Witzfigur. Meine Mutter stand vor mir und grinste mich boshaft an. Dann ging sie ins Bad und holte die große Schere. Sie schnitt meinen Pony, den ich so sehr geliebt hatte, auf fürchterliche Weise kaputt. Als ich mich im Spiegel sah, hätte ich weinen können. Es sah einfach lächerlich aus. Meine Mutter hatte den Pony nicht nur viel zu kurz geschnitten, sondern auch so schief, dass es aussah, als hätte ich selbst darin herumgeschnitten. »So«, stellte meine Mutter befriedigt fest. »Jetzt seid ihr fertig!«

Im Vergleich zu mir sah mein kleiner Bruder aus wie ein Kindermodel aus dem Modekatalog. Er trug weiße, halbhohe Stiefelchen, eine schwarze Steghose und ein wunderschönes babyblaues Mäntelchen mit langer Kapuze, dessen Saum mit weißem Pelz eingefasst war. Seine blonden Locken waren akkurat gekämmt und geschnitten, und sein Gesicht strahlte vor Sauberkeit. Ich fühlte mich neben ihm wie eine Vogelscheuche. Meiner Mutter war es egal. »Komm endlich«, schimpfte sie, als ich nicht schnell genug die Wohnung verließ. »Der Fotograf hat nicht ewig Zeit.«

Auf Wunsch meiner Großmutter, die uns endlich wieder besuchen durfte, nachdem sie sich mehrfach in aller Form bei meiner Mutter für ihre Worte entschuldigt hatte, gingen wir zwei Wochen vor meiner Schuleinschreibung zum Fotografen. Eigentlich hätte ich ein neues Kleid und eine neues Jäckchen bekommen sollen, doch wegen der Sache mit Lydia hatte meine Mutter es sich anders überlegt und nur Tony etwas Neues gekauft.

Ich schämte mich furchtbar vor dem Fotografen, der mich mit großen Augen ansah und meiner Mutter einen fragenden Blick zuwarf. Sie tat so, als würde sie es nicht merken, und drängte den Fotografen, endlich zu beginnen. Sie habe noch Termine in der Stadt. Der Fotograf zeigte mir und Tony, wo wir uns hinstellen sollten, und schaltete die Scheinwerfer ein. Das grelle Licht war unerträglich heiß und blendete mich so sehr, dass ich ständig blinzeln musste. Nun fing die Strumpfhose auch noch zu jucken an. Ich kratzte wie wild. Tony rann innerhalb kürzester Zeit der Schweiß von der Stirn, und er fing an zu weinen. »Es ist besser, wenn er das Mäntelchen und die Mütze auszieht, es ist hier viel zu heiß«, sagte der Fotograf zu meiner Mutter. Ärgerlich sah mich meine Mutter an, während ich mit Kratzen beschäftigt war, und blaffte den Fotografen an: »Nein, er soll genauso fotografiert werden, das soll ein Geschenk werden.« Der Fotograf wurde nun ungeduldig und ermahnte uns freundlich zu lächeln. Doch jedes Mal, wenn es mir gelang, spürte ich, wie mir der Schweiß die Wangen hinablief, und wischte mit dem Handrücken über mein Gesicht. Der Fotograf stöhnte. »So, jetzt aber!«

Tony wurde es auch zu viel. Er begann wieder zu weinen und wollte nicht länger vor der Kamera posieren. Doch meine Mutter blieb hart, und schließlich gelang es dem Fotografen nach fast einer Stunde, ein halbwegs brauchbares Bild von meinem Bruder und mir zu schießen.

Als meine Mutter das Foto zwei Wochen später in Händen hielt, war sie begeistert, denn Tony sah aus wie ein junger Gott. Ich stand daneben, das verzerrte Gesicht glänzend von Schweiß, die Augen zu kleinen Schlitzen verengt und die Hände an der Strumpfhose. Ein unbeschreiblicher Anblick. Meine Mutter war außer sich vor Freude. »Schaut euch meinen kleinen Engel an!«, rief sie und küsste Tony überschwänglich. »Ist er nicht fotogen?« – »Ja«, bestätigte der Fotograf. »Ihr Sohn ist wirklich ein bildhübsches Kind.« Über mich verloren die beiden kein Wort. Als Oma Resi das Bild sah, verfinsterte sich ihr Blick. Aber sie sagte nichts. In meinem Zimmer nahm sie mich in den Arm und tröstete mich, denn sie wusste, wie sehr mich dieses Foto demütigte. Ich lehnte mich an ihre Schulter und weinte leise.

Am nächsten Morgen waren die Tränen und das Foto vergessen. Es war der Tag der Schuleinschreibung. Ich war aufgeregt, denn endlich konnte ich zeigen, was in mir steckt. Ich musste nur einen guten Eindruck machen, dann würde ich endlich in die Schule dürfen. Endlich! Im Kindergarten langweilte ich mich bereits, denn schließlich konnte ich schon rechnen und lesen und schreiben.

»Bist du fertig?«, fragte meine Mutter. »Ja, bin ich« antwortete ich schnell. Die Schnürsenkel meiner Schuhe hatte ich dreimal gebunden, bis mir das Ergebnis gefiel. An der Hand meiner Mutter ging ich die Gesandtenstraße entlang, die zum Bismarckplatz führte. Von dort aus gingen wir am Theater vorbei zum Arnulf-splatz. Ich kannte die Innenstadt wie meine Westentasche, jede Straße, jeden Platz, sogar jedes Haus. Hier am Arnulfsplatz war die Brauerei Kneitinger. In der Seitenstraße konnte man durch ein großes Fenster den Kupferkessel sehen, worin das Bier gebraut wurde. Besonders die Treppengiebel liebte ich, denn so werden Häuser schon lange nicht mehr gebaut. Regensburg war für mich wie eine verwunschene Stadt, die viele geheime Orte hatte, die ich alle kannte, dank meiner Oma, die mir alles erklärte und mit ihrer bildhaften Redeweise meine Fantasie beflügelte. Als wir den gro-ßen Platz überqueren mussten, liefen wir über die alten Gleise der Straßenbahn. »Mama! Weißt du, dass fünf Tage, bevor ich geboren wurde, die letzte Straßenbahn hier fuhr?«, fragte ich fröhlich, stolz dies zu wissen. »Komm schon, wir haben keine Zeit zum Trödeln. Wir haben es eilig«, antwortete meine Mutter genervt und zerrte mich am Ärmel weiter. Wir bogen in die Wollwirkergasse ein, wo der Gehweg so eng wurde, dass man hintereinander gehen musste. Ein paar Minuten später standen wir vor der St.-Wolfgang-Schule. Das riesige, grau verfärbte Gebäude kannte ich nur von außen. Ich war noch nie in der Schule gewesen.

Die Flure waren unendlich lang und so breit, dass man mit einem Auto darin hätte fahren können. Selbst die Fenster waren riesengroß. Es flößte mir ein wenig Angst ein. Hier konnte man sich ja verlaufen, alles sah gleich aus. Dann standen wir vor einer großen braunen Eichentür. Meine Mutter klopfte an und trat ein. Ich musste alleine bei der Lehrerin bleiben, die mit ihren braunen Locken aussah wie einer der Engel auf dem Bild, das über Omas Bett hing. »Wie heißt du denn?«, wollte die Frau wissen. Ich nannte meinen Namen und meine Adresse. »Sehr gut«, lobte sie mich. »Du gehst noch in den Kindergarten, nicht wahr? Kannst du denn schon ein wenig rechnen und schreiben?« Jetzt war ich nicht mehr zu bremsen. Ich fing an zu erzählen. Von den Nachmittagen mit Oma Resi, den Kinderbüchern, die ich bei Tante Anke gelesen hatte, und den Rechenaufgaben, die mir mein Vater gestellt hatte. Die Frau hob die Augenbrauen und nickte. »So viel kannst du schon?« Sie machte sich Notizen in ein Heft. Mir war zum Jubeln zumute. Sicher teilte sie mich gerade einer der neuen ersten Klassen zu. Am liebsten hätte ich sie gefragt, ob ich wissen dürfe, wer meine Klassenkameraden sein würden. Aber ich wollte nicht vorlaut oder unfreundlich sein. Also fragte ich nur, wann der Test denn nun beginnen würde. Die Frau sah mich an und lächelte. »Gehst du gerne in den Kindergarten?« – »Ja!«, sagte ich. »Aber jetzt will ich in die Schule.« Die Frau senkte den Blick und tat so, als wolle sie ihre Notizen noch einmal durchlesen. »Schickst du bitte deine Mutter herein? Und du wartest so lange draußen, ja?«

Ich stand auf und ging vor die Tür. Mit versteinerter Miene ging meine Mutter an mir vorbei ins Zimmer der Lehrerin. Es war so, als wüsste sie bereits, dass ich wieder etwas Verbotenes getan hatte. Doch was sollte das denn sein? Ich hatte nichts gesagt, was nicht stimmte, und war weder frech noch laut gewesen. Ich hatte auf die Fragen der Frau geantwortet und mir nichts zuschulden kommen lassen. Ich hatte mich an das gehalten, was meine Mutter immer zu mir sagte. Ich war nicht neugierig gewesen und hatte der Frau auch kein Loch in den Bauch gefragt, obwohl ich unbedingt hatte wissen wollen, in welche Klasse ich kommen würde. Doch als meine Mutter in der Tür erschien, wusste ich, dass ich wieder alles falsch gemacht hatte.

»Wann darf ich jetzt den Test machen?«, fragte ich mit brüchiger Stimme. Ich fürchtete die Antwort mehr als alles andere, und dennoch musste ich es wissen. »Gar nicht!«, zischte meine Mutter zornig. »Du darfst erst nächstes Jahr in die Schule.« – »Aber warum?«, schluchzte ich. »Ich kann schon rechnen und lesen und schreiben. Ich habe es der Frau doch gesagt.« – »Genau das ist der Grund, warum sie dich nicht haben wollen!«, flüsterte meine Mutter. »Dauernd musst du angeben und jedem erzählen, was du schon kannst. Denkst du etwa, das gefällt den Lehrern? Eine solche Angeberin wie dich können sie hier nicht gebrauchen. Du nervst nur die Lehrer mit deinen neunmalklugen Sprüchen. Und jetzt hör auf, Theater zu machen, und reiß dich gefälligst zusammen!« Meine Mutter lächelte einen vorbeikommenden Lehrer an und versuchte, so zu tun, als sei alles in bester Ordnung. »Wieso kannst du nie auf mich hören? Warum kannst du nicht einmal tun, was ich dir sage?« Ich hätte heulen mögen und war zu keinem Wort mehr fähig. Wortlos zog mich meine Mutter am Ärmel hinter sich her aus dem Schulhaus und die Straßen entlang nach Hause. Dort sperrte sie mich in mein Zimmer ein. »Das ist die Strafe dafür, dass du mich schon wieder blamiert hast!«, schrie sie, nachdem sie sich vergewissert hatte, dass das Fenster fest verschlossen war.

Am Abend kam Oma Resi und erkundigte sich nach dem Ergebnis des Einschreibungstests. Ich konnte nicht verstehen, was meine Mutter sagte. Ich hörte nur ihre laute, wütende Stimme und die leisen, beschwichtigenden Antworten meiner Großmutter. Dann wurde es still. Der Schlüssel in der Tür zu meinem Zimmer drehte sich im Schloss, und Oma Resi kam zu mir ins Zimmer. Langsam schloss sie die Tür hinter sich und kam zu mir herüber. Sie setzte sich neben mich aufs Bett. Sie kämpfte mit den Tränen, das sah ich genau. Bestimmt ist sie von mir enttäuscht und hat mich jetzt auch nicht mehr lieb, dachte ich.

In dieser Nacht träumte ich von Indianern, die von Cowboys verfolgt wurden. Sie riefen mit der Stimme von Oma immer und immer wieder meinen Namen. Es waren sehr bunte Bilder, und die Pferde waren wunderschön und lächelten mich an, als wollten sie sagen »Komm, steige auf meinen Rücken, wir wollen davonreiten«. Selbst Winnetou blieb vor mir stehen und fragte, ob er mich mitnehmen kann. In der Ferne hörte ich den Feind, der immer näher kam und die Stimme meiner Mutter hatte. Immer wieder sagte diese Stimme »so schlimm ist es nicht, sie braucht keinen Arzt«. Sind meine Brüder und Schwestern verletzt? »Holt einen Medizinmann und keinen Arzt«, hörte ich mich selbst sagen. Irgendwann hörte ich den Medizinmann sprechen, dieser hatte die Stimme vom Onkel Doktor: »Sie hat 41,0 Grad Fieber und fantasiert, sie braucht sofort fiebersenkende Medikamente.« Dann wurde es leise und dunkel um mich. Wo waren meine Indianerfreunde? Alle waren weg, wo haben sie sich versteckt?

Ich wurde wach, weil etwas Nasses über mein Gesicht lief. Meine Oma saß an meinem Bett und hatte verweinte Augen. Ich tastete meine Stirn ab, auf dieser lag ein feuchter Waschlappen. Oma streichelte mein Gesicht und fragte mich mit besorgter Stimme: »Wie fühlst du dich?« Ich überlegte einen Moment. »Ich weiß nicht, irgendwie ganz komisch.« – »Bleib schön liegen, ich mache dir Frühstück, dann geht's dir bestimmt gleich besser.« Gesagt, getan, und schon war ein Tablett auf meinem Bett, bestückt mit frischem Zitronentee, Brot mit Marmelade und meinem geliebten Zwieback mit Milch und Honig. Ich schlürfte den Tee und aß mein Schüsselchen mit Zwieback. Ganz langsam fühlte ich mich wieder besser. Ich wollte sogar schon aufstehen, aber Oma verbot es mir. »Warum denn nicht?«, fragte ich. »Du musst wieder zu Kräften kommen. Letzte Nacht musste ich den Doktor holen, weil du so hohes Fieber hattest und immerzu von Indianern geredet hast. Ich hatte schreckliche Angst um dich«, sagte sie mit Tränen in den Augen. Sie umarmte mich ganz fest und fing nun richtig zu weinen an. Ich hatte so unendliches Mitleid mit meiner Oma und wollte etwas Tröstliches sagen. Aber was? »Oma? Ich hab dich ganz lieb, bitte hör auf zu weinen, sonst weine ich mit.« Sofort löste sie die Umarmung und gab mir einen Kuss auf die Wange. »Das waren Freudentränen, weil es dir wieder gut geht«, sagte sie, schnäuzte sich kräftig und steckte das Taschentuch in ihre Tasche.

»Weißt du was?«, sagte sie plötzlich und lächelte mich an. »Wie wäre es, wenn wir nächste Woche zusammen die Dult besuchen?« – »Juhu!«, schrie ich. »Ja! Gerne!« – »Pst! Nicht so laut. Sonst kommt die Mama.« Sofort war ich still.

8

DULT

Oma Resi musste meine Mutter fragen, ob sie mich mitnehmen durfte. Das hatte sie jedes Mal getan, und jedes Mal hatte meine Mutter zugestimmt. Sie war froh, dass meine Großmutter mich begleiten wollte. Meine Mutter hasste die Dult. Jeder in der Familie wusste das. Sie sagte es bei jeder sich bietenden Gelegenheit. Es hätte eigentlich also kein Problem sein sollen. Doch dieses Mal machte mir mein kleiner Bruder einen Strich durch die Rechnung.

»Ich will mit!«, rief er, als er hörte, wie Oma Resi sagte, dass sie mit mir auf die Dult gehen wolle. Meine Großmutter versuchte, Tony davon abzubringen. Aber je mehr sie redete, desto lauter schrie er. Es war wie immer. Sobald er hörte, dass ich etwas tun durfte oder etwas bekommen sollte, wollte er dasselbe machen oder haben. Er gab keine Ruhe mehr, bis meine Mutter ihn auf den Arm nahm, ihn küsste und ihm sagte, sie werde mit ihm zusammen auf die Dult gehen. Oma Resi ahnte nichts Gutes und schlug vor, zu viert zu gehen. Meine Mutter mit Tony und ich mit meiner Großmutter. »Ich habe es Gabi versprochen«, sagte sie. Doch davon wollte meine Mutter nichts wissen. »Ich gehe mit den beiden«, stellte sie kategorisch fest und beendete das Gespräch, noch ehe meine Großmutter etwas hinzufügen konnte.

Als Oma Resi zu mir ins Zimmer kam, ahnte ich bereits, dass etwas nicht stimmte. Sie hatte diesen betrübten Blick, den ich schon so gut kannte und als Kind immer gefürchtet habe. Er war stets die Ankündigung einer schlechten Botschaft. »Ich darf nicht auf die Dult, stimmt's?«, fragte ich und bekam feuchte Augen. Ich wagte schon gar nicht mehr, nach dem Grund dafür zu fragen. Lydia, Schwester Trixi, die Blamage in der Schule, der Termin beim Fotografen. So viel war in letzter Zeit passiert. Und an allem gab sie mir die Schuld. Da würde sie mich kaum noch dafür belohnen, indem sie mich auf die Dult gehen ließ. Böse Mädchen belohnt man nicht auch noch dafür, dass sie unartig sind. Ich ließ den Kopf sinken.

Oma Resi setzte sich neben mich und legte den Arm um meine Schultern. »Die Mama geht mit euch«, sagte sie nach einer kurzen Pause. Ich hob den Kopf und sah meine Großmutter aus weit aufgerissenen Augen an. »Mama? Mit uns? Du meinst mit Tony und mir?« Meine Großmutter streichelte mir zärtlich über den Kopf und nickte. »Ja«, antwortete sie. »Tony möchte auch auf die Dult. Deswegen geht die Mama dieses Mal mit.« – »Kommst du nicht mit?« Sie schüttelte den Kopf und sah mich voller Mitleid an. Wie immer wusste Oma Resi, was ich dachte. Man konnte es mir ansehen. Aber ich sagte kein

Wort. Wie hätte ich sagen können, was ich sagen wollte, ohne sofort wieder ein schlechtes Kind zu sein? Welches Mädchen protestierte schon dagegen, wenn die Mutter sagte, sie wolle mit ihr auf die Dult gehen? Keine meiner Freundinnen würde das verstehen. Niemand hätte dafür Verständnis. Meine Mutter könnte sich nur wieder über mich beklagen. Ich wäre wieder einmal die missratene Tochter, die ihr nur Kummer und Sorgen macht und nicht weiß, wie man sich benimmt und was sich gehört. Ich kannte diese Klagen meiner Mutter. Also hielt ich den Mund und fügte mich.

Als wir auf der Dult ankamen, hätte ich mich am liebsten von meiner Mutter und meinem Bruder getrennt und mich alleine auf den Weg gemacht. Mit leuchtenden Augen sah ich auf die vielen Fahrgeschäfte, auf die Karussells und Autoscooter, die Schießbuden und das Riesenrad. Von überallher hörte man das Kreischen der Mädchen und das Lachen der Jungen. Mütter riefen die Namen ihrer Kinder, die freudestrahlend ausbüchsten und den bunten Karussellpferden entgegenrannten. Väter trugen Kleinkinder auf den Schultern durch das Gewühl und hielten Ausschau nach Sitzplätzen in einem der Zelte. Überall roch es nach Würstchen, frittiertem Fisch, Hähnchen und gebrannten Mandeln. Ich liebte die Dult.

Meine Mutter hasste diesen Trubel. Sie um Erlaubnis zu bitten, mich vor einem der Fahrgeschäfte anzustellen, war sinnlos. Ich kannte die Antwort. Trotzdem wagte ich es, zaghaft zu protestieren, als sie von mir verlangte, zusammen mit Tony zu schaukeln. Ich schaukelte für mein Leben gern und war immer stolz darauf gewesen, wie hoch ich mit der Schiffschaukel schon kommen konnte. Ganz ohne fremde Hilfe setzte ich mich in Bewegung und stieg so hoch in die Luft, dass sogar Oma Resi sich manchmal die Augen zugehalten und so getan hatte, als habe sie Angst um mich. Aber das war nur Spaß. Ich lachte, und sie freute sich, wenn sie sah, wie viel Vergnügen mir das Schaukeln bereitete. Meiner Mutter war das egal.

»Du schaukelst mit Tony, oder du schaukelst gar nicht«, zischte sie leise und mit einem gequälten Lächeln auf den Lippen, während sie um sich sah und sich vergewisserte, dass niemand mitbekam, wie ich mich sträubte. »Mach jetzt bloß kein Theater. Ich warne dich!« Ihre Stimme war leise, aber voller Wut und Ungeduld. Sie fixierte mich mit einem strengen Blick und fletschte die Zähne zu einem eiskalten Lächeln. »Keine Widerrede! Noch ein Wort, und wir gehen auf der Stelle nach Hause.« Ich wusste, dass sie das nicht ernst meinte, weil Tony sofort zu brüllen angefangen hätte. Aber mir war auch klar, dass es ihr voller Ernst war, wenn sie sagte, dass ich ohne Tony überhaupt nicht schaukeln dürfe.

Also gab ich nach, so wie ich es zuvor schon bei den Ponys getan hatte. Meine Mutter hatte mir nur wegen meinem Bruder das Ponyreiten verboten. Tony hatte natürlich auch reiten wollen. Doch meine Mutter war der Meinung gewesen, dass es für ihn noch viel zu gefährlich sei. Mein kleiner Bruder fing sofort an zu brüllen. Also durfte ich auch nicht reiten. Nur damit Tony nicht das Gefühl haben musste, benachteiligt zu werden. Natürlich war ich schuld daran gewesen, dass einige der Leute um uns herum zu uns hergesehen hatten, als Tony lauthals zu schreien begonnen hatte. Meiner Mutter war es furchtbar peinlich gewesen. Mit dem Versprechen, ihm Zuckerwatte und einen großen Lutscher zu kaufen, hatte sie ihn beruhigt und von den Ponys abgelenkt. Selbstverständlich bekam ich keine Süßigkeiten. Ich durfte die Zuckerwatte tragen. So fiel es den Leuten nicht auf, dass sie nur für Tony etwas gekauft hatte. »Nichts als Ärger hat man mit dir!«, flüsterte sie wütend. »Zieh nicht so ein Gesicht. Die Leute schauen ja schon.«

Ohne Widerrede stieg ich in die Schiffschaukel, wartete, bis meine Mutter Tony zu mir in die Schaukel gesetzt hatte, und fing an, Schwung zu holen. Kaum hatte sich die Schaukel in Bewegung gesetzt, fing Tony auch schon an zu schreien: »Mama! Gabi soll nicht so hoch schaukeln.« Sofort befahl mir meine Mutter, langsamer zu schaukeln. Ich tat aber so, als hätte ich sie nicht verstanden. Die Musik war laut und übertönte beinahe die Stimme meiner Mutter. Ich verstand sie zwar, riskierte es aber, so zu tun, als könne ich sie nicht hören. Ich wollte mir den Spaß nicht verderben lassen. Tony hörte rasch auf, sich zu beschweren, und fand schon bald Gefallen am Schaukeln. »Siehst du? Das macht doch Spaß, oder?«, rief ich ihm zu. »Dir kann nichts passieren. Ich bin ja da und pass auf dich auf.« Tony lachte und winkte fröhlich meiner Mutter zu. Die stand aber längst neben dem Betreiber der Schiffschaukel und verlangte mit allem Nachdruck, dass er die Schaukel sofort stoppen solle.

Tony fing natürlich sofort an zu schreien und zu weinen, als sie ihn aus der Schiffschaukel hob. Er wollte weiterschaukeln. Meine Mutter sah das anders. »Wie kannst du deinem Bruder nur solche Angst machen?«, stieß sie wütend hervor, als sie niemand hören konnte. »Das wird noch ein Nachspiel haben!« Dann wandte sie sich Tony zu. »Nicht weinen, mein Schatz! Komm, wir kaufen dir jetzt was zum Spielen. Was hättest du denn gern?« – »Ein Auto!«, rief Tony begeistert und hörte sofort auf zu brüllen. Ohne mich weiter zu beachten, nahm sie meinen Bruder an der Hand und machte sich auf den Weg zu den Buden. Ich ging hinter den beiden her und versuchte, meine Traurigkeit zu verbergen. Ich wollte nicht noch mehr Ärger, als ich ohnehin schon hatte.

Vor der Bude mit den Plastikautos begegneten wir Frau Rimmler und ihren Kindern. Sie war eine gute Freundin meiner Mutter. Sie und ihr Mann trafen sich regelmäßig mit meinen Eltern zum Skat. Die Rimmlers hatten zwei Töchter. Gertrud war so alt wie ich und Sibylle ungefähr in Tonys Alter. Wir spielten immer zusammen, wenn die Rimmlers bei unseren Eltern im Wohnzimmer saßen. Ich weiß nicht, wie lange sich meine Mutter und Rosalinde Rimmler schon kannten. Sie waren jedenfalls sehr gute Freundinnen und schienen keine Geheimnisse voreinander zu haben. Zumindest habe ich das lange Zeit geglaubt. Meine Mutter schien Rosalinde sehr zu mögen. Vielleicht lag es daran, dass diese nie etwas sagte, was meine Mutter nicht hören wollte. Bei Rosalinde konnte sich meine Mutter stundenlang über alles Mögliche ausheulen und immer sicher sein, dass sie auf Verständnis und Mitgefühl stieß.

So war es auch an diesem Nachmittag auf der Dult. Rosalinde erkundigte sich höflich, ob alles in Ordnung sei, und fragte auch nach mir und Tony. Sofort fing meine Mutter an, ein Loblied auf Tony zu singen. »Ja, er ist ein Schatz! Er macht mir nur Freude. Schau ihn dir an! Sieht er nicht aus wie ein Engel?« Sie seufzte theatralisch und warf Tony einen sehnsüchtigen Blick zu. »Die Locken hat er von mir.« Sie fuhr zuerst Tony und dann sich selbst durchs Haar. »Sind sie nicht wunderschön? Das hat auch der Fotograf gemeint. Du hättest hören sollen, wie er von Tony geschwärmt hat.« Dann sah sie auf mich und setzte eine bekümmerte Miene auf. »Von Gabi war er gar nicht begeistert. Und dabei hatte ich mir solche Mühe gegeben, sie hübsch zu machen. Aber sie hat eben die Schnittlauchhaare von Manfred geerbt. Das Einzige, was sie von mir hat, ist die Haarfarbe. Aber das allein hat es eben auch nicht besser gemacht. Der Fotograf war ja so enttäuscht. Ich habe mich vielleicht geschämt! Das kannst du dir gar nicht vorstellen! Ich wusste nicht, was ich tun sollte. Ich wollte doch unbedingt, dass sie gut aussieht. Und was macht sie? Sie zupft die ganze Zeit an ihren Sachen herum, steht keinen Moment still und kratzt sich in einem fort im Gesicht. Der Fotograf wäre beinahe verzweifelt. Eine geschlagene Stunde hat es gedauert, bis er eine Aufnahme zustande gebracht hat, mit der er zufrieden sein konnte. Tausend Tode bin ich gestorben, so peinlich war mir das Ganze!« Rosalinde sah mich kurz an und nickte.

Sie sagte nichts, aber man konnte ihr ansehen, dass sie nicht mit dem einverstanden war, was meine Mutter über mich gesagt hatte. Ich habe nie gehört, dass Rosalinde so über Gertrud gesprochen hätte. Nachdem meine Mutter aufgehört hatte zu klagen, wechselte Frau Rimmler rasch das Thema und kam auf die Schule zu sprechen. »Wart ihr auch bei der Schuleinschreibung?«, wollte sie wissen. »Wie war der Test?« Sie sah mich an und lächelte. Frau Rimmler wusste, wie gut ich rechnen und schreiben konnte. Gertrud war immer neidisch gewesen, weil sie nicht halb so viel konnte wie ich. Rosalinde hatte sicherlich nichts Böses im Sinn, als sie mir diese Frage stellte. Sie ging davon aus, dass ich den Test mit Leichtigkeit und Bravour bestanden hatte. Umso mehr überraschte sie die Antwort meiner Mutter. »Gabi muss noch ein weiteres Jahr in den Kindergarten.«

Rosalinde schwieg und sah zu mir und dann auf meine Mutter. Ich bemerkte, wie peinlich es ihr war, etwas angesprochen zu haben, was mir Kummer bereitete. Doch meine Mutter nutzte natürlich die Gelegenheit, um sich weiter über mich zu beschweren. »Wenn ich nur wüsste, was passiert ist!«, klagte sie. »Du glaubst ja nicht, wie fassungslos ich war, als man mir sagte, Gabi sei noch nicht schulreif! Und was ist mit Gertrud? Wie ist es bei euch gelaufen?« – »Gertrud kommt im Herbst in die Schule. Da gab es keine Probleme.« Meine Mutter sah Gertrud an und lächelte. »Da freust du dich aber, stimmt's? Ja, du hast es gut. Die Gabi hat es nicht geschafft. Die muss noch ein Jahr warten. Die ist noch zu klein, um in die Schule gehen zu können. Deswegen muss sie weiter in den Kindergarten.« Gertrud sagte kein Wort. Rosalinde wurde die Situation peinlich. »Es ist spät«, sagte sie. »Wir müssen los. Joachim kommt gleich nach Hause. Wir müssen zum Bus, damit wir rechtzeitig zu Hause sind. Macht es gut. Wir sehen uns dann wieder am Sonntag?« – »Grüße an Joachim. Tschüss ihr zwei.« Meine Mutter schenkte Gertrud und ihrer Schwester ein bezauberndes Lächeln. Als sie gegangen waren, kaufte meine Mutter Tony ein kleines Auto und sagte, sie wolle jetzt auch gehen. »Mir reicht's!«, zischte sie giftig.

9
DIE ENGLISCHEN FRÄULEIN

Auch mir reichte es jetzt. Endgültig. Allerdings aus einem ganz anderen Grund. Ich war nicht wütend oder verärgert wie meine Mutter. Ich war nur enttäuscht und nicht länger bereit, alles zu

glauben, was man mir sagte. Als ich unter Tränen meiner Großmutter gestanden hatte, dass ich noch ein Jahr in den Kindergarten
gehen müsse, hatte sie mit gesagt, dass es an meinem Alter liege.
Ich hatte im August Geburtstag, und die Schule würde nur Kinder
aufnehmen, die bis Juli geboren waren. Ich hatte meiner Großmutter geglaubt. Wieso hätte ich ihr nicht glauben sollen? Schwester
Trixi hatte dasselbe gesagt. Gertrud war in den Tagen nach der
Schuleinschreibung krank gewesen, deswegen erfuhr ich erst auf
der Dult, dass sie den Test gemacht und bestanden hatte. Sie kam
in die Schule. Dabei hatte Gertrud erst im Dezember Geburtstag.
Vier Monate nach mir!

Ich wagte nicht, nach den Gründen zu fragen. Zu sehr fürchtete
ich die Antworten. Hatte meine Großmutter etwa aus Rücksicht auf
mich gelogen? Hatte sie mir nicht sagen wollen, was meine Mutter
mir offen ins Gesicht geschleudert hatte? War wirklich alles nur meine Schuld, weil ich den Mund zu voll genommen hatte? Es musste so
sein! Gertrud konnte bei Weitem nicht so gut schreiben und rechnen
wie ich. Ich lernte viel leichter und schneller als sie. Wie oft hatte
meine Oma hinter vorgehaltener Hand zu mir gesagt, ich solle absichtlich Fehler machen, wenn ich mit Gertrud zusammen Schule
spielte, damit meine Freundin nicht das Gefühl bekam, weniger klug
zu sein als ich? Und nun kam sie in die Schule und ich nicht!

Es musste so sein, wie meine Mutter sagte. Sie wollten mich
nicht haben, weil ich unverschämt gewesen war und angegeben
hatte. Gertrud hatte wahrscheinlich still dagesessen, nur geredet,
wenn man sie gefragt hatte, und nichts getan, wozu man sie nicht
ausdrücklich aufgefordert hatte. So viel war mir inzwischen auch
klar geworden. Doch ich konnte den Test nicht wiederholen. Oma
Resi hatte gesagt, man könne den Test nur einmal im Jahr machen.
Erst im kommenden Jahr würde ich also wieder eine Chance bekommen. Doch so lange wollte ich auf keinen Fall warten.

Als im Herbst die Schule begann, packte ich nicht meine kleine
Kindergartentasche, sondern die alte braune Ledertasche, die mir

Tante Anke geschenkt hatte, und machte mich damit unbemerkt von meiner Mutter auf den Weg zu meinem Lieblingsspielplatz in der Helenenstraße. Meine Mutter hatte an diesem Morgen ganz besonders schlechte Laune gehabt, weil sie sich, wie sie sagte, für mich schämen müsse. Ich sei das einzige Mädchen in meinem Alter, das nicht in die Schule komme. Die Kinder aller anderen Mütter in der Straße hätten ihren ersten Schultag. Sie war fest entschlossen, an diesem Tag nicht vor die Tür zu gehen. Sie wollte mich auch nicht in den Kindergarten begleiten. »Was glaubst du wohl, wie die mich dort anschauen?«, hatte sie mit zorniger Stimme gefragt. Ich hatte nichts gesagt, sondern war in mein Zimmer gegangen und hatte meine Ledertasche aus dem Schrank geholt.

Ich hatte sie dort versteckt, weil ich nicht wollte, dass meine Mutter sie sah. Sie hätte sie mir sofort abgenommen und mich bestraft. Selbst dann, wenn ich ihr nicht gesagt hätte, warum ich sie an diesem Tag unbedingt mitnehmen wollte. Ich packte alle Hefte und Bücher, die ich besaß, in die Tasche, dazu eine Schiefertafel mit Griffel, und huschte blitzschnell durch die Tür hinaus in den Flur. Noch ehe meine Mutter etwas bemerkte, hatte ich die Wohnung bereits verlassen und war auf dem Weg in die Helenenstraße.

Direkt gegenüber dem Spielplatz erhob sich ein riesiges, altes Gebäude. Die Schule der Englischen Fräulein. Oma Resi hatte mir einmal erzählt, dass dort nur die fleißigsten und klügsten Mädchen zur Schule gehen dürften. Und ich war klug und fleißig. Das sagten alle. Tante Anke, Onkel Sepp, Oma Resi und Schwester Trixi. Ich dachte mir, dass die Englischen Fräulein mich sicher bei sich aufnehmen würden, auch wenn die Grundschule mich nicht haben wollte. Ich durfte nur eben nicht so vorlaut sein und nicht wieder mit meinem Wissen prahlen. Dort würde man mir eine zweite Chance geben. Dessen war ich mir sicher. Solange ich mich wie ein braves Mädchen benahm, konnte nichts schiefgehen.

Erhobenen Hauptes überquerte ich den Spielplatz und mischte mich unter die anderen Mädchen, die in immer größerer Zahl dem

Haupteingang entgegenströmten. Mein Herz klopfte so laut, dass ich fast schon befürchtete, die anderen könnten es hören. Doch niemand achtete auf mich. Die Mädchen begrüßten sich und redeten über die Ferien oder irgendwelche Lehrerinnen, die sie auf keinen Fall bekommen wollten. Inmitten all der Schülerinnen stieg ich langsam die Treppe hinauf. Nur nicht auffallen!, sagte ich mir. Solange ich nichts Dummes mache oder sage, merkt keiner was. Und tatsächlich gelangte ich unbehelligt in die Schule. Ich wunderte mich schon, wie leicht das gewesen war, und wollte mich gerade auf den Weg zu einem der Klassenzimmer machen, als plötzlich eine der Nonnen vor mir stand. »Warte!«, sagte sie.

Ihre Stimme klang weder streng noch unfreundlich. Sie sah mich überrascht, aber keineswegs verärgert an. »Hast du dich verlaufen?«, fragte sie und lächelte. Ich sah die Nonne an. Sie machte einen sehr netten Eindruck. In ihren Augen waren so viel Güte und Verständnis, dass ich einen Augenblick lang versucht war, ihr die Wahrheit zu sagen, weil ich glaubte, sie würde mich sofort verstehen und mir helfen wollen. Doch obwohl ich erst sechs Jahre alt war, wusste ich, dass dem nicht so sein würde. Sie schicken mich auf der Stelle nach Hause, wenn ich die Wahrheit sage, dachte ich mir. Man darf nicht lügen, aber wenn ich die Wahrheit sage, dann schicken sie mich nach Hause. Am besten sage ich gar nichts, dann kann ich nichts falsch machen. Also schwieg ich. Mir war klar, dass auch dieses Schweigen unpassend und ungezogen war, aber ich wusste mir nicht anders zu helfen.

»Gibt es Probleme?«, fragte eine andere Nonne und stellte sich neben mich. »Was ist mit dir?« – »Ich glaube, die Kleine hat sich verlaufen«, sagte die Nonne, die mich zuerst angesprochen hatte. »Aber sie will nicht mit mir reden.« – »Wie heißt du denn?«, fragte die zweite Nonne. »Kannst du mich nicht verstehen? Wohnst du hier in der Nähe? Weiß deine Mama, dass du hier bist?« Ich antwortete nicht. Ich hörte nur das Kichern der Mädchen, die neugierig näher kamen und im Kreis um uns herumstanden. Sie flüsterten erregt miteinander und nannten mich »Irre« oder unterstellten mir, ich hätte »nicht alle Tassen im Schrank«. Da klatschte eine der Nonnen in die Hände. »In die Klassenzimmer!«, rief sie streng. Sofort verschwanden die Mädchen in den Fluren und im Treppenhaus. Dann ertönte der Gong. Die Schule begann. Doch die Nonnen machten keine Anstalten, mich in eines der Klassenzimmer zu führen.

»Hör mal«, sagte eine der Nonnen. »Du musst schon mit uns reden und uns sagen, wie du heißt und was du hier machst, sonst können wir dir nicht helfen.« Ich schwieg hartnäckig. Ich wollte die beiden Nonnen nicht belügen. Die Wahrheit zu sagen, traute ich mich aber immer noch nicht. Die Beleidigungen der Mädchen dröhnten in meinen Ohren. Ich hörte noch immer ihr Kichern und ihren Spott. Vor allem aber hatte mich die Stimme der Nonne erschreckt, als sie die Schülerinnen weggeschickt hatte. Die beiden konnten also auch anders sein, streng und hart. Sie sahen mich an und schüttelten die Köpfe. »Bleib bei ihr!«, sagte die eine und ging in die Pförtnerloge. Ich sah, wie sie telefonierte. Dann legte sie den Hörer auf, kam wieder her und nickte. »Sie sind gleich da«, sagte sie. Einen flüchtigen Moment hoffte ich, sie könnte die Lehrerinnen der Erstklässler meinen. Doch zehn Minuten später wusste ich, dass dem nicht so war. Statt der Lehrerinnen erschienen zwei Polizisten.

Die Nonnen erklärten, was es mit mir auf sich hatte und dass ich nicht reden wolle. »Wieso antwortest du nicht?«, fragte einer der Polizisten. »Es tut dir doch keiner was.« Ich schwieg weiter und wich dem Blick des Beamten aus. Da wurde es ihm zu bunt. »Also gut! Wenn du nicht mit mir reden willst, muss ich dich mitnehmen und ins Gefängnis stecken.« Ich zuckte zusammen und riss die Augen auf. »Ich will doch bloß hier in die Schule gehen!«, rief ich. »Darf ich?« Die Polizisten sahen die Nonnen an. Die schüttelten den Kopf. »Das geht leider nicht«, sagte der Polizist in freundlichem Ton. »Wir bringen dich jetzt heim. Wo wohnst du denn?« Fünf Minuten später saß ich auf dem Rücksitz des Polizeiwagens.

Als meine Mutter mich in Begleitung der beiden Polizisten vor der Tür stehen sah, versetzte sie mir ohne zu zögern eine schallende

Ohrfeige. Sie hatte noch nicht einmal wissen wollen, was ich getan hatte oder ob mir etwas zugestoßen war. »Was soll das?«, fragte einer der Polizisten. Ihm war die Wut über das, was meine Mutter getan hatte, deutlich anzusehen. »Wieso schlagen Sie Ihr Kind? Wollen Sie gar nicht wissen, was passiert ist?« Meine Mutter verzog keine Miene und reagierte mit keinem Wort auf die Fragen des Beamten. Sie warf mir nur einen vorwurfsvollen Blick zu und sah mir hinterher, als ich mich an ihr vorbei in die Wohnung zwängte und schnell ins Wohnzimmer lief, wo ich mich hinter dem Schrank versteckte. Ich hielt mir die Ohren zu und machte mich so klein wie möglich. Mit angezogenen Knien kauerte ich mich in die Ecke und vergrub mein Gesicht in den Falten meines Kleides.

Meine Mutter entschuldigte sich mit keinem Wort bei den Beamten, sondern sagte nur, sie sei solche Sachen von mir schon gewohnt. Es sei zum Verzweifeln. Sie wisse gar nicht, was sie noch tun solle. Der Polizist wollte gerade seinem Ärger Luft machen, als meine Großmutter kam. »Um Himmels willen!«, rief sie. »Was ist passiert? Ist Gabi etwas zugestoßen? Bitte nicht!« – »Beruhigen Sie sich«, sagte der Polizist. »Es ist alles in Ordnung. Sie sind die Großmutter von Gabi, nehme ich an?« Oma Resi bejahte. Daraufhin erzählte der Polizist, was sich zugetragen hatte. Meine Großmutter atmete erleichtert auf und sagte den beiden Polizisten, dass man mich ein Jahr zurückgestuft hatte. »Sie ist so traurig deswegen, das können Sie sich gar nicht vorstellen. Gabi will unbedingt in die Schule.« Die Polizisten nickten verständnisvoll und versicherten meiner Groß-. mutter, dass die Sache keine Folgen haben werde, weder für mich noch für meine Eltern. Es habe sich ja alles aufgeklärt, und ich hätte es ja nicht böse gemeint. Sie verabschiedeten sich und gingen.

Ich saß noch immer hinter dem Schrank und weinte leise. Ich schämte und fürchtete mich. Meine Mutter würde es nicht bei der einen Ohrfeige bewenden lassen, schon gar nicht, nachdem der Polizist sie so offen und direkt wegen ihres Verhaltens kritisiert hatte. Aber erst einmal kam nur Oma Resi zu mir und nahm mich in den Arm. Sie wischte mir die Tränen aus dem Gesicht und küsste mich auf die Wange. »Ich habe es doch nicht böse gemeint«, sagte ich voller Verzweiflung und schluchzte. »Ich will doch nur in die Schule.« – »Ich weiß, Gabi«, antwortete meine Großmutter. »Aber so etwas darfst du trotzdem nie wieder machen. Stell dir mal vor, dir wäre etwas zugestoßen. Das hätte ich nicht ertragen können. Dann hätte mein Herz aufgehört zu schlagen, so traurig hätte mich das gemacht.« – »Ich mache es nie wieder. Versprochen!« Sie drückte mich an sich. »Du bist ein braves Mädchen.«

»Sie macht nur Ärger!«, schrie meine Mutter. »Aber du hast natürlich Mitleid mit ihr. Nimm sie ruhig in Schutz! Du wirst sehen, was du davon hast.« Meine Mutter drohte mir mit dem erhobenen Zeigefinger. »Das wird noch ein Nachspiel haben, Fräulein. Das verspreche ich dir. Dieses Mal kommst du nicht so einfach davon. Mir reicht es jetzt und zwar endgültig!« Sie konnte sich nicht mehr beruhigen. »Leni, jetzt übertreibst du aber!«, sagte meine Oma. »Es ist doch nichts passiert.« – »Nichts passiert?«, kreischte meine Mutter. »Die Polizei steht bei uns vor der Tür, und du sagst, es ist nichts passiert. Hast du eine Vorstellung davon, was die Leute jetzt von uns denken? Und du sagst, es ist nichts passiert! Ich bin doch diejenige, die man ab sofort schief anschaut. Denkst du, ich weiß nicht, wie die jetzt hinter meinem Rücken über mich lästern werden? Und das alles nur wegen der da!« Meine Mutter stürmte aus dem Zimmer und schlug die Tür hinter sich zu. »Ich bringe dich jetzt in den Kindergarten«, sagte meine Großmutter und nahm mich an der Hand.

10

LANDLEBEN

Sechs Wochen später fuhren wir an einem Sonntag von Regensburg nach Neudorf, einem kleinen Ort mit etwa 200 Einwohnern, der hauptsächlich aus Bauernhöfen bestand. Mein Vater hatte keinem von uns sagen wollen, warum er unbedingt mit uns einen Ausflug dorthin machen wollte. Doch meine Mutter ahnte wohl, was auf sie zukam, und fing schon während der Fahrt an zu schimpfen und zu klagen. »Was sollen wir in dieser Einöde? Ein Kuhkaff nach dem anderen. Schau dir bloß mal diese Trampel an! Wie kann man nur so aussehen? Das ist ja furchtbar.« Doch mein Vater fuhr unbeirrt weiter. »Warte ab!«, sagte er mit einem Lächeln. »Lass dich überraschen.« Schließlich hielt er vor einem dreistöckigen Wohnhaus an. »Endstation!«, sagte er gut gelaunt. »Alles aussteigen.«

Mein Vater hatte die Erdgeschosswohnung für uns angemietet. Sie war einfach herrlich. Die Zimmer waren riesig, und von allen Fenstern aus hatte man einen wundervollen Ausblick auf die Bauernhöfe ringsum und die Felder und Wiesen, von denen das Haus umgeben war. Ich wollte sofort in den Garten hinaus und mir den Sandkasten anschauen, den uns mein Vater vom Fenster des Wohnzimmer aus gezeigt hatte, doch meine Mutter stoppte mich mit zorniger Stimme. »Nimm Tony mit und pass auf, dass er sich nicht wehtut.« Mein Vater ließ die Hand meines Bruders los, und sofort rannte Tony jubelnd und kreischend vor Freude auf den Balkon hinaus, der in den Garten führte. Ich konnte kaum Schritt halten, so schnell war er. Das Letzte, was ich hörte, ehe ich meinem Bruder folgte, war ein wütendes Schnauben meiner Mutter.

»Du glaubst doch nicht allen Ernstes, dass ich in diesem Kuhdorf leben will?«, hörte ich meine Mutter sagen. Sie war mit meinem Vater in der Küche. Das Fenster war gekippt und der Sandkasten nicht weit entfernt. Die Wut in der Stimme meiner Mutter war unüberhörbar. »Ohne mich!« – »Leni, bitte, jetzt hör …« – »Bist du jetzt vollends übergeschnappt?«, unterbrach sie ihn. »Uns hierher zu schleppen, um so eine Wohnung anzuschauen.« – »Ich habe schon alles geregelt. Die Schlüssel habe ich auch schon. Ich …« – »Das hast du dir ja schön ausgedacht! Mich vor vollendete Tatsachen stellen, damit ich nichts mehr machen kann. Entscheidest neuerdings du ganz allein, was gut ist für uns? Du weißt genau, wie sehr ich das Landleben hasse. Hast du auch nur eine Sekunde lang an mich gedacht?« – »Es ist das Beste für uns alle! Du hast selber gesagt, dass wir in der Wohnung in Regensburg nicht bleiben können.« – »Jetzt bin ich auch noch diejenige, die hierher wollte oder was?« – »Nein, so habe ich das nicht gemeint. Aber du hast so oft gesagt, dass du nicht in der Wohnung bleiben willst. Und für Gabi ist es auch besser, wenn wir aus Regensburg wegziehen.«

»Gabi!«, stieß meine Mutter hervor. Es klang, als würde sie ausspucken. »Das war klar! Immerzu denkst du nur an sie. Alles tust du für sie, alles! Und was ist mit mir? Gabi, immer nur Gabi! Wenn ich den Namen nur höre, wird mir schon schlecht. Du zwingst mich dazu, in diesem Nest zu wohnen, nur weil es das Beste für Gabi ist?« Mein Vater redete leise auf meine Mutter ein. Offensichtlich hatte er gemerkt, dass ich hören konnte, was sie sagten. Ich sah ihn plötzlich am Fenster stehen. Er sah zu mir und meinem Bruder hinaus, winkte mir zu und schloss das Fenster. Jetzt konnte ich sie nicht mehr hören, aber ich wusste, dass sie stritten. Hätte meine Mutter nicht befürchten müssen, dass die Leute in der Nachbarschaft mitbekamen, was vor sich ging, sie hätte wahrscheinlich sofort angefangen zu schreien.

So aber sparte sie es sich für den Abend auf. Ich lag noch lange wach im Bett und hörte, wie sie meinen Vater im Wohnzimmer unserer Regensburger Wohnung anschrie. Immer wieder fiel mein Name. Dass mein Vater ständig betonte, sie habe selbst gesagt, sie halte es in Regensburg nicht mehr aus, trieb sie in den Wahnsinn. Doch sie konnte nichts mehr am Entschluss meines Vaters ändern. Er hatte bereits alles geregelt. Das sagte er ihr auch. Ich hörte, wie er meiner Mutter im Flur sagte, dass wir in vier Wochen umziehen würden. Sie schlug nur die Schlafzimmertür hinter sich zu. Ich war hin- und hergerissen zwischen meiner Freude über den bevorstehenden Umzug einerseits und meiner Furcht vor dem, was meine Mutter tun würde, andererseits. Dass sie mich und meinen Vater für dessen Alleingang büßen lassen würde, war sicher. Die Frage war nur, was sie alles unternehmen würde, um uns das Leben zur Hölle zu machen.

Es war schon Ende November, als wir in die neue Wohnung einzogen. Am Tag unserer Ankunft standen drei Kinder neben der Einfahrt und beobachteten uns neugierig. »Bauerngesindel!«, zischte meine Mutter leise. »Stehen da rum und gaffen uns an, als hätten sie nie zuvor einen Menschen gesehen!« Die drei hießen Mathias, Elisabeth und Paul und waren tatsächlich Bauernkinder. Wie sich herausstellte, war Paul so alt wie ich und würde mit mir zusammen im nächsten Jahr eingeschult werden. Wir freundeten uns rasch miteinander an, und schon bald durfte ich die drei auf dem Hof ihrer Eltern besuchen. Zuerst schickte mich meine Mutter nur zu ihnen, um frische Milch zu holen, doch als die Bäuerin meine Mutter fragte, ob ich nicht einmal Lust hätte, mit ihren Kindern zusammen auf dem Heuboden zu spielen, konnte sie schlecht Nein sagen angesichts meiner strahlenden Augen. Seit diesem Tag traf ich mich so oft wie möglich mit Paul.

Er zeigte mir die besten Schlittenberge und eine riesengroße Eisbahn, auf der wir ganze Nachmittage in klirrender Kälte um die Wette liefen. Paul war mein bester Freund. Er stellte mich den anderen Dorfkindern vor und ließ mich auf seinem Schlitten mitfahren oder zog mich auf dem Heimweg sogar durchs Dorf bis vor unsere Haustür.

Jeden zweiten Tag ging ich zu Pauls Eltern und holte frische Milch. Seine Mutter nahm mich immer mit in den Stall und zeigte mir die Melkmaschinen und den großen Behälter, in dem die Milch gesammelt wurde. Manchmal durfte ich auch beim Melken zusehen. Aber das mochte meine Mutter nicht. Sie hasste es, wenn ich trödelte, statt sofort wieder nach Hause zu kommen.

Einmal stand ich fünf Minuten mit meiner Milchkanne vor der Tür und wartete. Es machte niemand auf. Ich ging in den Stall, aber auch dort war niemand. Wahrscheinlich arbeiteten sie auf den

Feldern. Ohne Milch wollte ich aber nicht nach Hause gehen. Meine Mutter würde sicher wütend werden und mir vorwerfen, ich wäre gar nicht dort gewesen. Also ging ich ums Haus herum nach hinten zu den Hühnerställen. Dort sah ich Pauls Oma.

Sie packte ein Huhn, zog es aus dem Stall heraus und ging mit ihm zu einem Hackklotz, in dem ein Beil steckte. Ich riss die Augen auf und hielt mich mit beiden Händen am Henkel meiner Milchkanne fest. Das Huhn gackerte und flatterte mit den Flügeln. Doch Pauls Oma ließ nicht los, so sehr sich das Huhn auch wehrte. Es schien zu wissen, was kommen würde. Ich stand da, mit offenem Mund, und wagte kaum zu atmen. Pauls Oma drückte das Huhn mit einer Hand auf den Hackklotz, holte mit der anderen aus und schlug dem Tier mit einem einzigen Hieb den Kopf ab. Das Blut schoss in hohem Bogen aus dem Hals des Huhns. Es strampelte noch wilder und verzweifelter als zuvor und schaffte es schließlich, sich loszureißen. Ich traute meinen Augen nicht. Nur wenige Meter von mir entfernt rannte das kopflose Huhn um den Hackklotz herum, während ihm das Blut aus dem Hals spritzte. Ich weiß nicht mehr, wie lange das Huhn noch lief, ehe es plötzlich zusammenbrach und zuckend liegen blieb. Mir kam es wie eine Ewigkeit vor. Ich zitterte am ganzen Körper und hatte ein flaues Gefühl im Magen. Der Anblick des Huhns entsetzte mich, aber ich konnte die Augen einfach nicht von ihm abwenden. Erst als Pauls Oma mich sah und mich begrüßte, wandte ich mich ab. »Ist dir schlecht, Gabi?«, fragte sie. »Du bist ja ganz grau im Gesicht!« Ich sagte kein Wort. Hätte sie mich gefragt, warum ich gekommen bin, ich hätte es ihr nicht sagen können. In diesem Moment hatte ich nur das Bild des kopflosen Huhns vor Augen, das wild flatternd umherrannte. Ich konnte gar nicht begreifen, was geschehen war. Irgendwie erschien mir die ganze Szene so unwirklich und vollkommen unmöglich, dass ich dachte, ich träume. Wie eine Schlafwandlerin ging ich hinter Pauls Oma her in den Stall und ließ mir die Kanne füllen. »Geht's wieder?«, fragte sie. Ich nickte, nahm meine Kanne und ging, ohne mich noch einmal umzudrehen, nach Hause.

Die Freude auf das bevorstehende Osterfest vertrieb rasch die Erinnerung an das geköpfte Huhn. Ich konnte es kaum noch erwarten. Meine Großmutter hatte versprochen, mir etwas für die Schule zu kaufen. Und wie immer konnte ich mich auf Oma Resi verlassen. Neben meinem mit Süßigkeiten gefüllten Osternest fand ich ein rotes Federmäppchen, gefüllt mit Buntstiften und Filzstiften. Da ich von meiner Mutter so gut wie nie Süßigkeiten bekam, wollte ich mir die Leckereien gut einteilen, damit ich möglichst lange etwas davon haben könnte. Ich nahm sie mit in mein Zimmer und überlegte, wo ich sie verstecken sollte. Mir war klar, dass Tony versuchen würde, mir meine Süßigkeiten zu stehlen. Es wäre nicht das erste Mal gewesen. Mein Bruder verschlang seine Süßigkeiten zumeist innerhalb eines Tages. Sobald Übelkeit und Bauchschmerzen nachließen, machte er sich auf die Suche nach dem, was ich bekommen hatte. So war es auch dieses Mal.

Doch ich hatte meine Süßigkeiten zu gut versteckt. Er konnte sie nicht finden. Wütend gab er auf und wartete, bis ich in meinem Zimmer war. Tony riss die Türe auf, kam in mein Zimmer gestürmt und schrie mich an. »Wo sind deine Süßigkeiten? Gib sie mir! Sofort!« Sein sonst so sanftes, engelsgleiches Gesicht war gerötet, er warf seine blonden Locken hin und her und stampfte mit den Füßen auf in maßloser Wut. »Sofort!«, rief er noch einmal. »Gib sie mir endlich!« – »Nein! Es sind meine!«, schrie ich ihn an. Ich war fest entschlossen, ihm meine Süßigkeiten dieses Mal nicht zu überlassen. Da tauchte meine Mutter hinter Tony auf. Mein Bruder hatte sie gar nicht kommen hören. Er schnaubte wie ein wilder Stier und schrie mich weiter an. Meine Mutter schüttelte den Kopf, als ich etwas zu ihr sagen wollte, und legte den Finger an die Lippen. Verwirrt schwieg ich.

Tony war so sehr in Rage, dass ihm mein Schweigen gar nicht auffiel. Vielleicht glaubte er, ich hätte nun doch Angst bekommen. »Entweder du gibst sie mir freiwillig, oder ich sage der Mama, dass du meine gegessen hast. Dann musst du mir deine geben!« Meine Mutter trat rasch einige Schritte zurück und verschwand wieder im Flur. »Nun?«, fragte Tony. Ich wusste nicht, was ich sagen sollte. Das Verhalten meiner Mutter hatte mich so überrascht, dass ich einfach nur dastand und darauf wartete, was als Nächstes geschah. »Wie du willst!«, zischte Tony giftig. »Mama! Gabi hat alle meine Süßigkeiten gestohlen und aufgegessen!«

Wie auf Kommando erschien nun meine Mutter wieder. Ihr Blick war finster und unheilverkündend, als sie Tony fragte, was denn los sei. Mein Bruder wiederholte seine Lüge. Ich war zu keinem Wort fähig. Die Situation war so verwirrend und eigenartig, dass ich wie eine Unbeteiligte danebenstand und zusah, wie die beiden miteinander redeten. Erst als mich meine Mutter am Arm packte und aus dem Zimmer zog, begann ich zu protestieren. Wortlos zerrte sie mich ins Bad und schloss die Tür hinter sich ab.

»Mama!«, begann ich. »Du hast doch gehört ...« – »Pst!«, flüsterte sie. »Hör zu! Wir tricksen Tony jetzt aus. Ich klatsche in die Hände und du schreist. Er wird denken, ich habe dich geohrfeigt.« Ich verstand nicht, was sie damit bezwecken wollte, aber ich tat, was sie von mir verlangte. Also klatschte sie in die Hände, und ich schrie: »Aua!« Meine Mutter nickte zufrieden und öffnete die Tür. Tony stand auf dem Flur und strich sich mit einem Zeigefinger über den anderen, als ich aus dem Bad kam. Wahrscheinlich hätte er mir noch die Zunge herausgestreckt, wenn meine Mutter nicht dabei gewesen wäre. Ich ging in mein Zimmer und setzte mich auf mein Bett. Was sollte das Theater? Ich konnte mir überhaupt keinen Reim auf das machen, was gerade eben geschehen war. Dann kam meine Mutter zu mir und verlangte, dass ich Tony meine Süßigkeiten geben solle. »Aber warum?«, rief ich. »Du bist die Ältere. Also musst du nachgeben«, sagte sie mit einem boshaften Grinsen im Gesicht. »Mama!« – »Keine Widerrede! Gib mir jetzt die Süßigkeiten!«

Als mein Vater nach Hause kam, erzählte ich ihm, was vorgefallen war. Er stellte meine Mutter zur Rede, und sie log, ohne mit der Wimper zu zucken. »Ich habe es doch mit eigenen Augen gesehen!«, empörte sie sich. Ich stand direkt vor ihr und war fassungslos. Meine Anwesenheit störte sie nicht im Geringsten. Sie sah mich sogar an, als sie mit meinem Vater sprach. »Denkst du wirklich, ich mache so etwas ohne Grund?« Mein Vater schwieg und sah mich bekümmert und fragend an. Zweifelte er wirklich an meinen Worten? Wie konnte er meiner Mutter glauben? Er musste doch wissen, dass ich nie im Leben eine solche Geschichte erfinden würde. Aber mein Vater ging weg und ließ mich stehen. Meine Mutter lächelte mich boshaft an und folgte ihm.

An diesem Tag musste ich erkennen, dass es völlig sinnlos war, die Wahrheit zu sagen. Tony konnte erzählen, was er wollte. Selbst wenn meine Mutter danebenstand und zuhörte. Er bekam immer recht. Ich war maßlos enttäuscht. Nicht nur von meinem Vater, sondern auch von meiner Mutter. Sie hätte mich in Schutz nehmen sollen gegen meinen Bruder. Jede andere Mutter hätte es in so einer Situation getan. Aus Liebe, aus Mitleid, um der Gerechtigkeit willen. Es gab viele Gründe, warum meine Mutter in dieser Situation meine Partei hätte ergreifen können. Aber sie hat es nicht getan, weil ich ihr egal war. Sie empfand nichts für mich außer Verachtung und Hass. Als ich an diesem Abend im Bett lag, wünschte ich mir, Tante Anke wäre meine Mutter. Sie liebte und beschützte mich wie eine richtige Mutter. Meine Mutter liebte nur Tony.

Am nächsten Tag hörte ich meinen kleinen Bruder und seinen Freund Nico vor meiner Zimmertür reden. Tony brüstete sich damit, dass er alle meine Süßigkeiten bekommen habe. »Gabi muss immer machen, was ich will. Sonst wird die Mama sauer«, sagte er. »Echt?«, fragte Nico ungläubig. »Warum das denn?« – »Weil die Gabi immer böse ist und schlimme Sachen macht. Deswegen kann die Mama die Gabi nicht leiden.« Tony lachte.

Einige Monate später stand unser Vermieter bei meiner Mutter vor der Tür und behauptete, ich hätte die Haustür kaputt gemacht. Meine Mutter rief mich zu sich und ohrfeigte mich, noch bevor ich wusste, worum es geht. Erst danach durfte ich mir anhören, was ich angeblich verbrochen hatte. Unser Vermieter hatte in den Glasausschnitt der Haustür eine neue Scheibe eingesetzt. Diese Scheibe war mit Fugenmasse befestigt worden. Und genau diese Fugenmasse war von irgendjemandem zum Teil wieder herausgekratzt worden, ehe sie getrocknet war. Es bestand die Gefahr, dass die Scheibe kaputtgehen könnte, wenn einer der Mieter die Tür zu fest ins Schloss warf. Entsprechend wütend war der Mann. »Ich war das nicht!«, rief ich. Meine Mutter ignorierte mich einfach. »Wir kommen natürlich für den Schaden auf«, sagte sie und zerrte mich in die Wohnung.

Dann erst erfuhr ich, dass ich von Nico beschuldigt worden war. Am Abend erzählte meine Mutter, als wir alle am Tisch saßen, meinem Vater davon. Der war skeptisch und neigte eher dazu, mir zu glauben. »Das war ja klar!«, schimpfte meine Mutter. »Du hältst wieder mal zu ihr. Egal, was passiert, Gabi kann es auf keinen Fall gewesen sein. Denkst du etwa, ich würde sie grundlos schlagen. Natürlich habe ich sie gesehen, wie sie vor der Tür herumgelungert hat. Was glaubst du wohl, was die da getan hat?« – »Hast du gesehen, wie sie es getan hat?«, fragte mein Vater. »Nein, aber als Nico erzählte, was er gesehen hat, war klar, warum sie da herumgestanden hat.« Mein Vater sah mich an. Mir war zum Heulen zumute. Er senkte den Kopf und aß zu Ende.

Am nächsten Morgen läutete es schon wieder an der Tür. Wieder stand der Vermieter vor der Tür. »Es tut mir leid«, sagte er zu mir und beugte sich zu mir herab. »Ich habe dich zu Unrecht beschuldigt.« Er drückte mir die Hand und gab mir einen Lutscher. »Nico war es. Ich habe ihn gerade vorhin dabei erwischt, wie er schon wieder die Fugenmasse herauskratzen wollte. Eben erst habe ich den Glasausschnitt fixiert, und schon steht der kleine Bengel da und schabt mir alles wieder heraus. Das ist vielleicht ein Bürschchen! Wie auch immer, Gabi, es tut mir leid.« Er grüßte, stieg in sein Auto und fuhr davon. Von irgendwoher hörte man Nico schreien. Meine

Mutter sah mich an, als wäre ich derjenige, der den Jungen schlug. »Das ist alles nur deine Schuld!«

Seit diesem Tag lag meine Mutter meinem Vater wieder jeden Tag in den Ohren mit ihren Forderungen, in einen anderen Ort zu ziehen. Das Verhältnis zu unserem Vermieter sei völlig zerrüttet. Die Eltern von Nico, die im selben Haus wie wir wohnten, würden im ganzen Ort Lügen über sie verbreiten. Und sowieso seien die Dörfler seit einiger Zeit ihr gegenüber so komisch. Dabei sah sie mich an. Sie sagte es nicht, aber ich wusste, was sie meinte. Sie unterstellte mir, dass ich sie schlechtmachen würde bei Pauls Eltern, und die erzählten es dann im ganzen Ort herum. Mein Vater war aber nicht bereit, schon wieder umzuziehen. »Das bildest du dir doch nur ein. Die Leute sind freundlich und nett. Schämen muss sich Nicos Mutter, nicht du«, widersprach er. Aber meine Mutter jammerte weiter und ließ meinen Vater nicht mehr in Ruhe.

Tante Anke fragte mich immer wieder, was denn los sei, aber ich wollte es ihr nicht sagen. Sie hätte mir eh nicht helfen können. Zudem hatte ich Angst, dass sie mir nicht glauben würde. Denn in Gegenwart meiner Tante benahm sich meine Mutter vollkommen anders als sonst. Sie redete stundenlang mit ihr hinter verschlossenen Türen. Ich spürte, dass sie etwas im Schilde führte und dass Tante Anke Bescheid wusste, doch ich hatte keine Ahnung, worum es ging. Bis zu dem Tag, als meine Mutter meinen Vater vor vollendete Tatsachen stellte.

11

EIN NEUES ZUHAUSE

Von Tante Anke hatte meine Mutter erfahren, dass in Hagelstadt, dem Ort, in dem sie selbst aufgewachsen war, ein Haus zur Miete angeboten wurde. Meine Mutter ließ sich sofort die Telefonnummer des Vermieters geben und nahm Kontakt zu ihm auf. Sie wollte unbedingt weg aus Neudorf, und die Vorstellung, wieder in Hagelstadt zu wohnen, wo sie nicht nur Tante Anke und Onkel Sepp in ihrer Nähe haben, sondern auch nicht länger eine Fremde sein würde, gefiel ihr so gut, dass sie gleich bei der ersten Begegnung mit dem Vermieter fest zusagte und kurz darauf den Mietvertrag unterzeichnete.

Mein Vater betrachtete das Haus skeptisch. Es war zwar groß und hatte einen wunderschönen Garten mit vielen Obstbäumen, aber es war zum Teil in einem fast schon beklagenswerten Zustand und hielt in vielerlei Hinsicht dem Vergleich mit der Wohnung in Neudorf nicht stand. Als ich zum ersten Mal die Tür zum Keller öffnete, erschrak ich und wich entsetzt einen Schritt zurück. Mir kam es vor, als blickte ich in ein tiefes, finsteres Loch. Die Treppe, die hinunterführte, hatte kein Geländer und war so morsch, dass sogar mein Vater sich kaum traute, einen Fuß darauf zu setzen. Am schlimmsten aber war der penetrante Gestank, der aus dem Dunkel emporstieg. Es war eine Mischung aus Moder und Fäulnis, die einem den Atem nahm. Vor Jahren hatte ich im Garten von Tante Anke eine tote, halb verweste Ratte gefunden, die einen ebenso ekligen Gestank verströmt hatte.

Ich weigerte mich lange Zeit, den Keller zu betreten, vor allem nachdem mein Vater von seiner ersten Inspektion zurückkehrte und erzählte, dass es da unten von Spinnen nur so wimmle. »Ich habe noch nie so viele Spinnen auf einem Haufen gesehen. Das ist wie in einem Gruselfilm«, sagte er, zog eine finstere Grimasse und schnappte nach mir. »Grrr!« Ich schrie auf und rannte lachend davon. Abgesehen vom Keller und der Tatsache, dass es im ganzen Haus keine Heizung, sondern nur Ölöfen gab, fühlte ich mich wirklich sehr wohl. Die Nähe zu Tante Anke und Onkel Sepp tat das ihre, um meine Trauer darüber zu vertreiben, dass ich meinen besten Freund Paul nicht mehr sehen konnte. Aber auch ohne ihn konnte ich es kaum erwarten, endlich wieder in die Schule zu gehen.

Als ich an meinem ersten Schultag zusammen mit meiner Mutter zur Schule ging, erinnerte ich mich wieder, dass auch sie als Kind hier im Ort die Schule besucht hatte. Meine Klassenlehrerin wartete schon vor der Klasse auf die Kinder. Sie hieß Frau Kern und war eine große Frau mit rotblonden Haaren.

Die Lehrerin zeigte sich von Beginn an sehr beeindruckt von meinem Lerneifer und war immer wieder überrascht, wie mühelos und schnell ich selbst die schwierigsten Dinge begreifen und erklären konnte. Als ich in der dritten Klasse war, lud sie mich und meine Mutter zu sich in die Sprechstunde ein und versuchte, meine Mutter davon zu überzeugen, dass ich unbedingt auf ein Gymnasium gehen müsse. »Ihre Tochter ist so begabt«, schwärmte sie. »Ich bin sicher, Gabi wird auf einem Gymnasium keinerlei Schwierigkeiten haben.« Meine Mutter sagte erst einmal gar nichts dazu. Frau Kern war überrascht. Jede andere Mutter wäre stolz gewesen, wenn eine Lehrerin ein solches Loblied auf ihr Kind gesungen hätte. »Ich bin fest davon überzeugt, dass Gabi auf einer Realschule schon bald unterfordert sein würde. Sie sollte auf jeden Fall entsprechend gefördert werden«, fügte Frau Kern hinzu. Ich sah meine Mutter an und erkannte sofort, dass sie nicht hören wollte, was Frau Kern sagte.

Es war ihr zuwider, jemandem zuhören zu müssen, der mich so in den Himmel hob und über alle Maßen lobte. Meine Mutter räusperte sich laut und anhaltend und brachte sie so zum Schweigen. »Entschuldigen Sie«, sagte sie mit einem schiefen Lächeln. »Ich habe einen Frosch im Hals. Es freut mich, dass Sie eine so hohe Meinung von Gabi haben, aber wie sollen wir das denn machen?« – »Was meinen Sie«, wollte Frau Kern wissen. »Wir sind einfache Leute. Wir haben gerade so viel, dass es reicht. Da ist nichts übrig. Verstehen Sie?« Frau Kern gab auf, und ich konnte meine Enttäuschung nur schwer verbergen. Das ist doch nicht der wahre Grund, dachte ich mir, als ich schweigend neben meiner Mutter nach Hause ging.

Und so war es denn auch. Kaum waren wir zu Hause, fing sie an, sich lautstark über Frau Kern zu beschweren. »Wie kommt die bloß auf die Idee, dich auf ein Gymnasium schicken zu wollen? Wir haben nicht das Geld dazu. Wir müssen es sparen, damit Tony später das Gymnasium besuchen kann. Der muss mal eine Familie ernähren, deswegen muss er auch was lernen, sonst bekommt er doch keine gut bezahlte Arbeit. Bei dir als Mädchen ist das nicht so wichtig. Du heiratest einen Mann, der Geld mit in die Ehe bringt, und bekommst Kinder. Ich war auch nicht auf einer höheren Schule. Ich habe eine Lehre gemacht und trage jetzt Zeitungen aus und gehe putzen.« Damit war das Thema für sie erledigt. Die Hoffnung, dass ich nach der vierten Klasse doch noch in ein Gymnasium wechseln dürfte, gab ich trotzdem nicht auf. Ich wollte in diesem Schuljahr noch fleißiger sein.

Am letzten Ferienabend schärfte meine Mutter mir ein, mich ja gut zu benehmen, denn der Klassenlehrer, Herr Weigl, war schon ihr eigener Lehrer gewesen, als sie noch zur Schule ging. »Er ist sehr streng und duldet keine Widerrede. Mach mir ja keine Schande! Wehe, ich erfahre, dass du dich schlecht benommen hast. Dann setzt es was! Ich erwarte von dir, dass du dich genauso vorbildlich benimmst, wie ich es früher getan habe.« Ich versprach es ihr.

Oma Resi war einfach nur stolz auf mich. Für Ostern hatte sie mir eine ganz besondere Überraschung versprochen, nachdem sie die Noten meines Halbjahreszeugnisses erfahren hatte. Meine Mutter schlich in den Tagen vor Ostern mit finsterer Miene durchs Haus und war gereizter denn je. Sie schien zu wissen, was Oma Resi mir schenken wollte, und war, so wie es aussah, ganz und gar nicht damit einverstanden. Ganz anders Tante Anke. Sie strahlte mich an, sooft wir uns sahen, und war bester Laune. »Freust du dich schon auf Ostern?«, fragte sie mich jeden Tag. Ich konnte es kaum noch erwarten.

Am Ostersonntag stellte meine Großmutter den Korb, in dem sich mein Geschenk befand, in den Garten und rief mich zu sich. Ich wollte schon zu ihr laufen, als ich erkannte, dass sich etwas in dem Korb bewegte. Abrupt blieb ich stehen. Oma Resi lachte vergnügt, als sie sah, wie meine Augen immer größer und größer wurden. Langsam kam ich näher. Wie ein Jäger pirschte ich mich möglichst lautlos an den Korb heran und beugte mich hinab. »Ein Hase!«, flüsterte ich atemlos. Ich hatte solche Angst, ihn zu erschrecken, dass ich mich kaum zu rühren wagte. Plötzlich zuckte ich erschrocken zusammen. Hinter mir kreischte und brüllte Tony wie ein Verrückter.

»Ich habe einen Osterhasen!«, schrie er außer sich vor Begeisterung. »Ich habe einen Osterhasen!« Es klang wie Hohn, als er um mich herumsprang und es ständig wiederholte. Als er sah, dass ich auch einen Hasen bekommen hatte, blieb er wie angewurzelt stehen. »Gabi hat ja auch einen Osterhasen bekommen«, sagte er missmutig zu meiner Mutter und zeigte mit dem Finger auf den Korb zu meinen Füßen. »Das ist nicht der Osterhase, Tony«, sagte Oma Resi lachend. »Das sind zwei ganz normale Häschen.« Tony sah mit einer Mischung aus Entsetzen und Fassungslosigkeit zu meiner Mutter auf. Die fletschte ihre Zähne zu einem eiskalten Lächeln und nahm ihn an der Hand. »Komm. Wir suchen jetzt den Osterhasen.« Während Tony mit meiner Mutter die im Garten versteckten Schokohasen suchte, nahm ich zum ersten Mal meinen Hasen auf den Arm. »Wie heißt er denn?«, fragte ich. »Wie soll er denn heißen?«, wollte Oma Resi wissen. »Flecki!« – »Gut! Dann heißt er jetzt Flecki.« Ich sah mir das schwarz-weiße Fell meines Hasen an und fand, dass der Name gut zu ihm passte.

Ab sofort verbrachte ich jede freie Minute im Garten bei den beiden Hasen. Mein Bruder wollte von seinem Hasen nichts mehr wissen. Er hatte noch am selben Tag das Interesse an ihm verloren. Als sein Hase zwei Wochen nach Ostern tot in dem Hasenstall lag, den mein Vater extra für die beiden Tiere gebaut hatte, vergoss er keine Träne. Ich dagegen fühlte mich eigenartig, als ich ihn so leblos daliegen sah. Traurig ging ich in mein Zimmer und stellte mir vor, wie schlimm es für mich gewesen wäre, wenn ich Flecki tot gefunden hätte. Ich spürte, wie mir die Tränen in die Augen stiegen und mein Kopf heiß wurde und zu schmerzen begann. Es war besser, wenn ich nicht weiter darüber nachdachte. Ich vergrub mein Gesicht in meinem Kissen und weinte leise.

12
AU BACKE!

Am nächsten Morgen wachte ich mit einer dicken Backe auf. Ich konnte fast nicht schlucken und fühlte mich sehr schwach. Als ich nicht zum Frühstück erschien, kam meine Mutter zu mir ans Bett und sagte: »Steh gefälligst auf!« Ich flüsterte mit belegter Stimme, dass ich starke Schmerzen hätte, besonders im Hals und an der Backe. »Du siehst frisch und munter aus, also ab in die Schule!«, meinte meine Mutter streng. Ich quälte mich ohne Widerrede aus dem Bett und zog mich an. Ich konnte mich kaum rühren, ich spürte jeden Muskel in meinem Körper. »Ich kann nicht!«, krächzte ich mit fiebriger Stimme. Meine Mutter wurde wütend. »Fräulein, ich sage dir jetzt eins und hör genau zu! Wenn du mir etwas vorspielst und ich mit dir extra zum Arzt fahre und dir fehlt nichts, dann hast du die nächsten Wochen Hausarrest.« Bevor sie mit mir zum Arzt ging, schleppte sie mich noch zu meinem Klassenlehrer. Herr Weigl erschrak, als er mich sah. »Um Gottes willen! Warum schleppst du die Kleine in die Schule?«, fuhr er meine Mutter an. »Sie hat doch Ziegenpeter und hohes Fieber, das sieht man doch deutlich! Sie gehört ins Bett und nicht in die Schule!« Meine Klassenkameraden sahen die dicke Backe und lachten mich aus. Den Spott musste ich noch das ganze Schuljahr ertragen.

Wütend verließ meine Mutter die Schule und zog mich hinter sich her zum Bahnhof. Von dort fuhren wir zwei Stationen mit dem Zug und mussten dann noch zu Fuß in die etwa zwei Kilometer entfernte Praxis gehen. Der Hausarzt war ebenfalls entsetzt, als er hörte, dass meine Mutter mich in diesem Zustand durch die Gegend gejagt hatte. »Das Mädchen hat Mumps mit 39,8 Grad Fieber«, diagnostizierte er. Der Doktor stellte meine Mutter vor die Wahl: Entweder ruft sie jemanden an, der sie mit dem Auto abholen kann, oder er würde ein Taxi rufen. Meine Mutter rief Tante Anke an, die uns zehn Minuten später mit dem Auto abholte und uns heimbrachte. Seit diesem Tag musste ich mir anhören, dass unser Hausarzt und Herr Weigl wegen mir meine Mutter »dumm angeredet« hätten. »Du bist so ein undankbares Kind« …

Nachdem ich wieder gesund war und die Schule besuchen konnte, war Herr Weigl besonders nett zu mir, wenn mich die Jungs ärgerten. Sobald sie mich wegen des Ziegenpeters auslachten, war er zur Stelle und blies ihnen den Marsch. Er lobte die Bilder, die ich malte, und schickte sie zu einem Wettbewerb, wo ich tatsächlich den dritten Platz belegte. Ich mochte Herrn Weigl sehr, und ich kann sagen, dass er der netteste Lehrer war, den ich je hatte. Er bot sich immer wieder an: »Wenn du jemanden zum Reden brauchst, dann bin ich gerne für dich da.« Ich hatte mich nie getraut, mit ihm zu reden, denn er wäre zu meiner Mutter gelaufen und hätte ihr die Meinung gesagt, und davor hatte ich Angst.

Zu meinem elften Geburtstag wünschte ich mir nichts sehnlicher als einen Besuch im Münchener Tiergarten. Alle aus meiner Klasse waren schon einmal in einem Zoo gewesen, nur ich nicht. Außerdem liebte ich Tiere, und ich wollte sie selbst sehen, damit ich mitreden konnte. Meine Mutter versprach mir, dass sie an meinem Geburtstag mit mir nach München in den Zoo fahren würde. Dafür sollte ich ihr beim Zeitungsaustragen helfen. Sie nahm mir das Versprechen ab, dass ich es keinem erzählen sollte: »Das ist unser Geheimnis!« Ich freute mich, dass meine Mutter mit mir ein Geheimnis hatte. Das war so aufregend, dass ich gerne am Samstagmorgen um 04.00 Uhr begann, die Zeitungen zu verteilen. Bis August wären es ja nur noch drei Monate.

Samstags trug ich erst die Zeitungen mit meiner Mutter aus, und danach kümmerte ich mich um Flecki. Nun war er schon fast vier Monate bei uns und zu einem stattlichen Hasen herangewachsen. Wenn ich ihn mit seinem Namen rief, hoppelte er im Freigehege zu mir, und ich belohnte ihn mit etwas Löwenzahn oder einer Karotte. Ich liebte Flecki, denn er war so süß und auch so flauschig.

Eines Tages, als ich früher aus der Schule nach Hause kam, saßen meine Mutter und mein Bruder im Esszimmer und lachten. Meine Mutter sagte zu mir: »Gabi, geh jetzt besser nicht zu Flecki, Papa nimmt ihn gerade aus.«

Ich hatte nicht verstanden, warum ich nicht zu ihm gehen sollte, wenn Papa ihn herausnimmt. »Ich helfe ihm schnell«, sagte ich und lief nach draußen. Abrupt blieb ich stehen. Ich wurde ganz grau im Gesicht. Mit weit aufgerissenen Augen und offenem Mund starrte ich auf die Scheune. Flecki war an die Holztür genagelt worden. Bei lebendigem Leib. Er zappelte noch! In jedem Pfötchen steckte ein Nagel, und sein Bauch war der Länge nach aufgeschlitzt. Mir wurde schwarz vor Augen.

Als ich wieder zu Bewusstsein kam, lag ich in meinem Bett. Meine Mutter schimpfte auf mich ein, weil ich nie hören könne. »Du folgst nie, wenn man dir etwas sagt.« Ich weinte hemmungslos. Doch meine Mutter sagte mit eiskaltem Ton: »Was dachtest du denn, für was der Hase da war? Das ist doch kein Spielzeug.«

Meine Mutter legte Flecki drei Tage in Essigsud ein und bereitete ihn als Sonntagsbraten. Ich wurde zum Essen gerufen, aber ich wusste, ich würde keinen Bissen hinunterbekommen. Schweigend saß ich auf meinem Stuhl und starrte das an, was einmal mein Flecki gewesen war. Als mein Vater begann, den Braten auf die Teller zu verteilen, lief ich weinend in mein Zimmer. Nach dem Essen kam meine Mutter in mein Zimmer. Doch anstatt mich zu trösten, verspottete sie mich. »Da hast du aber einen Leckerbissen verpasst. Sein Fleisch war sehr zart, den hast du gut gefüttert, wenigstens einmal hast du etwas wirklich gut gemacht.«

Die drei Wochen bis zu meinem Geburtstag vergingen wie im Flug, und endlich war es soweit! Ich stand sehr früh auf, deckte meinen eigenen Geburtstagstisch und wartete darauf, dass die anderen alle aufstanden. Als ich Schritte im Gang hörte und nachschaute, sah ich, wie meine Mutter ins Bad ging. Ich wartete an der Tür. Als sie mich sah, fragte sie, warum ich so schön angezogen sei. »Wir fahren doch heute in den Zoo!«, sagte ich freudestrahlend. Die Antwort meiner Mutter war ernüchternd und gemein zugleich. »Nein, wir fahren nicht. Was bildest du dir nur immer ein, glaubst du, es dreht sich alles nur um dich?« Enttäuscht und wütend schrie ich sie an: »Du blöde Kuh, du versprichst mir immer alles und hältst nichts! Ich hab dir dafür geholfen!«

Mein Vater hatte »du blöde Kuh« gehört, kam auf mich zugerannt, zog seinen Gürtel aus der Hose und legte mich an Ort und Stelle übers Knie. Meine Mutter stand dabei und hatte dasselbe schadenfrohe Grinsen im Gesicht wie Tony. Drei Tage wusste ich nicht, wie ich sitzen, geschweige denn liegen sollte.

Viel schlimmer war jedoch, dass ich die nächsten Wochen meine Oma nicht mehr sehen durfte! Oma war für mich immer ein Halt. Ich hörte, wie meine Mutter meinen Vater davon zu überzeugen versuchte, dass Oma schuld sei an meinem unverschämten Verhalten. Er solle meiner Großmutter verbieten, mich zu besuchen. In Wahrheit ging es meiner Mutter gar nicht um irgendwelche Schuldzuweisungen. Sie hatte Angst, Oma Resi könnte wissen wollen, warum ich so verheult aussah. Sie befürchtete, ich könnte ihr alles erzählen.

Was ich drei Monate später auch tat, als ich meine Großmutter wiedersehen durfte. Sie hatte Tränen in den Augen, als sie erfuhr, was geschehen war. »Da werde ich mit den beiden ein ernstes Wort reden müssen«, sagte sie mir hinterher. Doch das wollte ich nicht. »Nein Oma, mach das nicht! Mama redet Papa bestimmt ein, dass er dir verbieten soll, mich jemals wiederzusehen, und dann würde ich sterben. Das würde ich nicht aushalten«, bettelte ich. Bei dem

Gedanken traten mir die Tränen in die Augen. Oma nahm mich in den Arm und tröstete mich.

Trotzdem erfuhr mein Vater davon. Onkel Sepp hatte ihm alles erzählt. Mein Vater schämte sich für alles, was er getan hatte, und kam noch am gleichen Tag zu mir ans Bett und gab mir das Versprechen, dass ich mir nächstes Jahr nach meiner Firmung einen Hund kaufen dürfte. Einen Hund! Ich konnte mir nichts Schöneres vorstellen. Endlich hätte ich ein Lebewesen, dem ich meine ganze Liebe schenken könnte. Und davon hatte sich sehr viel angesammelt.

Was für ein Glück ich doch hatte! Sechs Wochen vor meiner Firmung hatten die zwei Hündinnen meiner Freundin Gisela Junge bekommen. Ich hatte die Wahl zwischen einer Pudel-Tibet-Terrier-Mischung und einem Collie. Ich konnte mich nicht entscheiden, denn die zwölf Welpen um mich herum waren alle soooo süß. Ich überlegte. Die weißen kleinen Mischlinge sind schon sehr süß, aber die sind dann ja ständig dreckig und sehen dann auch nicht mehr so hübsch aus. Die schwarzen Mischlinge gefallen mir nicht so. Die Collies werden groß und können einen beschützen, und vielleicht sind sie so klug wie Lassie. Also einen der Collies. Aber welche Farbe sollte ich nehmen? Die schwarz-weißen sind recht hübsch, aber die braunen sind noch viel schöner. Da war noch die Frage des Geschlechtes. Mit einem Rüden gibt's bestimmt Ärger mit Mama, denn die heben ja an jeder Hausmauer ihr Bein. Somit war klar, dass es nur eine Hündin sein konnte. Aber welche von den vieren?

Doch eigentlich hatte ich gar nicht die Wahl. Während ich noch überlegte, war nur ein einziger Hund bei mir geblieben, die anderen sausten kreuz und quer über den Hof. Auch als ich im Hof hinter den anderen Hunden herlief, folgte mir nur dieser eine. Was ich auch machte, der Welpe folgte mir auf Schritt und Tritt. Mit heraushängender Zunge und wedelndem Schwanz. »Du brauchst gar nicht mehr zu überlegen! Du wurdest schon ausgesucht von deinem Hund, der hat dich schon gekauft«, rief mir Gisela zu und lachte. Es war eine braune Collie-Hündin, also genau das, was ich wollte. Ich durfte sie nicht sofort mitnehmen, da die Welpen noch nicht entwöhnt waren. Also besuchte ich meine Hündin jeden Tag, spielte und schmuste mit ihr und brachte ihr sogar schon die ersten Kommandos bei. Zwei Wochen später nahm ich sie mit nach Hause. Sie wurde auf den Namen Cora getauft. Ich lernte alles über Hunde und ganz besonders über Collies. Cora brachte ich alles bei, was ein gut erzogener Hund können musste. Ich liebte meine Hündin über alles und vertraute Cora alles an. Cora hörte geduldig zu und leckte immer wieder mein Gesicht ab, wenn ich weinte. Einmal erzählte ich ihr: »Mama ist so gemein! Sie hat gesagt, dass Oma sie in eine Hauswirtschaftsschule abgeschoben hat, weil sie ein egoistischer Mensch ist. Oma sei böse und gemein und würde mich nicht lieben.« Cora saß neben mir und sah mich an, legte ihren Kopf auf meine Schulter und schnaufte tief aus, als würde sie sagen wollen: Ich verstehe dich.

Meiner Mutter war der Hund ein Dorn im Auge. Es drehte sich alles um dieses Tier. Papa verlegte sogar ein Kabel zum Hoftor, um eine Klingel anbringen zu können. »Das ganze Theater nur wegen dieses Köters«, schimpfte sie. Ihre Wut auf Cora stieg immer mehr an. »Auch wenn Gabi ihr Taschengeld spart für den Tierarzt und für Leckerchen für dieses Vieh, ändert das nichts daran, dass es mich nervt. Selbst Tony spielt lieber mit dem Vieh als mit mir«. Mein Vater ignorierte die Klagen meiner Mutter, selbst dann, wenn sie ihm sagte, dass ich mich nicht um Cora kümmern würde.

Als der Vermieter Eigenbedarf anmeldete und uns das Haus kündigte, sah meine Mutter ihre Chance gekommen. Sie freute sich über die Kündigung, nur um den Hund loszuwerden. Sofort bedrängte sie meinen Vater. »Der Hund muss weg! Mit dem Köter bekommen wir keine Wohnung«, war ihre Begründung. Mein Vater ließ sich breitschlagen, und so wurde nach einem neuen Zuhause für Cora gesucht. Ich verstand die Welt nicht mehr, schließlich hatte ich Cora gerade einmal zwei Jahre.

13

BAUCHSCHMERZEN

Die Sache mit Cora nahm mich so sehr mit, dass ich tagelang starke Bauchschmerzen hatte. Meine Mutter interessierte das nicht. Sie fragte weder nach dem Grund, noch tat sie irgendetwas, um mir zu helfen. Die Schmerzen wurden immer schlimmer. Ich krümmte mich nachts im Bett unter unerträglichen Krämpfen und fragte mich, welche Krankheit solche Schmerzen verursachen könnte. Eines Morgens erhielt ich die Antwort, als ich ins Bad ging. Ich war nicht krank, ich hatte meine erste Periode.

Dank *Bravo* und meiner zwei Jahre älterer Freundin Sofie wusste ich gut Bescheid, weswegen ich auch sofort wusste, was das Blut zu bedeuten hatte. Nur leider hatte ich nicht damit gerechnet. Also ging ich zu meiner Mutter. Aber auch sie hatte zu diesem Zeitpunkt keine Binden zu Hause. Sie verlangte von mir, dass ich Watte in Toilettenpapier einwickeln sollte. So mache sie das auch immer. Als ich nachmittags bei meiner Freundin Sofie war und ihr davon erzählte, schickte sie mich in ihr Bad, auf der Ablage lägen Tampons, die sollte ich benützen.

Zu Hause sagte ich meiner Mutter, dass ich auch gerne Tampons hätte. Ich fand sie sehr angenehm, und die Unterwäsche blieb auch sauber. Meine Mutter wurde wütend und schrie: »Wenn du diesen Müll willst, dann kannst du ihn dir von deinem Taschengeld selbst kaufen!« Sie holte tief Luft und sagte dann mit drohendem Blick: »Während deiner Periode wäschst du dich nicht. Kein Duschen oder Baden. Haare waschen darfst du auch nicht, und ins Schwimmbad gehen ist absolut tabu.« – »Aber warum denn nicht?«, fragte ich voller Verzweiflung. »Ich hatte eine Freundin, die sich während ihrer Tage geduscht hat und danach geistig behindert war. Willst du das?« Natürlich wollte ich das nicht. Also tat ich, was sie verlangte.

Ich musste mit fettigen Haaren und ungewaschen in die Schule gehen. Ich schämte mich so sehr, dass ich zu jedem Abstand hielt und hoffte, dass keiner etwas bemerkte. Das war die schlimmste Zeit in meinem Leben. Ich war so naiv und dachte, dass sich alle Frauen in dieser Zeit nicht waschen dürfen. Wenn meine Haare sehr fettig waren, schüttete mir meine Mutter Puder in die Haare, den ich dann auskämmen sollte. Auf meinen dunkelbraunen Haaren bildete sich eine weiße Schicht. In der Schule lachte man über mich. Es sah aus, als hätte ich graue Haare. Es war so deprimierend und erniedrigend, dass ich jedes Mal Panik bekam, wenn sich meine Periode ankündigte.

Zwei Wochen später wurde Cora von ihrer neuen Besitzerin abgeholt. Als sie ins Auto sollte, spürte Cora, dass etwas nicht stimmte. Sie jaulte und weigerte sich mitzufahren und musste gewaltsam in das Fahrzeug gezerrt werden. Mir zerriss es das Herz, ich hatte keinen Appetit mehr und verkroch mich in mein Zimmer. Mir war klar, dass ich den Hund nicht in die neue Wohnung mitnehmen konnte, doch das machte es nicht leichter. Was ich damals jedoch noch nicht wusste: Es gab noch gar keine neue Wohnung! Erst ein Jahr später zogen wir um. Also wäre genügend Zeit gewesen, eine Wohnung oder ein Haus zu finden, wo Tierhaltung erlaubt gewesen wäre. Aber meine Mutter wollte das Tier so schnell wie möglich loswerden. Das war der ganze Grund. Später erfuhr ich von einer Klassenkameradin, dass mein Hund bei dem Versuch abzuhauen von einen Auto überfahren wurde. Das war, als wir im Urlaub in Italien waren.

Nachdem Cora nicht mehr bei mir war, fühlte ich mich noch mehr allein als je zuvor. Ab und zu besuchte ich meine Freundin Sofie, aber meistens war ich zu Hause. Ich musste Tag für Tag im Haushalt mithelfen, auf meinen Bruder aufpassen und ihm bei den Hausaufgaben helfen. »Wenn du schon in der Schule unterfordert bist, dann kannst du das ja machen«, höhnte meine Mutter, sooft ich murrte und mich unter irgendeinem Vorwand zu drücken versuchte. Tony war zu der Zeit gerade elf Jahre alt, aber schon schlau genug, meine Situation für sich auszunutzen. Das hatte er schon immer getan, doch je älter er wurde, desto schlimmer wurde es.

Als er in die dritte Klasse kam, fing er an, sich darüber zu beklagen, dass ihm die Schule keinen Spaß mehr machen würde. Die Wahrheit war aber, dass er einfach zu faul zum Lernen war und keine Lust hatte, im Unterricht aufzupassen. In der fünften Klasse hatte er Englisch, was für ihn noch ein Grund mehr war, nicht zu lernen. Tony saß neben mir, wenn wir zusammen seine Hausaufgaben machen wollten, und weigerte sich standhaft, mitzuarbeiten. Ich sollte die Hausaufgaben alleine für ihn machen. Er lachte mich nur aus, wenn ich ihm zu erklären versuchte, dass er so nichts lernen und in der Schule schlechte Noten bekommen würde. Ich fragte ihn: »Wie stellst du dir das denn vor? Soll ich deine Englischvokabeln lernen? Und wenn du abgefragt wirst, dann komme ich in deine Klasse und sage sie für dich auf?« Er grinste mich an und meinte: »Das wäre eine gute Idee, und wenn ich keine Eins bekomme, dann gibt's Ärger.« Aus Wut über seinen Spott ließ ich ihn einfach mit seinen Hausaufgaben allein und ging in mein Zimmer. Tony steckte die Hefte in seine Schultasche und ging spielen.

Meiner Mutter sagte er, ich hätte ihn einfach allein gelassen und sei »abgehauen«. Sie tobte jedes Mal. Ich kam gar nicht zu Wort. Sie wollte nichts davon wissen, dass Tony faul war und nicht lernen wollte oder einfach nur log. »Die Einzige, die hier lügt, bist du!«, schrie sie und erteilte mir eine Woche Hausarrest. »Ich weiß doch, was du die ganze Zeit treibst. Du lässt deinen Bruder allein und gehst zu dieser Sofie. Glaubst du, ich hätte das nicht gemerkt?« – »Ja«, sagte Tony. »Sie schleicht sich immer aus dem Haus, wenn du nicht da bist.« Jetzt reichte es mir endgültig. Ich konnte die ständigen Vorwürfe meiner Mutter und das hämische Grinsen meines Bruders nicht länger ertragen. »Das stimmt nicht!«, rief ich zornig. »Und du weißt das ganz genau!« Meine Mutter sah Tony an, deutete mit dem Daumen ihrer rechten Hand auf mich und lächelte boshaft.

»Siehst du, so ist sie. Sobald man ihr etwas sagt, was sie nicht hören will, schreit sie einen an. So war es schon immer. Sie ist eben ein Löwe. Sei froh, dass du nicht so bist.« Dann ließ sie mich einfach stehen.

Dass ich mich aus dem Haus schlich, war gelogen. Richtig war nur, dass ich so viel Zeit wie möglich mit meiner Freundin Sofie verbrachte. Sie wohnte zusammen mit ihrer Mutter Anke und ihren Geschwistern Sebastian und Petra im sogenannten »Bahnhäuschen«, etwa zwei Kilometer außerhalb von Hagelstadt. Das Haus stand direkt an den Gleisen, und jedes Mal, wenn ein Zug am Haus vorbeifuhr, war es wie ein kleines Erdbeben. Alles vibrierte und wackelte, die Fensterscheiben klirrten, das Geschirr schepperte, und unsere Gläser auf dem Tisch bewegten sich wie von Geisterhand hin und her.

Meine Mutter hätte es in diesem Haus keinen Tag lang ausgehalten. »Wie kann man da nur wohnen?«, sagte sie kopfschüttelnd. »Kein anständiger Mensch zieht in so ein Haus. Aber was kann man von der Frau schon anderes erwarten. Die hat ja noch nicht mal einen Mann. Drei Kinder und keinen Mann. Die zieht ihre Kinder alleine groß. Asozial!« Für mich war Frau Gärke alles andere als asozial. In den Monaten, in denen ich meine Großmutter nicht sehen durfte, war sie diejenige, die mich in den Arm nahm, wenn ich frustriert war, und mir das Gefühl gab, willkommen zu sein, wenn ich mich nach einem wahren Freund sehnte.

»Gabi, du kannst jederzeit zu mir kommen, das weißt du doch, oder?«, sagte sie zu mir. »Wenn du Probleme hast und jemanden zum Reden brauchst, dann komm zu mir, ja?« Ich nickte, habe mich aber nie getraut, mit Frau Gärke zu reden. Ich hatte viel zu viel Angst davor, dass sie meiner Mutter die Meinung sagen könnte, wenn ich bei ihr meinem Ärger Luft verschaffen würde. Seit dem Tag, als meine Mutter versucht hatte, Frau Gärke dazu zu bringen, mir den Umgang mit Sofie zu verbieten, wusste ich, dass sie meiner Mutter gegenüber kein Blatt vor den Mund nahm. Sie war im

Grunde wie Schwester Trixi aus dem Kindergarten, nur viel direkter und angriffslustiger.

Meine Mutter hatte sich darüber aufgeregt, dass ich nicht wie verabredet um sechs Uhr zu Hause erschienen war, und hatte sich sofort auf den Weg zu Frau Gärke gemacht. Zehn Minuten nach sechs stand sie vor der Tür des Bahnhäuschens. Als ich sie kommen sah, versteckte ich mich hinter dem Haus im Garten. So konnte ich hören, wie meine Mutter eine fast schon unglaubliche Lügengeschichte erzählte. »Es tut mir leid, dass ich erst jetzt komme«, entschuldigte sie sich. »Aber ich musste so lange arbeiten. Deswegen habe ich erst gerade von meinem Sohn erfahren, dass Gabi einfach von zu Hause abgehauen ist. Sie hat Tony alleine gelassen, statt ihm bei den Hausaufgaben zu helfen. Und das, obwohl ich es ausdrücklich von ihr verlangt habe! Sie hat auch nicht aufgeräumt. Das macht sie schon lange nicht mehr. Ständig kommt sie mit anderen Ausreden. Ich weiß wirklich nicht mehr, was ich mit dem Mädchen machen soll. Immerzu lügt sie und drückt sich um jede Arbeit. Das Beste wird sein, wenn ich ihr einen Monat Hausarrest gebe. Sollte sie trotzdem zu Ihnen kommen, dann schicken Sie Gabi bitte sofort nach Hause und geben Sie mir Bescheid. Es wird Zeit, dass das Mädchen lernt ...« – »Von welcher Gabi sprechen Sie eigentlich?«, unterbrach Frau Gärke meine Mutter. »Die Gabi, die ich kenne, ist nicht so, wie Sie sie beschreiben. Ich habe Ihre Tochter ganz anders kennengelernt.« Der Blick meiner Mutter verfinsterte sich zusehends, aber sie sagte kein Wort. »Zudem verstehe ich wirklich nicht, wie Sie als Mutter so über Ihre eigene Tochter reden können. Ich finde es unmöglich von Ihnen, Gabi so vor anderen schlechtzumachen. Und damit Sie Bescheid wissen, ich lasse mir von niemandem vorschreiben, wen ich in mein Haus lasse und wen nicht. Wer bei mir ein und aus geht, entscheide immer noch ich. Guten Tag!«

Ich erreichte unser Haus noch vor meiner Mutter und wartete in meinem Zimmer auf sie. Doch wider Erwarten blieb die Strafpredigt aus. Sie verlor auch kein Wort über das Gespräch mit Frau Gärke. Sie erteilte mir nur eine Woche Hausarrest. Von einem Besuchsverbot war nicht die Rede. Auch meinem Vater gegenüber erwähnte sie Frau Gärke nicht. Ich war so überrascht über das Verhalten meiner Mutter, dass ich an diesem Abend noch lange wach lag und über das nachdachte, was geschehen war. Dann zog ich das Tagebuch heraus, das Sofie mir zum Geburtstag geschenkt hatte, und machte mich daran, noch einmal die Geschichte zu lesen, die sie für mich geschrieben hatte. Irgendwie erinnerte sie mich an das, was mir an diesem Tag passiert war.

Sofie konnte herrliche Geschichten erzählen. Sie waren spannend und lustig, manchmal auch gruselig oder traurig, hatten aber immer ein Happy End und handelten meistens von starken Mädchen, die sich nicht unterkriegen ließen, egal, was auch geschah. Sofie versuchte, mich dazu zu ermuntern, auch zu schreiben. Sie fand, dass ich Talent hätte und vor allem jede Menge tolle Ideen. Wir hatten uns oft bei ihr zu Hause über ihre Geschichten unterhalten und über Themen für neue Storys nachgedacht. Dabei hatte sie sich immer wieder gewundert, wie fantasievoll und kreativ ich doch sein konnte. »Du musst nur wollen!«, sagte Sofie. »Geh doch mal hin und schreib was. Irgendwas. Was dir halt gerade einfällt. Mach halt!« Aber mir fehlte der Mut. Mit Sofie zu reden war eine Sache, selbst etwas zu schreiben etwas ganz anderes. Daraufhin schenkte sie mir ein Tagebuch. »So habe ich auch angefangen«, fügte sie hinzu und sagte, sie habe mir eine Geschichte ins Tagebuch gelegt, die solle ich lesen.

Also fing ich an, zu schreiben. Erst waren es nur einzelne kleine Szenen, später wurden es dann richtige Geschichten. Meist irgendetwas aus dem Alltag. Ich schrieb auf, was mir passiert war, was ich erlebt hatte, was ich dachte und was ich gefühlt hatte, als mir dies oder jenes widerfahren war. Aus Angst davor, meine Mutter könnte das Tagebuch in die Hände bekommen, versteckte ich es sorgfältig und vergaß auch nie, es abzuschließen. Das Tagebuch hatte ein kleines Schloss. Den dazu passenden Schlüssel versteckte ich getrennt davon, beides aber in meinem Zimmer. Monatelang konnte ich so meine Aufzeichnungen vor meiner Mutter verbergen, doch dann fand sie mein Buch und stellte mein ganzes Zimmer auf den Kopf bei der Suche nach dem Schlüssel.

Als ich von der Schule nach Hause kam, traute ich meinen Augen nicht. In meinem Zimmer sah es aus, als hätte ein Tornado gewütet. Ich lief zu meiner Mutter ins Wohnzimmer. Sie saß auf der Couch, Tony neben sich, und las aus meinem Tagebuch vor. Beide lachten und machten sich über die Gefühle lustig, die ich darin beschrieben hatte. »Es war wie ein Traum. Der schönste Tag meines Lebens«, äffte mich meine Mutter nach. Ihre Stimme war so voller Hohn und Verachtung, dass es mir die Sprache verschlug. Sofie hatte meine Geschichten und Notizen immer gelobt. Auch ihre große Schwester Petra war der Meinung, dass ich talentiert sei. Nur meine Mutter war wieder einmal anderer Meinung. »Was für ein Schund!«, kommentierte sie. »Wie kann man nur so etwas schreiben?« Mir liefen die Tränen die Wangen hinab. »Was hast du? Wenn du keine Kritik vertragen kannst, dann hör halt auf, solchen Blödsinn zu schreiben. Und außerdem bist du selbst schuld. Wenn du nicht willst, dass andere das lesen können, dann lass es halt nicht offen in der Gegend herumliegen.«

Mir war so übel vor Aufregung, Wut und Verzweiflung, dass ich Bauchschmerzen bekam und mich ins Bett legen musste. Ich wollte nichts essen und mit niemandem sprechen. Ich wollte einfach nur alleine sein und niemanden sehen. Nicht einmal Sofie oder deren Schwester Petra. Sie hätten mir in diesem Augenblick auch nicht helfen können. Der beißende Spott meiner Mutter machte alles zunichte. Mein ganzer Stolz, den ich empfunden hatte beim Lesen meiner Notizen, die ganze Freude über die Begeisterung von Sofie oder Petra, alles war wie weggewischt, innerhalb von Sekunden wertlos geworden angesichts der Häme und Bosheit meiner Mutter.

14

ITALIEN

Ich konnte mein Glück nicht fassen. Italien! Endlich fuhren wir ans Meer. Bisher hatte ich immer nur voller Neid meine Schulkameradinnen vom Meer erzählen hören. Ich schnappte mir meinen Schulatlas und suchte nach Bibione. Das war unser Ziel. Ein bekannter Badeort an der italienischen Adriaküste. Ich erzählte meinen Freundinnen davon. Einige hatten schon von Bibione gehört, zwei waren sogar schon dort gewesen und schwärmten in den höchsten Tönen davon. Ich konnte es kaum erwarten.

Dass wir nicht mehr an den Wolfgangsee fahren würden, war nach unserer zweiten Reise dorthin klar gewesen. Zwar hatte es bis einen Tag vor unserer geplanten Rückkehr keinen Regen und keine Überschwemmungen gegeben, aber dafür war das, was am letzten Abend vor der Abreise passierte, so unglaublich und erschreckend, dass es uns allen eine Heidenangst machte.

Onkel Sepp und mein Vater wollten gerade am See ein Lagerfeuer machen und dort Würstchen grillen und Stockbrot braten. Alles schien in Ordnung, bis Onkel Sepp plötzlich aufhörte, Holz auf die Feuerstelle zu legen, und sich erhob. »Hörst du das?«, fragte er. »Was? Ich höre gar nichts«, antwortete mein Vater. »Eben. Es ist so still. Keine Vögel, kein Wind, kein Wellengang. Komisch.« Mein Vater horchte angestrengt.

Mit einem Mal hörte man ein fernes Rauschen, das schnell näher kam. Aus dem Rauschen wurde ein Brausen und aus dem Brausen ein Tosen. Ich stand vor unserem Zelt auf der Wiese und sah, wie ein Kanu in Kopfhöhe wie ein Papierflieger an mir vorüberflog. »Nimm Tony und geh sofort ins Zelt!«, schrie mein Vater. Um mich herum geriet alles in Bewegung. Ich sah mich nach meinem Bruder um. Tony schien zu fliegen. Er strampelte etwa 30 Zentimeter über dem Boden mit den Beinen und schrie, so laut er konnte, nach meiner

Mutter. Mein Vater packte ihn und brachte ihn zum Zelt. Erst als mich ein heftiger Windstoß beinahe umwarf, rannte auch ich los. Immer wieder blieb ich stehen und duckte mich. Die Bäume auf der Wiese bogen sich knarrend und ächzend fast bis zum Boden hinab. Ich wurde von herumwirbelnden Ästen getroffen und sah unser Schlauchboot in der Ferne verschwinden. Wie ein Kreisel rotierte es in einigen Metern Höhe durch die Luft und verschwand hinter einer Baumgruppe. Überall wurden Zelte aus der Verankerung gerissen. Meine Mutter und Tante Anke taten alles, was sie konnten, um zu verhindern, dass auch unsere Zelte weggeweht wurden. Dann war plötzlich alles vorbei. So überraschend, wie es begonnen hatte, so schnell hörte es auch wieder auf. Wieder herrschte Totenstille. Man hörte nur das Schnaufen der Männer und Frauen und das Schreien der Kinder. »Das war eine Windhose«, stellte Onkel Sepp nüchtern fest. »Sieh dir das an!« – »Wir gehen!«, sagte mein Vater. Wie beim ersten Mal reisten wir überstürzt und unzufrieden ab. »Nie wieder Wolfgangsee!«, schrie meine Mutter im Auto. Diesmal gab ihr mein Vater recht.

Die Frage war nur, wo wir stattdessen hinfahren würden. Meine Mutter war für einen See in Deutschland. »Da weiß man, was einen erwartet«, erklärte sie. Mein Vater war dagegen. Er wollte »richtig« Urlaub machen. Tante Anke und Onkel Sepp waren derselben Meinung. Ich dachte, dass wir wieder nach Österreich fahren würden, vielleicht in die Schweiz. Nie hätte ich geglaubt, dass meine Mutter sich darauf einlassen würde, nach Italien zu fahren. Aber Tante Anke hatte ihr keine Wahl gelassen. Sie hatte ihre Einwände lachend vom Tisch gefegt. »Von wegen nur Italiener! Da unten gibt es im Sommer mehr Deutsche als Einheimische!«

Mir war das egal. Ich konnte es einfach nicht erwarten, das Meer zu sehen. Als wir nach einer mehrstündigen Autofahrt unser Ziel erreichten, war ich allerdings so schläfrig und steif, dass nichts von der Ungeduld zu spüren war, mit der ich mich auf diesen Moment gefreut hatte. Stöhnend stieg ich aus dem Auto, rieb mir den schmerzenden Rücken und blinzelte aus tränenden Augen müde in die Sonne. Auch Tony streckte sich erst einmal ausgiebig und stampfte kräftig auf, um seine müden Glieder wieder zum Leben zu erwecken. »Wollt ihr euch nicht mal das Meer anschauen?«, fragte mein Vater. »Ich besorge inzwischen den Schlüssel für unsere Ferienwohnung.«

Tony und ich gingen zum Meer hinab. Ich genoss den Wind, der über das Wasser wehte, die feuchte, salzige Luft auf meiner Haut und den weichen, warmen Sand unter meinen Füßen. Es war herrlich. Ich schlenderte den Strand entlang, ging nach vorne zum Meer und wartete darauf, dass die Ausläufer der Wellen meine Füße erreichten. Das Wasser war kalt und erfrischend. Ich bückte mich nach den Muscheln, die angespült wurden, und genoss das beruhigende Rauschen des Meeres. Während ich am Ufer stand und schweigend die herrliche Aussicht bewunderte, lief Tony zwischen den bunten Sonnenschirmen hin und her, wäre am liebsten sofort ins Meer zum Baden gegangen. Doch meine Mutter wollte erst einmal auspacken und die Wohnung in Augenschein nehmen.

Später gingen wir alle zusammen ans Meer. Tony und ich hatten unsere Sachen schon ausgezogen, noch ehe meine Mutter und Tante Anke die Badetücher ausgebreitet hatten. Ich warf mich voller Begeisterung der ersten großen Welle entgegen. Sie hob mich empor und trug mich ein Stück zurück in Richtung Strand. Ich ruderte mit den Händen, versuchte, das Gleichgewicht zu halten, und fiel. Als ich wieder auftauchte, hatte ich den Mund voller Salzwasser. Ich spuckte es aus, hustete und schrie vor Ekel und Entsetzen über den widerwärtigen Geschmack auf meiner Zunge. Mein Vater stand neben Onkel Sepp und hatte Tränen in den Augen vor Lachen, als er mich Grimassen schneidend im Wasser stehen sah.

Dann gingen auch Tante Anke und Onkel Sepp ins Meer. Langsam tasteten sie sich vorwärts, zogen sich aber immer wieder schnell zurück, sobald eine Welle auf sie zukam. Ich rief sie zu mir, bespritzte sie mit Wasser und hüpfte so lange vor ihnen in den

Wellen umher, bis Onkel Sepp sich mit einem Hechtsprung in die Wellen warf und wie ein Torpedo auf mich zuschoss. Ich versuchte zu entkommen, doch da hatte er mich schon gepackt und umgestoßen. Tante Anke feuerte ihn an. Auch mein Vater kam lachend zu uns ins Wasser gelaufen, holte tief Luft und tauchte mit dem Kopf voraus unter. Nur meine Mutter blieb am Ufer stehen und beobachtete aus einiger Entfernung meinen Bruder, der mit uns im Wasser umhertobte. »Nicht so weit, Tony!«, rief meine Mutter, sobald sie das Gefühl hatte, dass er sich zu weit vom Ufer entfernte.

»Komm doch, Mama! Es ist herrlich!«, schrie ich und fuchtelte mit den Armen. »Lass mal, Gabi«, sagte mein Vater leise und warf meiner Mutter einen kurzen Blick zu. Ich hatte in meiner Erregung vergessen, was meiner Mutter vor vielen Jahren passiert war. Ich war damals zwar noch nicht geboren gewesen, doch mein Vater und Tante Anke hatten mir davon erzählt. Auch Oma Resi hatte mir davon berichtet, wenn ich als kleines Kind heulend auf ihrem Schoß gesessen hatte und unglücklich darüber gewesen war, dass ich ein »Unfall« sein sollte. Ich begriff sofort, warum mein Vater nicht wollte, dass ich meine Mutter aufforderte, zu uns ins Wasser zu kommen. Genau das hatten die Freunde meiner Mutter damals am Baggersee auch getan. Als meine Mutter ins Wasser gegangen war, wäre sie beinahe ertrunken. Mein Vater hatte sie gerettet. Also ließ ich meine Mutter in Ruhe.

Ich stand im Meer, wischte mir das salzige Wasser aus den Augen und sah zu meiner Mutter hinüber. »Komm schon, Mama!«, rief Tony und schwamm in Richtung Ufer. Erst jetzt überwand sie ihren Widerwillen und machte vorsichtig einige Schritte ins Wasser. Aber noch ehe sie meinen Bruder erreicht hatte, der neben Tante Anke auf sie wartete, schrie sie auf und hinkte, so schnell sie konnte, aus dem Wasser. »Mich hat etwas gebissen!«, schrie sie und wagte nicht, den Fuß aufzusetzen. Mein Vater kam sofort ans Ufer und suchte im seichten Wasser nach dem Tier, das meine Mutter gebissen hatte. Es war ein Taschenkrebs. »Die sind nicht gefährlich«, sagte Onkel

Sepp. »Es tut aber höllisch weh!«, erwiderte meine Mutter und ging den ganzen Tag nicht mehr ins Wasser. Später zog sie mit Tante Anke los und kaufte sich ein Paar Gummischuhe, die sie von da an ständig anzog, sobald wir am Strand waren.

Am Abend gingen wir dann in den Ort, weil meine Eltern beschlossen hatten, in einem Restaurant zu essen. Wir schlenderten die Straßen entlang und sahen uns eines nach dem anderen an. »Ich will in ein Restaurant, in dem sie auch deutsche Gerichte servieren«, sagte meine Mutter. Also suchten wir weiter. Schließlich kamen wir in eine Gegend, in der es nur noch Ferienhäuser und Wohnungen zu geben schien. Wir wollten schon umdrehen, als meine Mutter »Da Franco« entdeckte. »Wartet«, sagte sie. »Ich will mir nur schnell die Speisekarte anschauen.« Plötzlich fing sie an zu jubeln. »Kommt! Hier gibt es Schnitzel!«

Wir waren überrascht, als wir vom Besitzer des Restaurants auf Deutsch begrüßt wurden. Es stellte sich heraus, dass Franco schon ziemlich lange in Deutschland lebte, wo er ein Restaurant betrieb, und nur während der Sommersaison in seinem Restaurant in Bibione arbeitete. Er sprach fließend deutsch und war ein ausgezeichneter Koch. Meine Mutter bestellte ein Zigeunerschnitzel, Anke und Sepp jeweils ein Wiener Schnitzel und Tony eine große Portion Pommes. »Hervorragend!«, lobte Tante Anke. »Ganz ausgezeichnet!« Auch Sepp und meine Mutter waren begeistert. Mein Vater und ich entschieden uns für italienisches Essen. Er nahm Spaghetti carbonara, ich Spaghetti bolognese. Schließlich waren wir in Italien.

Als er uns verabschiedete, erfuhren wir noch von ihm, dass seine Frau im Sommer das Restaurant in Deutschland alleine führte. Ich fand das irgendwie komisch und witzig. Franco kochte in Italien deutsche Gerichte und seine Frau in Deutschland italienische Spezialitäten. Ich sagte aber nichts, sondern reichte ihm nur die Hand und wünschte ihm eine gute Nacht. »Wart ihr schon im Lunapark?«, fragte er mich. Ich schüttelte den Kopf. »Das ist ein Freizeitpark, nicht weit von hier. Da gibt es jede Menge zu sehen. Dienstags ist dort auch immer ein Wochenmarkt, falls Sie etwas kaufen wollen. Die Waren dort sind gut und nicht zu teuer. Wenn Sie wollen, können Sie sogar mit den Händlern ein wenig feilschen«, sagte er und zwinkerte meinem Vater zu.

Ich wollte unbedingt in den Lunapark. Anders als auf der Dult konnte ich dort nach Herzenslust schaukeln, ohne Rücksicht auf Tony nehmen zu müssen. Nicht nur, weil der mit seinen elf Jahren »zu alt« war für solche Vergnügungen, sondern weil er etwas fand, was ihn weitaus mehr faszinierte als Schiffschaukeln und Autoscooter. Spielhallen. In Italien sind diese Spielhallen für Kinder frei zugänglich, und niemand wundert sich über ein Kind von elf Jahren, das stundenlang vor den Automaten steht. Meine Mutter ließ ihn gewähren, und auch mein Vater sagte kein Wort. Seiner Miene war aber anzusehen, wie sehr es ihm missfiel. Auch Tante Anke und Onkel Sepp wirkten nicht eben glücklich und machten ganz entschieden den Eindruck, als wollten sie am liebsten etwas sagen. Doch keiner wollte einen Streit vom Zaun brechen wegen so einer »Kleinigkeit«. Also schwiegen alle und ließen Tony in Ruhe. Ein schwerer Fehler, wie sich später herausstellen sollte.

Zwei Tage danach besuchten wir den Wochenmarkt, von dem Franco uns erzählt hatte. Ich wartete, bis meine Mutter, Tante Anke und Tony außer Hörweite waren, dann ging ich zu meinem Vater und Onkel Sepp hinüber, die gerade Käsehäppchen probierten. »Papa, hast du mal einen Moment Zeit?«, fragte ich und lächelte. »Was gibt's denn?« – »Ich habe Schuhe gesehen, die ich mir unbedingt kaufen will.« – »Na dann los!«, antwortete er kauend. »Kauf sie dir doch.« – »Wenn ich sie kaufe, sagt Mama wieder, ich brauche keine solchen Schuhe. Bitte!«, bettelte ich und warf ihm einen treuherzigen Hundeblick zu. »Bitte, Papa!« Onkel Sepp lachte, als er meine Schnute sah. Auch mein Vater konnte sich ein Lächeln nicht verkneifen. »Wenn du dabei bist, schimpft Mama nicht«, fügte ich hinzu. »Na los, kauf ihr schon die Schuhe, sonst mache ich das!«, sagte Sepp lachend zu meinem Vater. »Papa braucht sie mir nicht zu kaufen, ich habe 20 Mark dabei.«

Trotzdem bezahlte mein Vater. So brauchten wir meine D-Mark nicht erst in Lire umzutauschen. Als mein Vater die Schuhe sah, verstand er, warum ich sie unbedingt haben wollte. Es waren High-Heel-Clogs in Naturbraun mit acht Zentimeter hohen Absätzen. Allein wegen dieser Absätze hätte meine Mutter mir verboten, solche Schuhe zu kaufen. »Trägst du die Tüte?«, fragte ich meinen Vater. »Wenn ich sie trage, will Mama doch sofort wissen, was ich gekauft habe.« Mein Vater nickte und nahm die Tüte mit meinen Schuhen an sich. Als er und Onkel Sepp zu meiner Mutter und Anke zurückkehrten, war die Tüte gut versteckt zwischen den anderen Einkaufstaschen voller Gemüse, Obst, Wurst und Käse. Meine Mutter schöpfte keinen Verdacht. In der Wohnung gab mir mein Vater die Tüte, als meine Mutter gerade abgelenkt war, und ich verschwand sofort mit ihr in meinem Zimmer, wo ich sie im Schrank unter meinen anderen Sachen versteckte.

Meine Mutter merkte nichts. Am letzten Abend vor der Rückreise lag ich spätabends im Bett, sah zur Decke empor und versuchte, mir vorzustellen, wie ich in diesen Schuhen auf meine Freundinnen wirken würde. Natürlich kam es darauf an, dass ich die passenden Sachen dazu anzog. Den weißen Mini vielleicht? Der sah aus wie ein Tennisröckchen. Keine gute Idee. Die Schlagjeans? Nein, ein Rock passte besser dazu. Der türkisfarbene Jeansrock? Ja, der war genau richtig. Dazu die gleichfarbige Weste und die weiße Bluse mit den kurzen Ärmeln. Ich schloss die Augen und stellte es mir vor. Es war einfach perfekt.

Natürlich würde meine Mutter wieder sagen, dass ich unmöglich aussehe, und alles tun, um mir das Tragen meiner neuen Schuhe auszureden. Doch ich wusste, dass es nicht stimmte! Meinem Vater hatten sie auf Anhieb gefallen, und viele Mädchen in meiner Schule, vor allem die aus den oberen Klassen, trugen ähnliche Schuhe. Ich hatte oft genug gesehen und gehört, wie diese Mädchen um ihre neuen Schuhe beneidet worden waren. Ich selbst hatte jedes Mal zu denen gehört, die sehnsüchtig auf die Schuhe an den Füßen der anderen Mädchen geblickt und davon geträumt hatten, ebensolche Clogs zu besitzen. Dieses Mal konnte meine Mutter sagen, was sie wollte. Ich war fest entschlossen, nicht nachzugeben. Dieses Mal würde ich tun, was ich wollte, Löwen und Äffchen zum Trotz. Ich war schließlich 14 Jahre alt und nicht mehr im Kindergarten.

15

DIE NEUEN SCHUHE

Trotzdem fand ich in der Nacht vor dem ersten Schultag keine Ruhe. Ich wälzte mich im Bett hin und her und träumte wirres Zeug. Vor dem Einschlafen hatte ich mir die ganze Zeit vorzustellen versucht, wie es sein würde, wenn ich in der Schule allen meine neuen Schuhe zeigte. Ich dachte an meine Klassenkameradinnen, an die Mädchen der anderen Klassen, die ich persönlich oder nur vom Sehen kannte, und malte mir ihre Gesichter aus. Es war alles dabei. Von Neid über Staunen bis hin zu Bewunderung. Ich sah mich schon wie eine Königin durch die Flure des Schulhauses stolzieren. Bei diesem Gedanken musste ich selber schmunzeln.

Im Traum erschien mir als erstes Angi. Sie war ein verwöhntes Einzelkind und das mit Abstand eitelste Mädchen aus unserer Klasse. Sie konnte einen mit einem einzigen Blick vernichten. Wenn ihr etwas nicht gefiel, sah sie einen an und lächelte mitleidig. »Schöner Rock!«, sagte sie dann, und alle anderen fingen an zu lachen. Ich hatte schon erlebt, dass Mädchen wegen ihr heulend auf der Toilette gesessen hatten, nachdem sie sich derart über ihre neuen Kleider oder Pullover geäußert hatte. Angi ließ für gewöhnlich kein gutes Haar an der Kleidung anderer Mädchen, es sei denn, sie versuchten, ihren Stil nachzuahmen. Vor allem dann, wenn jemand etwas hatte, was sie selbst unbedingt haben wollte, konnte sie unvorstellbar gehässig und gemein werden.

In meinem Traum kam sie auf mich zu und bewunderte meine Schuhe. »Mein Gott, sind die schön!«, sagte sie und faltete andächtig die Hände vor den Lippen, so wie sie es immer tat, wenn sie sich wichtigmachen wollte. Eine lächerliche Geste. In meinem Traum war mir aber ganz und gar nicht zum Lachen zumute. Mit ernster Miene posierte ich vor Angi und den anderen Mädchen und genoss ihre Komplimente und Lobhudeleien. Wie zuvor in meiner Vorstellung stolzierte ich mit erhobenem Kinn durch die Schule und zeigte mich den staunenden Mädchen der anderen Klassen.

In der Pause wollte ich dann in den Schulhof gehen und mich auch noch den restlichen Schülern präsentieren. Doch aus meinem geplanten Triumphzug wurde nichts. Ich war aus irgendeinem Grund nicht fähig, die Treppe hinunterzugehen. Oder, besser gesagt, zu laufen. Ich hatte es so eilig, mich den anderen zu zeigen, dass ich ins Straucheln geriet und stürzte. Wie in Zeitlupe flog ich über die Stufen nach unten, vorbei an den hämisch grinsenden Gesichtern der anderen Kinder. Am Fuß der Treppe landete ich ziemlich unsanft auf den Schuhen des Direktors. Er sah auf mich hinab und begann zu lachen. Der Direktor schüttelte sich regelrecht aus vor Lachen, und alle lachten mit, sogar die Mädchen, die mich eben noch bewundert hatten. Dann verstummte er plötzlich, sah sich um und gebot den Schülern zu schweigen. Mit erhobenem Zeigefinger zitierte er Goethe. »Den guten Menschen fehlt es gar oft an Mut, die schlechten belohnen sich gar leicht selbst durch Eitelkeit.« Seine Stimme hallte durch das ganze Schulhaus, so laut hatte er gesprochen.

Mit einem tiefen Seufzer erwachte ich. Mein Herz klopfte. In meinem Kopf war nur ein einziger Gedanke. Woher kannte ich dieses Zitat? Es war eigentlich bedeutungslos, schließlich war es nur ein Traum. Doch als ich in dieser Nacht im Bett lag, erschien es mir irgendwie bedeutsam und wichtig. Da fiel es mir wieder ein. Der Direktor hatte dieses Zitat einmal tatsächlich im Munde geführt.

In unserem Klassenzimmer, während des Unterrichts, als er Angi dabei erwischt hatte, wie sie sich selbst in ihrem Taschenspiegel betrachtete. Er hatte noch etwas gesagt, aber daran konnte ich mich nicht erinnern. Ich war viel zu müde und schlief wieder ein.

Aber wieder fand ich keine Ruhe. Wieder fing ich an zu träumen, noch konfuser und zusammenhangloser als zuvor. Ich sah mich im Traum an der Bushaltestelle sehen. Splitterfasernackt. Ich trug nur die Schuhe an meinen Füßen. Alle um mich herum lachten mich aus und deuteten mit den Fingern auf mich. Ich stand da wie angewurzelt und konnte mich nicht rühren, obwohl ich einfach nur fortlaufen wollte. Ich zerrte an meinen Beinen, versuchte sie mit aller Kraft zu heben, doch es gelang mir nicht. Da lachten die anderen Kinder nur noch mehr. Plötzlich hörte ich die Stimme meiner Mutter. Sie stand nur wenige Meter von mir entfernt, lachte beinahe noch lauter als die anderen und verspottete mich. »Siehst du? Das kommt davon, wenn man so eingebildet ist wie du.«

Schweißgebadet riss ich die Augen auf. Das Erste, was ich hörte, war die Stimme meiner Mutter. War es schon so spät? Anscheinend schon. Mein Vater war auf dem Weg zur Arbeit. Ob er etwas sagte, wusste ich nicht. Ich hörte nur die wütende Stimme meiner Mutter, war aber noch viel zu müde, um zu verstehen, worum es ging. Noch ehe ich aufstehen konnte, hörte ich, wie mein Vater das Haus verließ. Meine Mutter löschte das Licht im Flur, und ich ließ meinen Kopf wieder auf das Kissen fallen.

An Schlaf war aber nicht mehr zu denken. Eine halbe Stunde später läutete schon mein Wecker. Ich ging ins Bad, zog mich an und frühstückte. Meine Schuhe standen noch immer im Schrank. Erst kurz bevor ich das Haus verließ, schlüpfte ich in meine Clogs und schlüpfte blitzschnell durch die Haustür hinaus auf den Hof. Noch ehe meine Mutter merkte, dass ich weg war, stand ich schon an der Bushaltestelle. Es war eine einzige Enttäuschung.

Niemand nahm Notiz von meinen Schuhen. Die anderen Mädchen sahen mich so teilnahmslos an wie immer und unterhielten sich über Jungs oder die Ferien. Nicht einer fielen meine neuen Schuhe auf. Ich hatte Mühe, meine Enttäuschung zu verbergen, und stieg mit finsterer Miene in den Bus. Meine Stimmung besserte sich erst, als ich in der Schule meiner besten Freundin Marta begegnete. Sie ging in die Parallelklasse und wohnte einige Kilometer von Hagelstadt entfernt in Köfering. Wir hatten uns nun zwei Wochen nicht gesehen und wie immer viel zu erzählen. Ich befürchtete schon, dass auch sie meinen neuen Clogs keine Beachtung schenken würde, als sie in etwa einem Meter Entfernung vor mir stehen blieb, nach unten sah und sie Augen aufriss. »Mann, die sind ja der Oberhammer!«, rief sie. »Wo hast du die denn her? Sind die schön!« Ich musste ihr alles über die Schuhe, Bibione und das Meer erzählen. Nur widerwillig trennte sie sich von mir, als es gongte. »Wir sehen uns in der Pause. Dann musst du mir den Rest auch noch erzählen.«

Doch dazu hatte ich keine Gelegenheit. Irgendwie schien sich herumgesprochen zu haben, dass ich nagelneue Schuhe aus Italien hatte. Kaum hatte die Pause begonnen, war ich von Mädchen aus den oberen Klassen umringt, die alle meine Schuhe sehen und wissen wollten, wo und für wie viel ich sie gekauft hatte. Nur Angi, dieselbe Angi, die ich wenige Stunden zuvor im Traum gesehen hatte, versuchte den Anschein zu erwecken, als seien ihr meine Schuhe egal. Doch auch sie schlich den ganzen Vormittag um mich herum und strafte mich mit hasserfüllten Blicken. Man konnte sehen, wie sehr es sie ärgerte, dass die Mädchen sich um mich drängten und nicht um sie.

Eigentlich hätte ich zufrieden sein können und vielleicht auch sein sollen, doch so hatte ich mir das nicht vorgestellt. »In« zu sein, erwies sich als anstrengender, als ich dachte. Bei der ersten sich bietenden Gelegenheit verzog ich mich mit Marta in eine entlegene Ecke des Schulhauses. »Das wird mir jetzt echt zu viel«, beschwerte ich mich. »Sei doch froh. Was hast du? Alle finden deine Clogs klasse und sind voll neidisch. Was willst du mehr?« – »Ja, schon, aber ich bin das nicht gewohnt, ich finde das irgendwie total anstrengend. Verstehst du, was ich meine?« Marta nickte. Sie wusste immer, was ich sagen wollte, auch dann, wenn mir die richtigen Worte fehlten, um es auszudrücken.

Bei meiner Mutter war das anders. Sie verstand mich nicht einmal dann, wenn ich die richtigen Worte fand. Sie wollte mich nicht verstehen. So war es auch an diesem Tag. Als ich von der Schule kam, stand sie am Hoftor und wartete bereits auf mich. Ihr Blick verhieß nichts Gutes. Als ich auf sie zuging, überlegte ich, was der Grund sein könnte für ihren Zorn. Sie konnte nichts von den Schuhen wissen. Oder hatte mich eine der Frauen aus der Nachbarschaft gesehen und ihr von meinen Schuhen erzählt?

Mein Vater hatte es ihr gesagt. Offenbar hatte er verhindern wollen, dass sie mit mir schimpfte, wenn sie die Schuhe am Morgen zu Gesicht bekam. Deswegen also hatten die beiden im Morgengrauen miteinander gestritten. »Na, Fräulein, hast du mir nichts zu sagen?«, knurrte sie wütend und starrte auf meine neuen Schuhe hinab. Ich wusste nicht, was ich erwidern sollte. Nachdem sie mir gesagt hatte, dass sie bereits alles wusste, gab es nichts mehr, was ich hätte hinzufügen können. Ich schüttelte den Kopf und ging schnell an ihr vorbei ins Haus. Doch meine Mutter war nicht bereit, mich so einfach davonkommen zu lassen.

»Ich muss mich für dich schämen!«, schimpfte sie. »Mit diesen Schuhen siehst du aus wie eine Straßendirne. Ein billiges Flittchen. Das ganze Dorf zerreißt sich schon das Maul über uns.« Ich wusste, dass sie log. Aber ich schluckte meine Wut über den ungerechtfertigten Vorwurf hinunter und holte meine Hefte und das Mäppchen aus der Schultasche. Als meine Mutter sah, dass ich allen Ernstes vorhatte, mit meinen Hausaufgaben anzufangen, verlor sie endgültig die Beherrschung. »Solche Schuhe tragen doch nur Nutten. Willst du, dass man dich für eine Nutte hält? Eines von den Weibsbildern, die den Männern im Auto an die Hose fassen?« Ich sah sie verständnislos an. »Jetzt tu mal nicht so, als ob du nicht wüsstest, was ich meine. Ich rede von den kleinen, aufgetakelten Ludern, die zu alten Männern ins Auto steigen und ihnen die Hand in die Hose stecken. Diese Schlampen sieht man doch überall. Die sind genauso alt wie du. Und genauso verdorben. Noch keine 15 Jahre alt und schon …« Ich hielt es nicht länger aus und rannte an meiner Mutter vorbei ins Bad. Als sie hörte, wie ich weinte, schwieg sie endlich. Sie hatte erreicht, was sie wollte. Zufrieden kehrte sie in das Wohnzimmer zurück und widmete sich wieder ihrer Zeitschrift.

Ich stand vor dem Spiegel, der über dem Waschbecken hing, und sah mich weinen. Es tat mir unbeschreiblich weh, dass meine Mutter mir unterstellte, ich sei eine Hure. Nicht ihr Vorwurf, dass meine neuen Schuhe mich wie eine Dirne aussehen ließen, schmerzte mich, sondern ihre unausgesprochene Behauptung, dass ich zu so etwas fähig sein könnte. Sie hatte es nicht wortwörtlich gesagt, aber dennoch wusste ich, dass sie genau das gemeint hatte. Trotz aller Wut und Empörung war ich absolut unfähig, mich gegen diese ungeheuerliche Verdächtigung zu wehren. So etwas von der eigenen Mutter gesagt zu bekommen, war schlimmer als jede Ohrfeige. Und ich konnte mit niemandem darüber sprechen.

Nicht, weil mir keiner zugehört hätte. Meiner Großmutter hätte ich es sagen können und ganz sicher auch meiner besten Freundin. Mit Marta konnte ich über alles reden, und sie hätte mir auch geglaubt, da bin ich mir absolut sicher. Doch irgendetwas in mir sträubte sich dagegen, solche Dinge über meine Mutter zu erzählen. Ich konnte nicht sagen, was es war, aber schon die Vorstellung, so etwas über meine Mutter zu sagen, verursachte mir Schuldgefühle. Wie hätte ich ihr danach wieder in die Augen sehen können, ohne mich zu schämen? Sie warf mir vor, ich würde sie schlechtmachen. Wenn ich jemandem sagen würde, was sie mir gerade eben an den Kopf geworfen hatte, würde sie recht behalten. Auch wenn es stimmte. Man würde schlecht von ihr denken. Das Schlimmste aber war, dass ich in diesem Augenblick daran denken musste, dass sie es womöglich in meinen Augen würde sehen können. Ich hätte ihr nie wieder gegenübertreten können, ohne mich zu schämen.

Ich stellte die neuen Schuhe in die Ecke und zog sie nie wieder in die Schule an. Wenn meine Mutter außer Haus war, trug ich sie und ging damit im Hof umher. Kurz bevor sie zurückkehrte, stellte ich sie wieder an ihren Platz in der Ecke zurück. Ich war wütend und ließ meine Mutter meinen Zorn auch spüren. Nicht mit Taten oder Worten, sondern mit Blicken. Es schien sie zu amüsieren. Meine hilflose Wut erheiterte sie. Dann geschah etwas, was ich nie für möglich gehalten hatte.

Meine Mutter hatte einen Unfall in der Küche. Sie stürzte, während sie beim Kochen war, so unglücklich, dass sie sich den Arm brach. Und schuld daran waren meine Schuhe! Mein Vater war außer sich vor Zorn. »Was haben deine Schuhe in der Küche zu suchen?«, schrie er wutentbrannt. »Meine Clogs waren bei mir im Schrank!«, verteidigte ich mich. »Blödsinn! Ich habe sie doch gerade eben in der Küche auf dem Boden liegen gesehen.« – »Papa! Ich bin sicher, dass ich sie aufgeräumt habe. Sie waren in meinem Schrank.« – »Das stimmt!«, mischte sich Tony ein. »Mama hat sie sich vorhin geholt und angezogen. Ich habe es selbst gesehen.«

Mein Vater war sprachlos. Auch ich starrte meine Mutter an und wusste nicht, was ich dazu sagen sollte. Alle Blicke richteten sich auf meine Mutter. Sie sah von einem zum anderen, offenbar unschlüssig, was sie antworten sollte. »Mein Arm tut so weh!«, begann sie mit weinerlicher Stimme. »Bring mir doch mal eine Schmerztablette.« Aber mein Vater rührte sich nicht von der Stelle. »Stimmt das, was Tony sagt? Hast du die Clogs angehabt? Bist du deswegen gestürzt?« Meine Mutter nickte nur und sagte kein Wort mehr.

Auf der Fahrt zum Krankenhaus weinte und klagte meine Mutter in einem fort. »Ich will nicht ins Krankenhaus. Die lassen mich da nie wieder raus. Vielleicht ist es ja gar nicht so schlimm. Womöglich habe ich mir den Arm nur verstaucht.« – »Die sollen sich das anschauen«, beharrte mein Vater und fuhr weiter.

Der Arm war gebrochen. Als man meiner Mutter den Arm einrenkte, schrie sie so laut, dass Tony zu weinen anfing. Auf dem Rückweg vom Krankenhaus sagte meine Mutter kein Wort. Die Ärzte hatten ihr so viele Schmerzmittel gegeben, dass sie für den Rest des Tages zu nichts mehr fähig war. Als es ihr am nächsten Morgen wieder besser ging, nahm meine Mutter meine neuen Schuhe und warf sie in die Mülltonne. Ich habe sie nie darauf angesprochen.

16
VERÄNDERUNGEN

Meine Mutter wusste ganz genau, warum sie und mein Vater nur noch Hass füreinander empfanden. Aber natürlich gab sie mir die Schuld an allem. Nur war ich in diesem Fall nicht bereit, mir den Schwarzen Peter in die Schuhe schieben zu lassen. Ich hatte nicht das Geringste mit der Sache zu tun. Als alles anfing, saß ich mit meiner Freundin Gertrud Rimmler in meinem Zimmer, und wir lasen gerade in der neuen *Bravo*. Ich war damals 14 Jahre alt. Unser Italien-Urlaub lag erst wenige Monate zurück, und mein Fluchtversuch mit Marta noch in weiter Ferne.

Wie jedes Mal, wenn die Rimmlers zu Besuch waren, wurden wir Kinder irgendwann spätabends ins Bett geschickt, damit die Erwachsenen unter sich sein konnten. Mitten in der Nacht, Gertrud und ich saßen noch immer zusammen und lasen in ihrer *Bravo*, hörte meine Freundin etwas, was ihr merkwürdig erschien. »Hast du das auch gehört?« Ich spitzte die Ohren und lauschte angestrengt. »Was? Da ist nichts.« – »Hör doch mal!« Ich hielt den Atem an und verharrte einen Moment reglos, damit kein Rascheln der Bettdecke meine Konzentration stören konnte. Jetzt hörte ich es auch. Es war ein eigenartiges Stöhnen und Röcheln. Immer wieder unterbrochen von einzelnen hellen, spitzen Schreien. Gertrud fing an zu kichern. »Los, komm!«

Wir schlichen uns zur Wohnzimmertür und spähten durch das Schlüsselloch. Unsere Eltern sahen sich gerade einen Porno an. Gertrud hielt sich die Hand vor den Mund und kicherte, während sie mit großen Augen durch das Schlüsselloch starrte und gebannt jede Bewegung der Schauspieler mitverfolgte. Ich dagegen sah nur kurz auf die Leinwand und zog mich dann rasch zwei Schritte zurück. Die Sache war mir äußerst unangenehm und peinlich. Es erschien mir nicht recht, was unsere Eltern da gerade taten, und noch viel weniger gefiel es mir, dass wir sie dabei heimlich beobachteten. »Gehen wir!«, flüsterte ich. Gertrud schüttelte meine Hand ab und sah weiter durch das Schlüsselloch. »Da ist doch nix dabei, die gucken sich bloß einen Film an, und da können wir doch mitschauen. Das merkt doch keiner.« Aber ich gab keine Ruhe und zerrte sie von der Tür weg. »Spielverderber!«, sagte sie, als wir wieder in unseren Betten waren. Ich wollte nicht darüber reden und erzählte ihr lieber von Bibione und dem Lunapark. Das langweilte sie aber. Also löschten wir das Licht.

Irgendwann mitten in der Nacht flog die Tür auf, und Gertrud wurde von ihrem Vater unsanft aus dem Schlaf gerissen und aus dem Zimmer gezerrt. Ich blinzelte schlaftrunken in das grelle Licht im Hausflur und wollte gerade fragen, was denn passiert sei, als mein Vater wütend die Tür zuschlug. Ich setzte mich auf und horchte. Ich konnte nur Wortfetzen verstehen. Alle schrien wild durcheinander. Es war eine Flut übelster Beleidigungen und Beschimpfungen. Dann wurde es wieder still. Ich hörte, wie die Rimmlers wegfuhren. Im Wohnzimmer schrie meine Mutter. Anders als sonst hielt mein Vater in derselben Lautstärke dagegen. So kannte ich meinen Vater gar nicht. Normalerweise schrie meine Mutter, und er schwieg. Nun aber warf er meiner Mutter Worte an den Kopf, die so gemein und vulgär waren, dass ich vor Schreck den Atem anhielt, als ich sie hörte.

Von diesem Tag an stritten sich meine Eltern jeden Tag. Meist in ihrem Schlafzimmer im Obergeschoss. Immer wenn es etwas leiser wurde, wusste ich, dass sie über das redeten, was an jenem Abend vorgefallen war. Dann wurden sie wieder lauter und beschimpften und beleidigten sich gegenseitig. Meist kam Tony zu mir, wenn sich die beiden im Obergeschoss stritten. Er litt ebenso wie ich unter dem Hass, mit dem sich unsere Eltern gegenüberstanden. Ich fühlte mich hilflos und hatte Angst. Nicht um mich oder meinen Bruder, sondern um meine Eltern. Sie waren gar nicht mehr fähig, normal miteinander zu reden. Ich befürchtete schon das Schlimmste, und so kam es denn auch.

Eines Tages kam meine Mutter nach einem besonders heftigen Wortwechsel die Treppe heruntergerannt und rief uns zu sich. »Bei wem würdet ihr bleiben wollen, wenn ich mich von eurem Vater scheiden lasse?«, fragte sie uns. »Bei dir!«, jammerte Tony mit weinerlicher Stimme. Ich brachte kein Wort heraus. Ich sah meiner Mutter in die Augen, sah all den Hass und die aufgestaute Wut, die in ihnen lag, und war zu keinem klaren Gedanken mehr fähig. »Und du?«, fuhr sie mich an. »Bei Oma!«, sagte ich, ohne nachzudenken. Es war mir einfach so herausgerutscht. Unabsichtlich. Es war keine willentliche Entscheidung gewesen. Doch meiner Mutter war das in diesem Moment egal. Sie triumphierte. »Siehst du!«, schrie sie meinen Vater an. »Keiner will bei dir bleiben. Bei einer Scheidung siehst du die beiden nie wieder.« Sie verschwand in der Küche. Mein Vater stand oben an der Treppe und sah mit regloser Miene auf mich und Tony herab.

Ich fühlte mich wie ein Verräter. Tony jammerte, weil meine Mutter achtlos an ihm vorübergegangen war. »Habe ich etwas Falsches gesagt?« Ich schüttelte den Kopf. Nicht er, sondern ich hatte einen Fehler gemacht. Einen unverzeihlichen Fehler. Ich spürte, wie mir die Tränen in die Augen stiegen. Der flüchtige Moment, den ich unten an der Treppe stand und zu meinem Vater emporsah, kam mir wie eine Ewigkeit vor. Am schlimmsten war sein Schweigen.

Hätte er geschrien oder geschimpft, wäre es leichter für mich gewesen. Aber diese stumme Enttäuschung, dieser unausgesprochene Vorwurf, ihm in den Rücken gefallen zu sein, traf mich mehr als jede Beleidigung. Er hatte auf mich gezählt, und ich hatte ihn im entscheidenden Moment im Stich gelassen.

Seit diesem Augenblick wusste ich, dass meine Mutter an allem schuld war, was die beiden entzweit hatte. Ich hatte keine Ahnung, was das war, und ich traute mich auch nicht, meinen Vater danach zu fragen, aber seit er vor mir gestanden hatte, wusste ich es einfach. Meine Mutter hatte etwas getan, etwas Unerhörtes, was man nicht tun durfte und wofür er sie zur Rechenschaft hatte ziehen wollen. Deswegen hatte er sein jahrelanges Schweigen gebrochen. Meine Mutter war zu weit gegangen. Und gerade von mir hatte er erwartet, dass ich es auch dann erkennen würde, wenn ich nicht wüsste, um was genau es sich handelte. Ich kannte meine Mutter und wusste, wie sehr sie log. Wie oft hatte ich vor Wut über diese Lügen weinend in meinem Zimmer gesessen? Wie oft hatte mein Vater mich in den Arm genommen und getröstet? Und nun verriet ich ihn, ohne zu zögern, ohne nachzudenken. Ich schlich wie ein geprügelter Hund in mein Zimmer und schloss mich ein.

Aber die Widerstandskraft meines Vaters war gebrochen. Es dauerte nicht lange, und er versuchte, den Streit mit meiner Mutter zu schlichten. Natürlich setzte sie ihn jetzt erst recht unter Druck und zwang ihn, zu tun, was sie wollte. Sie machte ihr Wohlwollen davon abhängig, dass er ihr all das kaufte, was sie von ihm haben wollte. Mein Vater tat, was er konnte, um jeden ihrer Wünsche zu erfüllen. Seinen Kummer über diese fortwährenden Erpressungen ertränkte er in Unmengen von Apfelkorn und Wein.

Meiner Mutter war es egal. Wir zogen in die Vierzimmerwohnung in Alteglofsheim, die ihr so sehr gefiel, und entsorgten fast alle unsere alten Möbel. Mein Vater machte Schulden, nur damit meine Mutter das Schlafzimmer und das Wohnzimmer komplett neu einrichten konnte. Er bezahlte ihr einen Führerschein und kaufte ihr sogar ein Auto. Meine Mutter war glücklich, und mein Vater trank. So lange, bis sie forderte, dass es damit ein Ende haben müsse. Da hörte er auch auf zu trinken. Bis sein Sparbuch plötzlich verschwand.

Er ging auf die Bank, um den Verlust zu melden. Die freundliche Dame am Schalter teilte ihm mit, dass ihn die Ausstellung eines neuen Sparbuches mehr kosten würde, als er zu diesem Zeitpunkt an Guthaben vorweisen könne. »Wie bitte? Ich habe 2.500 Mark auf meinem Sparbuch.« – »Das stimmt leider nicht, Ihr Guthaben beläuft sich auf exakt fünf Mark.« Mein Vater war sprachlos. Die Frau am Schalter musste zwei Mal wiederholen, was sie meinem Vater gerade gesagt hatte, ehe er allmählich realisierte, was geschehen war.

Zu Hause stellte er meinen damals zwölfjährigen Bruder zur Rede. Kleinlaut und stotternd gab Tony zu, innerhalb von nur drei Wochen 2.495 Mark abgehoben zu haben. Mein Vater war außer sich. Tony hatte seine Unterschrift gefälscht, um an das Geld heranzukommen.

»Es war die Idee von Hans!«, jammerte Tony. »Er hat gesagt, ich solle mir das Geld holen, damit wir was haben.« – »Was haben? Wofür? Für die Spielhallen?« Tony schwieg und sah hilfesuchend zu meiner Mutter hinüber. Die warf meinem Vater hasserfüllte Blicke zu.

Tony bekam Hausarrest und durfte sich nicht mehr mit seinem Freund Hans treffen. Mein Vater dagegen bekam den ganzen Hass meiner Mutter zu spüren. Weil er sie gezwungen hatte, meinen kleinen Bruder vor meinen Augen zu bestrafen, begann sie wieder damit, ihm und mir das Leben zur Hölle zu machen. Nun war es ihr wieder egal, ob mein Vater trank oder nicht. Sie hatte nur noch ein Ziel. Sie wollte endgültig einen Keil zwischen meinen Vater und Tony und mich treiben. »Seht ihn euch an, diesen Säufer!«, höhnte sie, wenn mein Vater abends betrunken auf der Couch saß. »Euer Vater ist ein Alkoholiker!« Sie sagte es nicht, aber ich wusste, was sie meinte. Ich hatte diesen Satz schon zu oft in meinem Leben gehört.

Da muss man sich ja schämen!, dröhnte es in meinem Kopf. Mir lag etwas auf der Zunge. Ich sah meine Mutter an. Schweiß trat mir auf die Stirn, ich ballte die Fäuste und biss die Zähne zusammen, so sehr musste ich mich beherrschen. Meine Augen funkelten vor Wut und Empörung angesichts der Worte meiner Mutter. Wegen dir muss man sich schämen! Du bist doch an allem schuld. Nur wegen dir ist es so weit gekommen, wollte ich ihr ins Gesicht schleudern. Doch wie immer schluckte ich meinen Ärger hinunter und hielt den Mund. Stattdessen rannte ich davon und verkroch mich in meinem Zimmer.

Von allen verlassen, traf mein Vater eine verhängnisvolle Entscheidung. Als er die ständigen Demütigungen meiner Mutter nicht mehr ertragen konnte, beschloss er von einem Tag auf den anderen, mit dem Trinken aufzuhören. Ich wäre ihm am liebsten deswegen um den Hals gefallen, weil ich dachte, dass nun alles wieder so werden würde wie früher. Doch leider hatte der abrupte Alkoholentzug unerwünschte Nebenwirkungen. Mein Vater litt plötzlich unter Halluzinationen und sah oder hörte Dinge, die gar nicht existierten. Meine Mutter verhöhnte ihn nur, ich machte mir Sorgen.

Er konnte stundenlang auf der Couch sitzen, vor sich hin starren und unverständliches Zeug murmeln. Er merkte nicht einmal, dass ich im Zimmer war und ihn beobachtete. Das Glänzen in seinen Augen machte mir Angst, das Zittern seiner Hände jagte mir eiskalte Schauer über den Rücken. Er sah aus wie einer der Irren, die man in Hollywood-Filmen zeigte. Männer mit verwirrtem Geist, die nicht mehr wussten, was sie taten. Es brach mir das Herz, ihn so auf der Couch sitzen zu sehen. Also ging ich langsam zu ihm hinüber, legte ihm zärtlich meine Hand auf die Schulter und flüsterte beinahe unhörbar »Papa!«.

Er zuckte zusammen, als er den sanften Druck meiner Finger auf seiner Haut spürte, und hob ruckartig den Kopf zu mir empor. »Ich war es nicht!«, sagte er hastig. Er legte seine Hand auf meine und drückte sie so fest, dass es mir wehtat. »Du musst mir glauben. Ich bin unschuldig. Das ist die Wahrheit.« – »Ja, Papa«, erwiderte ich mit Tränen in den Augen. Ich versuchte, stark zu sein. Ich musste stark sein. Mein Vater brauchte mich. Ich durfte ihn jetzt nicht enttäuschen. »Komm, Papa, gehen wir spazieren.«

Wir waren noch nicht einmal durch das Hoftor gegangen, da packte er mich an den Schultern und drückte mich zu Boden. »Leise, die suchen mich. Nicht bewegen jetzt!«, zischte er und sah zu dem Hubschrauber empor, der über unser Haus hinwegflog. Ich hielt seine Hand und weinte leise. »Papa, was ist denn?«

Einige Wochen später begab sich mein Vater freiwillig, aber auf Anraten unseres Hausarztes in die Suchtstation des Bezirkskrankenhauses. Es war der 22. Dezember. Meine Mutter tat sich nur selber leid und machte sich Sorgen um die Meinung der anderen Leute. Ich konnte ihr Gejammer nicht mehr hören. »Jetzt sei doch endlich still!«, fuhr ich sie an. »Papa ist krank!« Sie sah mich an, als hätte ich ihr ein Schimpfwort an den Kopf geworfen. Dann murmelte sie ein sehr schlimmes Wort und ließ mich stehen.

Am 25. Dezember besuchten wir meinen Vater im Krankenhaus. Es ging ihm immer noch nicht besser. Er stritt sich mit der Krankenschwester über den Braten, den er zu Mittag gegessen hatte. »Das war ein Rinderbraten«, sagte die Schwester freundlich und öffnete die Vorhänge noch ein Stück. »Nein!«, rief mein Vater mit wütender Stimme. »Das war ein Kaninchen. Ich kann doch wohl Rindfleisch von einem Kaninchenbraten unterscheiden! Ich bin Metzger.« Er sah mich an, als erwartete er, dass ich ihm recht gab. Ich wusste nicht, was ich sagen sollte. Meine Mutter warf der Krankenschwester einen entschuldigenden Blick zu. Ihr war es einfach nur peinlich, dass mein Vater solche Sachen sagte. Ich hatte schreckliche Angst um ihn, weil ich nicht wusste, was das alles zu bedeuten hatte.

Nachts träumte ich von ihm. Er ging mit irren Augen und einem Beil in der Hand durch die Straßen und schwenkte ein totes Kaninchen durch die Luft. »Kaninchenbraten! Frischer Kaninchenbraten!«, kreischte er und klopfte mit dem Beil gegen die Türen der Häuser. »Kein Rinderbraten, sondern Kaninchen!«, brüllte er, wenn niemand die Türe öffnete. Sein Gesicht war zu einer teuflischen Fratze verzerrt, seine Zähne waren eigentümlich spitz und gelb, wie die eines wilden Tieres, und aus seinen Mundwinkeln floss grüner Schleim.

Fünf Tage später kehrte er nach Hause zurück. Aber er war nicht mehr derselbe. Er wirkte irgendwie geistesabwesend und schien sich für nichts mehr wirklich zu interessieren. Als ich im Februar eine Nierenbeckenentzündung bekam und sechs Wochen das Bett hüten musste, nahm er es hin, als sei es völlig normal, dass ich den ganzen Tag zu Hause war, statt zur Schule zu gehen. Als ich ihm erzählte, dass ich nicht in der Metzgerei arbeiten wolle, in der ich auf Wunsch meiner Mutter ein Praktikum machen sollte, nickte er nur und sah mich an, als hätte er nicht verstanden, was ich gerade gesagt hatte. Wenn ich nachts wach wurde, hörte ich, wie er in der Wohnung umherging. Ich machte mir Sorgen um ihn, aber ich hatte keine Ahnung, wie ich ihm hätte helfen können. Mir blieb nur die Hoffnung, dass er bald wieder gesund werden würde.

17
FLUCHTVERSUCH

Wir waren zu zwölft, sieben Mädchen und fünf Jungs, und trafen uns, wann immer sich eine Gelegenheit dazu bot. Neben Petra, Sebastian, Sofie und mir gehörten noch Sofies Freundin Ingrid, meine Freundinnen Gisela, Gerda, Dagmar und Sebastians Freunde Rony, Herby, Richie und Joe zu unserer Clique. Wir hatten immer viel Spaß zusammen, selbst dann, wenn wir nur zusammen herumsaßen und eigentlich nicht wussten, was wir mit unserer Zeit anfangen sollten. Die Jungs erzählten Witze, die eigentlich zu dumm waren, um darüber lachen zu können, doch ich musste jedes Mal so herzhaft und laut lachen, dass alle anderen mitlachen mussten. Nicht weil ihnen der Witz gefiel, sondern weil sie mein Lachen so komisch fanden.

Ich genoss diese Momente im Kreise meiner Freunde sehr. Hier fühlte ich mich wirklich zu Hause. Es gab keinen Streit, kein Geschrei, keine Beleidigungen oder Beschimpfungen. Ich habe mich oft gefragt, wieso es bei mir zu Hause nicht so sein konnte. Tante Anke und Onkel Sepp waren doch auch nicht so verbittert und streitsüchtig wie meine Eltern. Wenn bei ihnen etwas im Argen lag, brachen sie nicht gleich einen Streit vom Zaun und schrien sich tagelang nur noch an. Seit das Verhältnis meiner Eltern zueinander völlig zerrüttet war, musste ich immer wieder an etwas denken, was ich früher nie zu denken gewagt hatte, aus Furcht, meine Mutter könnte es irgendwie erahnen, wenn sie mir in die Augen sah. Ich lag in meinem Bett und stellte mir vor, wie es wohl wäre, wenn Tante Anke meine Mutter und Onkel Sepp mein Vater wäre.

Mein Leben würde ganz anders verlaufen. Ich stellte mir vor, wie viel wir miteinander zu lachen hätten, was wir alles gemeinsam unternehmen würden und worüber wir stundenlang reden könnten. Anke als Mutter zu haben, stellte ich mir herrlich vor. Kein Geschrei, keine Ohrfeigen, keine Beleidigungen. Sie freute sich jedes Mal mit mir, wenn ich glücklich war, und trug das ihre dazu bei, dass ich immer wieder Grund hatte, es zu sein. Meiner Mutter dagegen war es ein Dorn im Auge, wenn sie erkennen musste, dass es mir gut ging, oder wenn sie merkte, dass ich aus irgendeinem Grunde fröhlich war und mich auf etwas freute. Zum Beispiel auf meinen 15. Geburtstag.

Zu Hause waren meine Geburtstage nie gefeiert worden. Meine Mutter ging mehr oder weniger wortlos darüber hinweg und konzentrierte sich voll und ganz auf den Geburtstag meines Bruders, den sie dafür umso eindrucksvoller in Szene zu setzen versuchte, nicht zuletzt, um mir zu zeigen, zu was sie fähig war, wenn sie nur wollte. Wie oft hatte ich als kleines Kind an meinen Geburtstagen heulend in meinem Zimmer gelegen, weil ich nicht verstand, warum meine Mutter mir so etwas antat. Ich hörte in der Schule, wie andere Mädchen von ihren Partys erzählten, ich sah zu, wie sie von ihren Müttern von der Schule oder vom Kindergarten abgeholt wurden, und wartete an meinem Ehrentag vergebens auf eine ähnliche Reaktion meiner Mutter.

Jedes Mal, wenn ich gesehen habe, wie sie meinen Bruder an dessen Geburtstag auf Händen trug und verwöhnte, wandte ich mich ab und verkroch mich in mein Zimmer. Die Wut und Empörung über diese zum Himmel schreiende Ungerechtigkeit wich aber stets sehr bald einer tiefen Trauer, denn ich suchte die Schuld bei mir, nicht bei meiner Mutter. »Was habe ich denn bloß falsch gemacht?«, fragte ich mich. »Wieso kann sie mich nicht ebenso lieb haben wie meinen Bruder?« Diese Fragen quälten mich meine ganze Kindheit hindurch und verfolgten mich sogar noch bis in meine Jugend hinein, weshalb ich meinen Freunden unendlich dankbar dafür war, dass sie mir das gaben, was ich von meiner Mutter nie bekommen habe. Das Gefühl, wichtig zu sein und gemocht zu werden.

Mein Geburtstag war für sie immer etwas Besonderes. Nicht nur, weil sie mich mochten, sondern weil Sebastian und Gisela am selben Tag geboren waren und Sofie einen Tag vorher Geburtstag hatte. Wir feierten also gleich vier Geburtstage auf einmal. Entsprechend wild und laut waren unsere Partys. Schon am Tag vor der Party fuhr ich zum Bahnhäuschen und half mit beim Brot- und Kuchenbacken. Es war Sofies Geburtstag. Dementsprechend ausgelassen war die Stimmung in der Küche der Gärkes. Wir alberten herum, lachten und kicherten und bewarfen uns mit Mehl und Kuchenteig. Frau Gärke ließ uns unseren Spaß und schüttelte nur lachend den Kopf.

Auch bei der Party am darauffolgenden Tag konnten wir machen, was wir wollten. Wir legten Platten auf und tanzten, bis uns die Beine schmerzten. Wir erzählten uns gegenseitig Witze oder spielten alberne Spiele. Eines unserer Lieblingsspiele war »Wer bin ich?«. Dabei wurde demjenigen, der raten musste, ein Zettel auf den Rücken geklebt, auf dem der Name einer Person geschrieben stand. Je schwieriger es war, den Namen auf dem Zettel zu erraten, desto mehr mussten wir lachen. Vor allem, weil die Jungs alles taten, um uns Mädchen zusätzlich zu verwirren und in die Irre zu führen. Am Abend zündeten wir dann ein Lagerfeuer an und machten Stockbrot oder warfen Folienkartoffeln ins Feuer.

Ich mochte diese Lagerfeuer-Romantik. Wir saßen beieinander, einer holte die Gitarre heraus, und alle, die singen konnten, sangen mit. Ich ließ es lieber bleiben. Leider war ich vollkommen unmusikalisch, und so beschränkte ich mich darauf, nur meine Lippen zu bewegen und den Text so leise zu flüstern, dass niemand ihn hören konnte. Nicht einmal Joe, der direkt neben mir saß und mich in einer Art und Weise ansah, die mir eigentlich deutlich hätte sagen müssen, was in ihm vorging.

An diesem Abend gestand er mir seine Liebe und erzählte mir, dass er schon lange in mich verliebt war und sich nichts sehnlicher wünschte, als mit mir zusammen zu sein. Ich fühlte mich durch sein Liebesgeständnis gleichzeitig geehrt und verunsichert. Denn so sehr es mich auch freute, zu hören, dass ein Junge in mich verliebt war, so wenig erwiderte ich seine Gefühle, und das sagte ich ihm auch. Ich bemühte mich, so diplomatisch wie möglich zu sein, denn schließlich wusste ich aus langer, leidvoller Erfahrung, wie sehr Worte verletzen können. Doch ich wollte ihn nicht belügen oder ihm etwas vormachen. Er war ein guter Freund, und so hielt ich es für das Beste, ehrlich zu sein.

Er akzeptierte meine Entscheidung und sagte, dass ich es mir ja noch überlegen könne. Joe versprach mir, dass er es ernst meine und mir nicht böse sei. Trotzdem fühlte ich mich nicht besonders wohl in meiner Haut. Ich musste an früher denken. An den Vorwurf meiner Mutter, die sagte, ich sei egoistisch und würde immer die enttäuschen, die für mich da seien und mich mochten. Mir war klar, dass dem nicht so war. Aber dennoch war mir die Situation unangenehm. Ich entschuldigte mich bei ihm und versuchte, ihm zu erklären, dass ich es nicht böse meinte und ihn als Freund sehr schätzte. Immer wieder begann ich von vorne, doch meine Schuldgefühle verschlimmerten sich mit jedem Wort. Schließlich ließ ich es bleiben und ging nach Hause.

Meine Eltern waren noch wach, als ich um 22 Uhr das Haus betrat. Ich ging zu ihnen ins Wohnzimmer und begrüßte sie. Sie saßen da mit versteinerten Mienen, sahen mich an wie einen Störenfried und unerwünschten Eindringling und interessierten sich nicht im Geringsten für das, was ich erlebt hatte. Mein Geburtstag war für sie ein Tag wie jeder andere. Eben noch hatte man mich hochleben lassen und mir gesagt, wie sehr man mich mochte, und nun ließ man mich spüren, wie unwichtig und bedeutungslos ich war.

Meine beste Freundin Marta kannte dieses Gefühl so gut wie ich. Sie war zu Hause ebenso unerwünscht. Wir teilten gewissermaßen dasselbe Schicksal. Vielleicht war das auch der Grund, warum wir uns so gut verstanden. Wir mussten nicht viel reden über das, was zu Hause vorging. Wenn wir uns in die Augen sahen, erkannten wir auch so die Wahrheit. Aber das, was wir dort erblickten, war nicht die Seele eines durch und durch bösen Mädchens, sondern die stille Empörung einer ungeliebten Tochter.

Im Sommer 1979 war Marta aber an einem Punkt angelangt, an dem sie die Bosheiten ihres Vaters nicht länger stumm und tatenlos über sich ergehen lassen konnte. Sie war zu allem entschlossen. Marta wollte von zu Hause weg. Sie sprach immer öfter davon. Ich konnte sie gut verstehen, trotzdem hätte ich selbst nie den Mut aufgebracht, von zu Hause wegzulaufen. Bis zu jenem Tag, als ich sie zum Zahnarzt begleitete.

Sie wollte nicht zum Zahnarzt. Unter allen möglichen Vorwänden hatte sie sich zu drücken versucht. Doch der Termin stand fest. Sie bat mich, mit ihr zu kommen, was ich auch gerne tat. Schließlich waren wir beste Freundinnen. Als sie dann aber völlig überraschend auf die Idee kam abzuhauen, war ich im ersten Moment doch ziemlich erschrocken.

»Nach Berlin?«, fragte ich sie. »Wieso ausgerechnet Berlin? Wie sollen wir denn dorthin kommen?« – »Ganz einfach«, sagte sie. »Mit dem Zug nach Regensburg und von dort mit dem Auto weiter.« – »Mit dem Auto? Du meinst per Anhalter?« Mir graute davor, an der Autobahn zu stehen und in das Auto eines wildfremden Mannes zu steigen, an dessen Seite ich dann Hunderte von Kilometern sitzen und mit dem ich mich irgendwie unterhalten musste. Zudem kamen mir all jene Geschichten in den Sinn, die ich gelesen oder im Fernsehen gesehen hatte und in denen von jungen Mädchen die Rede gewesen war, die in Autos gestiegen und spurlos verschwunden waren. Ganz zu schweigen von dem, was ich über Mädchen gehört hatte, die aus einem ganz bestimmten Grund zu fremden Männern ins Auto stiegen und sich irgendwohin mitnehmen ließen. Ich hörte wieder die Stimme meiner Mutter, erinnerte mich an die beleidigenden Unterstellungen und versuchte, Marta ihren Fluchtplan auszureden.

»Ich probier's!«, sagte sie voller Entschlossenheit. »Bitte, komm doch mit!« Ich gab nach. Ich konnte doch meine beste Freundin in so einer Situation nicht im Stich lassen. Zu zweit würden wir sicherer sein. Alleine konnte ihr weiß Gott was zustoßen. Ich hätte nie wieder ruhig schlafen können, wenn ich irgendwann hätte lesen müssen, dass ihr etwas passiert war. Also fuhren wir mit dem Zug nach Regensburg und stellten uns an einer Autobahnauffahrt an den Straßenrand.

Wir standen noch keine fünf Minuten da, als ein Polizeiauto zu uns heranfuhr. Zehn Minuten später saßen wir auf der Wache und mussten unsere Personalien zu Protokoll geben und den Beamten erklären, was wir geplant hatten. Ich log die Polizisten an und erzählte, wir hätten vorgehabt, meine Tante zu besuchen, die in der Nähe der Autobahn wohnte. Die Polizisten glaubten mir kein Wort. Sie brachten uns nach Hause, und damit war für sie die Sache erledigt.

Marta bekam eine ordentliche Tracht Prügel und einen Monat Hausarrest. Ich bekam nur Hausarrest. Meine Mutter hatte nicht einmal gemerkt, dass ich nicht pünktlich nach Hause gekommen war. Selbst die Andeutungen der Polizisten, sie hätten mich dabei erwischt, wie ich versucht hätte, von zu Hause wegzulaufen, ließen sie eigentümlich kalt. Natürlich war meine Mutter wütend, aber es war nicht die Wut einer besorgten Mutter, die feststellen musste, dass sich ihr Kind in Gefahr befunden hatte. Es war auch nichts zu spüren von Schuldgefühlen oder Nachdenklichkeit. Sie stellte sich keinen Augenblick die Frage, warum ich hatte weglaufen wollen. Sie war nur empört über das Auftauchen der Polizei und die für sie damit verbundenen Folgen. »Das hast du ja wirklich gut hingekriegt! Jetzt haben die Leute wieder etwas, worüber sie sich das Maul zerreißen können. Gut gemacht! Vielen Dank! Als hätten wir nicht schon genug Probleme!« Ich drängte mich an ihr vorbei in mein Zimmer. Ich konnte es nicht mehr hören. Immer ging es nur um sie. Nie dachte sie an mich. Ich war ihr doch völlig egal. Sie interessierte sich nur dann für mich, wenn sie mir etwas wegnehmen konnte, was mir wichtig war. Wie meine Freundin zum Beispiel. »Du wirst dich nie wieder mit dieser Marta treffen!«, stellte sie kategorisch fest. »Die taugt noch weniger als deine anderen asozialen Freunde. Die machen nichts als Ärger. Ich will die hier nie wieder sehen. Jedes Mal, wenn die hier auftauchen, gibt es Streit. Damit ist jetzt Schluss! Endgültig!« Sie schlug die Tür zu und ließ mich allein. Ich saß da und wusste nicht, was mich mehr empörte: die Gleichgültigkeit mir gegenüber oder diese lächerliche Behauptung, ich und meine Freunde seien schuld an den ständigen Streitereien in unserer Familie.

18

TRAUM ODER WIRKLICHKEIT

Dann kam der 15. Mai 1980. Vatertag. Ich werde diesen Tag nie wieder vergessen, so wenig wie die Schreie meiner Mutter, die ihn in der Küche fand. »Manfred!«, kreischte sie hysterisch. Immer wieder. Sie war völlig außer sich. Todmüde nach einer Nacht voller böser Träume kroch ich aus dem Bett und ging zur Küche. Meine Mutter stand vor der Tür. Kreidebleich, die Hände gegen die Wangen gepresst, die Augen weit aufgerissen, atemlos. »Hol einen Notarzt!«, schrie sie mich an. »Schnell!« Ich war unfähig, mich zu bewegen.

Ich sah nur meinen Vater. Er saß auf dem Boden, den Rücken gegen die Einbauküche gelehnt, die Augen geschlossen. Man hätte meinen können, er würde schlafen. Doch in seiner linken Brust steckte ein Messer. Sein weißes Unterhemd war fast makellos sauber. Er sah nicht aus wie die Leichen in den Krimis. Nirgendwo war Blut zu sehen. Seine dunkelblaue Trainingshose und seine weißen Socken waren so sauber, als hätte er sie eben erst frisch gekauft. Ich dachte, es sei wieder einer meiner Albträume. Es musste ein Albtraum sein. Ich schloss die Augen. Wenn ich sie öffnete, würde das Messer verschwunden sein und sich der Brustkorb meines Vaters wieder bewegen. Er war nicht tot. Er durfte nicht tot sein. Er war nur betrunken. Mein Vater war rückfällig geworden, das war alles. Meine Mutter kreischte herum, weil er sturzbetrunken auf dem Küchenboden saß und nicht, weil er sich selbst erstochen hatte. Ich öffnete die Augen. Das Messer war noch immer da.

Die Beerdigung fand auf dem evangelischen Friedhof statt. Ich stand vor seinem Grab und kämpfte mit den Tränen. Aber aus irgendeinem Grund wollte ich mir nicht erlauben, zu weinen. Ich hatte das Gefühl, dass es mir nicht zustand, am Grab meines Vaters Tränen zu vergießen, nachdem ich ihn so schmählich enttäuscht und im Stich gelassen hatte. Ich machte mir heftige Vorwürfe und dachte an all die Momente in den zurückliegenden sechs Monaten, in denen ich nicht zu ihm gegangen war, weil ich nicht gewusst hatte, was ich sagen sollte. Ich schämte mich, weil ich ihn nie in den Arm genommen hatte. Einfach nur so, ohne Grund, nur um ihm zu zeigen, wie sehr ich ihn liebte und dass ich immer für ihn da sein würde, egal, was auch geschah. Ich wandte mich zu meiner Mutter. Sie stand da wie zur Salzsäule erstarrt und verzog keine Miene.

Oma Resi nahm mich in den Arm. »Lass es raus, Gabi«, sagte sie. »Ist gut, du darfst schon weinen.« Meine Mutter warf mir einen verächtlichen Blick zu. Ich lehnte den Kopf an die Schulter meiner Großmutter und ließ meinen Tränen freien Lauf. Ich fühlte mich wie jemand, der seinen eigenen Vater ermordet hat. Oma Resi schien zu wissen, was in mir vorging, und drückte mich noch fester an sich. »Das ist nicht deine Schuld, Gabi. Hörst du? Du kannst nichts dafür.« Ich schluchzte und vergrub mein Gesicht in den Falten von Oma Resis Jacke. Hätte sie mich nicht gehalten, ich wäre zu Boden gefallen. Ich fühlte mich schwach und elend und wusste einfach nicht mehr weiter.

Als die Beerdigung zu Ende war, gingen wir alle zusammen nach Hause. Ich hatte mich bei Oma Resi untergehakt und weinte noch immer. Meine Mutter sah finster drein und wirkte noch immer wie versteinert. »Wo ist eigentlich Tony?«, fragte meine Großmutter. »Er ist allein daheim geblieben. Er ist so sensibel. Er kann bei so etwas nicht dabei sein. Wenn er hätte mitansehen müssen, wie man seinen eigenen Vater unter die Erde bringt, hätte er nie wieder ein Auge zugetan. Ich kenne doch meinen Jungen. Er ist nicht so eiskalt wie die da!«

»Leni!«, stieß meine Großmutter zornig hervor. »Jetzt sei aber still!« Ich sah meine Mutter an und konnte und wollte nicht glauben, was sie gerade über mich gesagt hatte. Oma Resi streichelte mir über den Kopf und schüttelte beinahe unmerklich den Kopf. Du bist nicht eiskalt, schien sie sagen zu wollen. Glaub nicht, was deine Mutter eben gesagt hat. Ich glaubte es auch nicht. Ich wusste, dass es eine Lüge war, eine Provokation, die mich verletzen sollte. Sie wusste, wie sehr ich an meinem Vater gehangen und in den letzten Monaten und Jahren mit ihm mitgelitten hatte. Aber gerade deswegen sagte sie so etwas. Sie wusste, wie sehr mich dieser Vorwurf schmerzte und quälte. Sie war diejenige, die eiskalt und egoistisch war. Jeder konnte es sehen. Nicht nur ich. Sie konnte sagen, was sie wollte, aber nach dieser Beerdigung wusste jeder, was für ein Mensch sie war. Sollte sie doch versuchen, ihr Verhalten am Grab meines Vaters zu rechtfertigen. Kein Mensch würde ihr das Märchen von der willensstarken Ehefrau abkaufen, die mit großer Selbstbeherrschung dem Schicksal entgegentritt und sich nicht durch solch eine Tragödie entmutigen lässt. Die Leute waren nicht dumm. Sie wussten, was hinter ihrem Verhalten steckte.

19
SCHWARZE WITWE

Doch ich täuschte mich. Nur wenige Tage nach dem Tod meines Vaters kam mir ein Gerücht zu Ohren, das mir die Sprache verschlug. Es hieß, meine Mutter und ich hätten meinen Vater ermordet! Ich musste mich setzen, als ich das erste Mal davon hörte. Es war in der Metzgerei. Ich war gerade gekommen, um Einkäufe zu machen. Wie immer, wenn ich den Laden betrat, grüßte ich die Kunden und die Frau des Metzgers und stellte mich hinten an. Doch an diesem Morgen war irgendetwas anders als sonst. Die Frau, neben die ich mich gestellt hatte, sah mich mit einer Mischung aus Entsetzen und Verachtung an und wich einen Schritt zurück. Auch alle anderen musterten mich, als würden sie sich darüber wundern, dass ich es wagte, dort zu erscheinen und so zu tun, als wäre nichts passiert. Ich wusste besser als jede andere im Laden, dass mein Vater sich umgebracht hatte, und verstand nicht, warum sein Selbstmord ein

Grund war, vor mir zurückzuweichen. Die Metzgerin bat mich zu sich und forderte mich auf, nach hinten zu kommen. Sie habe da etwas, was sie mir zeigen wolle, log sie.

Als wir alleine waren und uns niemand mehr hören konnte, sagte sie mir die Wahrheit. Der Grund für das eigenartige Verhalten der Frauen war ein Gerücht, das unsere Vermieterin in die Welt gesetzt hatte und das sich nun wie ein Lauffeuer verbreitete. Es besagte, dass meine Mutter und ich meinen Vater heimtückisch und vorsätzlich ermordet hätten! Ich traute meinen Ohren nicht und war im ersten Moment so schockiert, dass mir schwindelte. Ich wurde leichenblass. Übelkeit stieg in mir auf. Rasch schob mir die Metzgerin einen Schemel unter den Hintern, damit ich mich setzen konnte. »Mach mir jetzt bloß nicht schlapp, Mädchen! Das dürft ihr euch nicht gefallen lassen. Das ist Rufmord!«

Das sagte auch der Polizist auf der Wache zu meiner Mutter. Er riet ihr, sofort einen Anwalt zu nehmen und sich in aller Form gegen diesen Vorwurf zur Wehr zu setzen. Doch für einen Anwalt hatten wir kein Geld. Also wandte sich meine Mutter in ihrer Verzweiflung an die Presse. Die Journalisten stellten zwar klar, dass der Tod meines Vaters zweifelsfrei ein Selbstmord gewesen war, berichteten jedoch auch ausführlich darüber, dass in der Bevölkerung »die wildesten Gerüchte« umgingen. Das fachte natürlich die Neugier der sensationsgierigen Nachbarn und Fremden erst so richtig an, weswegen uns nichts anderes übrig blieb, als schon wieder umzuziehen.

Von den Behörden wurde uns aufgrund der besonderen seelischen und wirtschaftlichen Belastungen, die der Selbstmord meines Vaters für die Familie mit sich brachte, schon sehr bald eine nagelneue Sozialwohnung in Regensburg mit drei Zimmern, Küche und Bad zugewiesen. Schon Anfang September konnten wir dort einziehen. Ich wunderte mich, dass ausgerechnet die Rimmlers uns beim Umzug helfen wollten, freute mich aber darauf, Gertrud wiederzusehen. Leider freute sie sich nicht, mich zu sehen. Sie mied mich, so gut sie konnte, und wurde sogar wütend, als ich nicht aufhörte, ihre Nähe zu suchen. Ich verstand nicht, was mit ihr los war. Sie konnte doch nicht allen Ernstes den Gerüchten Glauben schenken, die unsere ehemalige Vermieterin in Umlauf gebracht hatte!

Und doch hielt ich es für möglich. Ich lebte in den Monaten nach dem Tod meines Vaters wie in einer Art Trancezustand. Mir schwirrte der Kopf, ich beschäftigte mich mit den verrücktesten Gedanken und konnte einfach das Bild meines Vaters nicht vergessen, wie er in der Küche auf dem Boden saß mit dem Messer in seiner Brust. Ich hatte zwar gehofft und geglaubt, die Leute würden jetzt endlich erkennen, was für ein Mensch meine Mutter war, aber das, was sie nun behaupteten, war eine Ungeheuerlichkeit!

Unsere Vermieterin hatte von den dauernden Streitereien meiner Eltern ebenso gewusst wie vom Krankenhausaufenthalt und der Alkoholsucht meines Vaters. Dass sie aber daraus die Schlussfolgerung zog, meine Mutter hätte meinen Vater loswerden wollen und ihn deswegen umgebracht, war wirklich nicht zu glauben. Noch entsetzlicher war, dass sie mir allen Ernstes unterstellte, ich hätte mich an der vermeintlichen Tat beteiligt. Ich taumelte wie eine Schlafwandlerin umher und versuchte, zu verstehen, wie jemand auf so einen absurden Gedanken kommen konnte. Ich machte mir die heftigsten Vorwürfe wegen des Selbstmords meines Vaters, und nun nannte man mich eine Mörderin.

Anders als meine Mutter, die sich nur um ihren guten Ruf sorgte und ständig von irgendwelchen Leuten redete, die sie »komisch« angesehen hätten, dachte ich ununterbrochen darüber nach, was ich falsch gemacht haben könnte. Was hatte ich getan, um so einen Verdacht zu rechtfertigen? War ich es etwa gewesen, der die ganze Zeit mit meinem Vater gestritten und ihn auf das Übelste beschimpft hatte? Hatte ich meinen Vater jemals beleidigt oder schlecht behandelt? Als ich am Tag der Beerdigung gedacht hatte, dass nun alle Welt wüsste, wie meine Mutter wirklich war, hatte ich keinen Augenblick an so etwas gedacht. Ich hatte mir gewünscht, dass nun die Lügen und die Heuchelei meiner Mutter ein Ende haben würden, dass sie es nie wieder wagen könnte, mich so zu beleidigen, wie sie es am Tag der Beerdigung meines Vaters getan hatte. Ich hatte ihr nichts Böses gewünscht. Ich wollte nur, dass sie endlich keine Gelegenheit mehr hätte, mich mit ihren Bosheiten zu verleumden. Dass sie selbst verleumdet würde, hatte ich nie gewollt.

Meine Mutter und ich gingen uns in den ersten Monaten nach dem Tod meines Vaters so gut wir konnten aus dem Weg. Sie arbeitete als Putzfrau in einem Staatlichen Forschungsinstitut und ich als Auffüllkraft in einem Supermarkt. Dort holte mich Joe so oft er konnte von der Arbeit ab und begleitete mich ein Stück. Er hatte nie aufgehört, mir den Hof zu machen, und immer wieder beteuert, dass er mich mehr liebe denn je und sich nichts mehr wünsche als eine Beziehung mit mir. Schließlich willigte ich ein und wurde seine Freundin. Ich kann nicht sagen, dass diese Partnerschaft mich glücklich gemacht oder mich irgendwie über das hinweggetröstet hätte, was geschehen war. Ich nahm seine Offerte an wie etwas, was man nicht ablehnen kann, obwohl man es sich eigentlich nicht wünscht. Hätte mich jemand nach einem Grund für meinen Sinneswandel gefragt, ich hätte keinen nennen können. Joe war trotzdem zufrieden.

Auch die Laune meiner Mutter besserte sich nach unserem Umzug. Mir fiel auf, dass sie irgendwie anders war als in der Zeit vor dem Umzug. Was genau sich an ihr verändert hatte, konnte ich nicht sagen. Es kam mir so vor, als ob sie ein Geheimnis mit sich herumtrug. Ihr Verhalten erinnerte mich an die Zeit vor unserem Umzug von Neudorf nach Hagelstadt. Damals hatte sie meinen Vater vor vollendete Tatsachen gestellt und so ihren Willen durchgesetzt. Ich fragte mich, um was es denn dieses Mal gehen könnte.

Die Antwort auf diese Frage erhielt ich zwei Wochen nach unserem Umzug, als ich früher als üblich aus der Arbeit nach Hause kam. Ich stand im Wohnzimmer und starrte mit offenem Mund auf die Couch. Das durfte einfach nicht wahr sein. Meine Mutter und

Joachim Rimmler! Mit einem Mal verstand ich, was los war. Von einer Sekunde auf die andere wurde mir klar, was die Ehe meiner Eltern zerrüttet und letztendlich zum Selbstmord meines Vaters geführt hatte. Meine Mutter musste schon im Herbst 1978 ein Verhältnis mit Joachim gehabt haben. Deswegen hatten die Rimmlers in jener Nacht im Streit das Haus verlassen. In dieser Nacht, als meine Eltern zusammen mit Joachim und seiner Frau den Porno angesehen hatten, war die Wahrheit ans Licht gekommen. Durch irgendein Fehlverhalten meiner Mutter waren die beiden »aufgeflogen«.

Deshalb hatte mein Vater auch nicht länger an sich halten können. Ausgerechnet meine Mutter, die all die Jahre hindurch andere gemaßregelt und kritisiert hatte, die sich gerne als Hüter von Moral und Anstand präsentierte, hatte sich selbst als notorische Lügnerin entlarvt. Mein Vater hatte also allen Grund gehabt, meiner Mutter Beleidigungen an den Kopf zu werfen. Und sie wusste sich nicht anders zur Wehr zu setzen als mit Erpressungen. Sie hatte die Liebe meines Vaters zu seinen Kindern ausgenutzt, um ihn mundtot zu machen und in die Knie zu zwingen. Sie hatte mich und Tony benutzt, um eine Niederlage in einen Sieg zu verwandeln. Von Tony hatte man nichts anderes erwarten können als eine willige, gedankenlose Teilnahme an diesem schändlichen Spiel. Er hatte seine Rolle wie erwartet und gewünscht gespielt. Aber von mir hatte mein Vater mehr erwartet. Als mir das alles klar wurde, packte mich ein solcher Zorn, dass ich nicht länger an mich halten konnte.

»Und mich nennst du Flittchen?«, schrie ich. Mir lagen noch so viele Sachen auf der Zunge, aber vom Anblick meiner Mutter und ihres Liebhabers wurde mir so übel, dass ich glaubte, mich übergeben zu müssen. Ich schlug die Türe zu und verschwand in meinem Zimmer. Kaum war Joachim gegangen, kam auch schon meine Mutter zu mir. Sie verlor kein Wort über das, was ich gerade gesagt hatte. »Wir werden heiraten«, stellte sie lakonisch fest und wollte schon wieder gehen, als ich erneut zu schreien anfing.

»Niemals! Spinnst du jetzt total? Er ist verheiratet und hat eine Familie. Schämst du dich denn gar nicht? Mich nennst du Dirne und Nutte, nur weil ich mir Schuhe mit hohen Absätzen kaufe, und selber gehst du mit verheirateten Männern fremd!« Meine Mutter stand vor mir und war sprachlos. Ich fixierte sie angriffslustig und wartete nur darauf, dass sie anfing, mich zu beschimpfen. Mir war in diesem Moment alles egal. Die Zeiten, in denen meine Mutter mir hatte drohen und mich mundtot machen können, waren ein für alle Mal vorbei. Sie schien das bemerkt zu haben. »Ich brauche deine Zustimmung nicht. Und außerdem will er sich sowieso scheiden lassen. Es ist also alles in Ordnung. Tony sieht das auch so.« – »Das tue ich nicht!«, schrie mein kleiner Bruder, der unbemerkt von meiner Mutter die Wohnung betreten hatte. »Das kannst du vergessen. Niemals!« Meine Mutter verstummte und sah voller Entsetzen auf meinen kleinen Bruder. Tony ließ keinen Zweifel daran, dass er meinte, was er eben gesagt hatte. Joachim war ein sehr strenger Mann. Mit ihm als Vater hätte Tonys bequemes Leben rasch ein Ende gefunden. Mein kleiner Bruder wusste das und tat, was er immer machte. Er dachte nur an sich, auch wenn das in diesem Fall bedeutete, dass er sich gegen unsere Mutter stellen musste.

20

ALBERT

Nachdem meine Mutter hatte erkennen müssen, dass es zwecklos war, mich oder meinen Bruder umzustimmen, machte sie sich sofort auf die Suche nach einem anderen Mann. Gerade eine Woche war vergangen, seit ich sie auf der Couch mit Joachim Rimmler erwischt hatte, als sie mit einem Kleid aus dem Kaufhaus zurückkehrte, das mir den Atem verschlug. Ich traute meinen Augen nicht.

Sie stand vor mir in einem tief ausgeschnittenen Kleid mit Leopardenmuster und schämte sich kein bisschen. Im Gegenteil, sie drehte und streckte sich vor dem großen Spiegel wie ein Star-Model vor den Kameras der Fotografen und betrachtete sich mit sichtlichem Wohlwollen und einem so widerlichen Grinsen im Gesicht, dass ich mich angewidert abwandte und davonging. In mir brodelte es mehr denn je. Ich stand da, rang nach Atem wie ein Ertrinkender und hatte Mühe, mich zu beherrschen.

Wie hatte ich nur so viele Jahre Angst haben können vor dieser Frau? Gewiss, sie war meine Mutter, aber wie hatte ich nur so blind sein können? Warum hatte ich nicht bemerkt, was für ein Mensch sie wirklich war? Sie fühlte nichts. Weder hatte sie für meinen Vater etwas empfunden, noch für Joachim. Sie hatte versucht, Gertruds Vater dazu zu bringen, seine Familie zu verlassen. Und wofür? Für nichts! Sie liebte ihn nicht. Meine Mutter wollte einfach nur einen Mann. Joachim war der erstbeste gewesen, der ihr eingefallen war, mehr nicht. Sie stieß ihn achtlos beiseite, kaum dass Tony gesagt hatte, er wolle ihn nicht als Vater. Ebenso teilnahmslos hatte sie meinen Vater in den letzten Wochen und Monaten aus ihrem Leben gestrichen. Und nun suchte sie sich schon den nächsten.

Aber mich nannte sie Flittchen und Nutte. Ich hätte ihr am liebsten all meine Wut und Enttäuschung ins Gesicht geschleudert. Doch ich wusste, dass es nichts geändert hätte. Meine Mutter kannte offenbar kein schlechtes Gewissen. Moralische Skrupel schienen ihr fremd. Und mich nannte sie eiskalt. Gefühllos. Egoistisch. Durchtrieben. Für mich klang das eher wie eine Aufzählung aller hervorstechenden Charaktermerkmale meiner Mutter. Ich hatte mich lange Zeit geschämt, wenn ich nur etwas Böses über meine Mutter gedacht hatte. Das war nun vorbei. Wofür sollte ich mich jetzt noch schämen, wenn ich sie Flittchen nannte? Sie zog sich an wie ein Flittchen und zögerte keine Sekunde, sich so in der Öffentlichkeit zu zeigen.

Trotzdem hatte sie keinen Erfolg bei den Männern. Die Männer, die sich für sie interessierten, waren in ihren Augen »Proleten, wenn nicht Schlimmeres«. Zudem hatte sie gleich an ihrem ersten Abend feststellen müssen, dass es nicht gut war, als Frau alleine loszuziehen. Also überraschte sie mich eines Tages mit der Bitte, sie zu begleiten. Natürlich zusammen mit meinem Freund. Schließlich sollte ich ihr keine Konkurrenz machen. Ich ließ mich breitschlagen, und so besuchten wir also am Wochenende zu dritt ein Tanzlokal.

Da Joe nicht gerne tanzte, ließ ich mich mit seiner Zustimmung von anderen Herren zum Tanz auffordern. Sehr zum Ärger meiner Mutter, die ihre Felle davonschwimmen sah und voller Neid auf mich blickte, jedes Mal, wenn ein Mann zu uns an den Tisch kam und mich um den nächsten Tanz bat. So hatte sie sich das eigentlich nicht vorgestellt. Sie hatte mich nicht gebeten, sie zu begleiten, damit ich ihr Konkurrenz machte. Mich kümmerte es wenig. Ich genoss das Tanzen und die Komplimente der vielen Herren, die mich immer wieder aufforderten und mir sagten, wie schade es sei, dass ausgerechnet ich schon in festen Händen sei. Wie gerne hätte ich das meiner Mutter unter die Nase gerieben, die mit finsterer Miene an ihrem Platz saß und nach einem passenden Tanzpartner Ausschau hielt. Aber ich ließ es bleiben. Nicht nur, weil ich Joe nicht kränken wollte, sondern auch weil das Gesicht meiner Mutter Genugtuung genug für mich war.

Im Februar 1981 hatte sie endlich Erfolg. Sie begegnete dem sieben Jahre jüngeren Albert. Albert und meine Mutter verstanden sich vom ersten Moment an prächtig, und so wurde ich seit diesem Tag als Begleitung nicht mehr gebraucht.

Im Herbst 1981 machte mir Joe einen Heiratsantrag, den ich annahm. Albert hielt kurze Zeit später um die Hand meiner Mutter an, einer Doppelhochzeit an meinem 18. Geburtstag stand also nichts mehr im Weg. Außer meinen immer stärker werdenden Zweifeln an der Richtigkeit meiner Entscheidung. Im März 1982, fünf Monate vor der geplanten Trauung, überlegte ich es mir dann endgültig anders und trennte mich von Joe. Ich wollte mein Leben nicht an der Seite eines Mannes verbringen, dem das Kartenspielen wichtiger war als seine künftige Frau. Es hatte zwar lange gedauert, bis ich mir darüber klar geworden war, aber wie heißt es doch so schön: »Lieber spät als nie!«

Meine Mutter war außer sich vor Zorn und warf mir vor, sie im Stich gelassen zu haben. Ich ließ ihre Wutanfälle mit einem Achselzucken über mich ergehen und erinnerte sie daran, dass ihre Hochzeit ja wie geplant stattfinden würde, sie sich also gar nicht so aufzuregen brauchte. Aber meine Mutter ließ das nicht gelten. Schon zwei Wochen nach meiner Trennung von Joe nahm sie mich mit zu Alberts Bruder. Sie wollte ihre neue Verwandtschaft kennenlernen und bei dieser Gelegenheit mich meinem künftigen Ehemann vorstellen.

Sie hatte für mich einen 58 Jahre alten Junggesellen ausgesucht, der ihrer Meinung nach perfekt zu mir passte. Meine Mutter geriet ins Schwärmen, wenn sie an die Zukunft dachte. »Stell dir vor, wenn du 40 bist, ist er schon tot, und du erbst den Hof und das ganze Land, das dazugehört. Ist das nicht ein Traum? Wenn Albert und ich in Rente gehen, bauen wir ein Haus direkt neben deinen Hof, und dann können wir wieder zusammenleben, so wie früher. Was sagst du dazu?« Meine Antwort war kurz und bündig. »Träum weiter!«, sagte ich zu meiner Mutter in einem Ton, der keinen Widerspruch duldete. »Kannst du nicht einmal an mich denken?«, schimpfte sie. Ich sah sie an und sagte kein Wort. Da wusste sie, dass es keinen Sinn mehr hatte, mich mit solchen Sätzen unter Druck setzen zu wollen.

Nach der Heirat meiner Mutter mit Albert im August 1982 zogen wir in eine Dreizimmerwohnung. Die Wohnung war schön, aber für uns alle einfach zu klein. Ich fühlte mich bald schon wie das fünfte Rad am Wagen, und auch meine Mutter ließ mich immer mehr spüren, dass ich für sie nur noch ein lästiger Störfaktor in ihrem Leben war. Es dauerte nicht lange, und sie begann, mir vorzuwerfen, ich würde Albert schöne Augen machen. Das war der Tropfen, der das Fass endgültig zum Überlaufen brachte. Ich wollte nur noch weg von ihr. Doch in Regensburg eine bezahlbare Wohnung zu finden war nahezu unmöglich. Also übernachtete ich so oft wie möglich bei einer Freundin oder blieb bis zum frühen Morgen außer Haus. Auch im September 1983, als mein Bruder seinen 16. Geburtstag feierte, zog ich es vor, die Nacht bei meiner Freundin zu verbringen. Ich hatte keine Lust, mit Albert, meiner Mutter und Tony dessen Geburtstag zu feiern. Da ging ich schon lieber mit Manuela zum Tanzen. Als wir das Tanzlokal betraten, ahnte ich nicht, dass es ein ganz besonderer Abend für mich werden sollte.

21

HEMMUNGSLOS

Eigentlich war mir an diesem Abend gar nicht nach Tanzen zumute. Ich war verärgert, hatte dementsprechend schlechte Laune und war nicht in der Stimmung, mich mit fremden Männern zu unterhalten. Seit Wochen schon hatte meine Mutter nur noch von Tony geredet. Seine Rückkehr zu ihr war der eigentliche Grund für ihren beinahe täglich geäußerten Wunsch, ich solle ausziehen. Sie schob alle möglichen Scheinargumente vor, etwa, dass ich volljährig sei und eh bald heiraten würde, oder, was ich ständig hören musste, längst verheiratet sein könnte.

Ich konnte es einfach nicht mehr hören. So wenig wie die Loblieder auf meinen Bruder, den verlorenen Sohn, der endlich zu ihr zurückgekehrt war, nachdem ich ihn gezwungen hatte, von zu Hause auszuziehen. Meine Mutter hatte mich wieder einen »Löwen« genannt, was in diesem Fall sogar zutraf, weil ich einmal wirklich die Beherrschung verloren und laut geworden war. Der Vorwurf, ich hätte ihn so unter Druck gesetzt, dass ihm gar keine andere Wahl mehr geblieben war, als wegzugehen, war einfach absurd und lächerlich, und niemand wusste das besser als meine Mutter.

Sie war es doch gewesen, die im Herbst 1980 den Stein ins Rollen gebracht hatte, und nicht ich. Als Tony damals in die siebte Klasse kam, begann er, die Schule zu schwänzen. Statt am Unterricht teilzunehmen, hing er mit seinen Freunden in Spielhallen herum. Meine Mutter wusste das, und trotzdem gab sie ihm Tag für Tag zehn Mark »Pausengeld« mit, die er natürlich regelmäßig in die Automaten steckte und verlor. Meine Mutter sagte kein Wort, und ich schwieg ebenso, obwohl ich es unmöglich fand, schließlich waren wir nicht gerade reich und mussten wie viele andere Familien jede Mark zwei Mal umdrehen, ehe wir sie ausgaben. Kurz gesagt, mich wurmte es, dass wir uns einschränken mussten, nur damit mein Bruder seiner Spielsucht frönen konnte.

Im Dezember erhielt meine Mutter einen Brief von der Schule. Ihr wurde mitgeteilt, dass mein Bruder seit Beginn des Schuljahres schon 30 Tage unentschuldigt dem Unterricht ferngeblieben war. Doch sie war nicht in der Lage, ihn zur Vernunft zu bringen. Damals hatten wir zum ersten Mal einen heftigen Streit, weil ich nicht länger bereit war, auf alles Mögliche zu verzichten, nur damit Tony jeden Tag die Spielautomaten füttern konnte. Meine Mutter stellte sich aber weiter auf seine Seite, und ich hatte das Nachsehen. Bis er im Februar 1981 einen folgenschweren Fehler machte.

Meine Mutter und ich saßen gerade zusammen am Tisch, als mein Bruder nach Hause kam, seine Tasche auf den Boden knallte und schnurstracks zu uns ins Wohnzimmer stürmte. »Ich brauche 300 Mark, sofort!«, sagte er zu meiner Mutter, ohne ihren Gruß zu erwidern. Sie sah ihn entgeistert an und wusste nicht, was sie erwidern sollte. Tony warf ihr einen wütenden Blick zu. Mich beachtete er gar nicht. Man konnte sehen, wie aufgeregt er war. Es musste etwas passiert sein, worüber er nicht reden wollte. Seine Stirn war mit Schweiß bedeckt, und seine geballten Fäuste zitterten. Das Flackern in seinen Augen verriet nichts Gutes. Meine Mutter lächelte ihn an. »Aber Tony, woher soll ich denn jetzt so einfach 300 Mark nehmen? Ich habe nicht so viel Geld im Haus.« – »Dann geh und hol es!«

Sein Auftreten überraschte sogar mich. Ich war ja inzwischen einiges von ihm gewohnt, aber so hatte ich ihn noch nie erlebt. Seit Monaten schon tyrannisierte er meine Mutter mit seinen unverschämten Forderungen, aber noch nie hatte er es gewagt, so mit ihr zu sprechen. Es klang, als würde er ihr drohen wollen, falls sie nicht tat, was er wollte. »Für was brauchst du denn das Geld?«, fragte meine Mutter. »Ist etwas …« – »Das geht dich nichts an!«, schrie er. Sein Gesicht verfärbte sich. Er fletschte angriffslustig die Zähne. Die Adern an seinem Hals schwollen an und traten deutlich hervor. Er atmete schwer. »Gib mir das Geld, oder ich springe vom Balkon!«

Meine Mutter riss entsetzt die Augen auf. »Tony!«, stieß sie heiser hervor und starrte ihn mit offenem Mund und weit aufgerissenen Augen an. »Mein Junge!« Tony wartete einen kurzen Moment, dann ging er mit großen Schritten durch das Zimmer, riss die Balkontür auf und trat hinaus auf den Balkon. Er packte mit beiden Händen das Geländer und drehte sich zu meiner Mutter um. Sie war aufgesprungen, sagte aber kein Wort. Sie stand nur da, die Hände vor dem Mund, und starrte meinen Bruder an. Da wurde es mir zu viel. Ich hatte genug von dieser Schmierenkomödie.

»Ich springe jetzt!«, schrie er noch einmal. Ich ging zur Balkontür, nahm den Griff der Tür in die Hand und verabschiedete mich von ihm. »Na dann, lass dich nicht aufhalten!«, sagte ich und schloss die Balkontür. Ich drückte den Türgriff nach unten, sodass die Tür von innen verriegelt war. Tony sah mich an, als wollte er nicht glauben, was ich gerade eben getan hatte. »Spring!«, rief ich ihm durch die Scheibe hindurch zu. »Das Geld bekommst du dieses Mal nicht. Dafür werde ich sorgen.« – »Gabi!«, rief meine Mutter erschrocken. »Mach die Tür auf. Der arme Junge holt sich den Tod, es ist doch so kalt, und er hat nur ein Sweatshirt an.« – »Er will doch eh vom Balkon springen, wozu braucht er da eine Jacke«, sagte ich mit einem sarkastischen Unterton in der Stimme. »Gabi!«, rief sie. »Wie kannst du nur sowas sagen? Wenn er springt, bist du schuld!« Ich zuckte nur die Achseln und wartete. Ich stand mit dem Rücken zur Balkontür. Er konnte mein Gesicht nicht sehen und hatte nicht hören können, was wir gerade geredet hatten. Obwohl ich in diesem Augenblick nicht wusste, was er tat, war ich mir sicher, dass er nicht springen würde.

Und so war es denn auch. Es dauerte keine fünf Minuten, da hörte ich ihn schon gegen die Scheibe klopfen. »Mach sofort auf!« – »Siehst du?«, sagte ich zu meiner Mutter. »Mama, der will nur dein Geld. Lass dich doch nicht die ganze Zeit von ihm erpressen. Das kann so wirklich nicht mehr weitergehen. Denk doch mal nach. Das wird immer schlimmer. Du tust ihm wirklich keinen Gefallen damit, wenn du nachgibst und immer tust, was er will.« Das Klopfen in meinem Rücken wurde lauter. »Mach endlich auf!« Ich ließ ihn wieder herein. Er mied meinen Blick, rannte an mir vorbei durch das Wohnzimmer in den Flur hinaus, packte seine Jacke und verschwand.

»Der arme Junge!«, wiederholte meine Mutter. »Er hat sicher irgendwelche Probleme.« – »Natürlich hat er die«, antwortete ich. »Du musst endlich was unternehmen. Er bestiehlt und erpresst dich, und alles nur wegen seiner Spielsucht. Wenn du nicht sofort was unternimmst, wird er noch kriminell.« – »Du meinst …?« – »Ja, das meine ich. Irgendwann dreht er zusammen mit seinen Kumpanen irgendein krummes Ding und landet im Jugendgefängnis.« – »Oh mein Gott!« Meine Mutter war sichtlich schockiert bei dieser Vorstellung. »Was kann ich nur tun?« – »Wir müssen mit den Leuten vom Jugendamt reden. Die wissen, was zu tun ist.« – »Gabi! Er ist mein Sohn! Ich kann ihn doch nicht …« Weiter kam sie nicht. Ihre Stimme versagte.

Natürlich tat meine Mutter erst einmal nichts. Aber nun war ich diejenige, die nicht mehr lockerließ. Tag für Tag redete ich auf sie ein und erinnerte sie daran, dass etwas geschehen müsse. Sie erfand tausend verschiedene Ausreden, eine fadenscheiniger und sinnloser als die andere, nur um ja nicht handeln zu müssen. Schließlich wurde es mir zu bunt. »Gut«, sagte ich. »Dann gehe ich jetzt zum

Jugendamt. Mit dir oder ohne dich.« – »Das kannst du nicht machen!« – »Und ob ich das kann. Ich werde denen alles erzählen.« – »Was meinst du mit ›alles‹?« – »Das weißt du ganz genau!«

Am nächsten Tag saßen wir im Jugendamt im Büro eines sehr netten und verständnisvollen Herrn, der uns erklärte, dass es wohl das Beste wäre, wenn Tony freiwillig in das Jugendheim Fassoldshof ginge. Er brauche dort nur so lange zu bleiben, bis er aus der Schule komme. Meine Mutter seufzte und war gar nicht begeistert. »Hören Sie!«, sagte der Mann. »Wenn er nicht freiwillig geht und sein Verhalten sich nicht bessert, wird er per Gerichtsbeschluss eingewiesen und muss bis zu seiner Volljährigkeit dort bleiben, weil Ihnen als Mutter die Vormundschaft entzogen wird.«

Die Wirkung dieser Worte auf meine Mutter war unbeschreiblich. Ausgerechnet ihr, die Tony seit seiner Geburt auf Händen getragen und ihm jeden Wunsch von den Augen abgelesen hatte, drohte man, das Sorgerecht zu entziehen. Sie bekam feuchte Augen und war zu keinem Wort mehr fähig. Als wir zu Hause ankamen, weinte sie.

»Du willst mich nur loswerden, so wie du Papa loswerden wolltest!«, schrie mein Bruder, als er erfuhr, dass er in das Jugendheim gehen sollte. Und zwar bereits am nächsten Tag. Der Mitarbeiter des Jugendamtes hatte gesagt, das sei das Beste für ihn. Man dürfe ihm keine Gelegenheit geben, mit seinen Freunden über die Sache zu beratschlagen. Die Gefahr, dass er von zu Hause weglaufen und sich irgendwo verstecken würde, sei dann viel zu groß. »Ich dachte du magst mich!«, brüllte Tony. Meine Mutter konnte nicht antworten, sie zuckte nur jedes Mal zusammen, wenn er sie anschrie.

»Überleg doch mal, Tony«, begann ich vorsichtig. »Wenn du nicht mitgehst, werden sie dich holen, und dann wirst du fünf Jahre dort bleiben müssen. Fünf Jahre! Verstehst du?« Tony sah mich an. Einen Moment sah es so aus, als ob er sich auf mich stürzen wollte. Doch sein Widerstand war gebrochen. »Sei doch vernünftig. Wenn sie dich holen müssen, bekommst du einen gerichtlichen Vormund,

und keiner von uns darf dich besuchen.« Er ließ den Kopf sinken. Die Entscheidung war gefallen. Am nächsten Morgen verließ er die Wohnung, ohne sich von mir oder meiner Mutter zu verabschieden.

Natürlich gab meine Mutter mir die Schuld an allem, kaum dass er aus der Wohnung war. Ich hatte ihn vertrieben. Ich hatte ihn loswerden wollen. Ich hatte versucht, einen Keil zwischen ihn und meine Mutter zu treiben. Sie war recht erfinderisch, wenn es darum ging, mir Vorwürfe zu machen. Sie beschränkte sich darauf, ihm jede Woche ein Paket zu schicken und ihm jeden Wunsch zu erfüllen, wenn er in den Ferien nach Hause kam. Mir war es verboten, ihn zu besuchen. Angeblich wollte er mit mir nichts mehr zu tun haben und mich nie wiedersehen. Als wir uns dann aber nach seinem Schulabschluss doch über den Weg liefen und ich ihn fragte, wie es gelaufen sei, sagte er mir, dass er es ohne den Aufenthalt im Heim nie geschafft hätte, so gut abzuschließen. Trotzdem blieb ich diejenige, die ihn aus reiner Bosheit von zu Hause verjagt hatte.

22
SCHNELLE ENTSCHEIDUNGEN

Dabei war ich diejenige, die man loswerden wollte. Seit Tony die Schule beendet hatte und zu uns zurückgekehrt war, schlief er im Kinderzimmer und ich auf der Couch im Wohnzimmer. Die war als Schlafplatz nicht nur viel zu klein und unbequem, sondern auch schon deshalb vollkommen ungeeignet, weil ich wegen Tony bis spät in die Nacht keine Ruhe finden konnte. Er saß bis ein oder zwei Uhr in der Früh vor dem Fernseher. Dass ich todmüde war und dringend meinen Schlaf benötigte, war ihm vollkommen egal.

Einmal hatte ich unfreiwillig mitbekommen, wie meine Mutter und er sich über mich unterhalten hatten, und so erfahren, dass meine Mutter noch immer wütend war wegen meiner Trennung von Joe. »Warum hat sie nicht diesen Joe geheiratet? Dann hätte sie jetzt keine Probleme mehr und wir unsere Ruhe. Nur wegen ihr leben wir hier wie die Sardinen in der Dose.« Und als ob das nicht schon schlimm genug gewesen wäre, fügte sie noch hinzu, ich könne doch zu einem der Männer ziehen, mit denen ich mich die ganze Zeit herumtreiben würde. »Sie ist doch die ganze Zeit unterwegs«, hörte ich meine Mutter sagen. »Du glaubst doch nicht, dass sie mit dieser Manuela zusammen ist? Die treibt sich viel lieber mit Männern herum, ich kenne sie doch. Ich habe doch gesehen, wie die sich beim Tanzen an die Kerle ranschmeißt. So was von schamlos, das glaubst du einfach nicht!«

Ich hielt meinen Mund, obwohl ich nicht wenig Lust verspürte, sie an ihre peinlichen Auftritte in den Tanzlokalen zu erinnern. Aber ich war des Streitens müde und wollte nur noch weg. Das sagte ich auch zu meiner Freundin, als ich am 11. September mit ihr zusammensaß und über meinen Bruder sprach, der seinen Geburtstag unbedingt zu Hause feiern wollte. Manuela verstand sehr gut, warum ich nicht dabei sein wollte. Sie kannte mich inzwischen gut genug, um zu wissen, wie es in mir aussah. Also kam sie auf die Idee, tanzen zu gehen. Sie wollte mich ablenken, auf andere Gedanken bringen, weil ich sonst den ganzen Abend an nichts anderes denken würde als daran, dass meine Mutter, Albert und Tony zu Hause saßen und sich das Maul über mich zerrissen.

Im Tanzlokal war so gut wie nichts los. Trotzdem blieben wir da. »Dann sorgen wir eben für Stimmung!«, sagte Manuela lachend. Sie wusste, wie sie mich auf andere Gedanken bringen konnte. Manuela alberte so lange herum, bis ich mich von ihrer guten Laune anstecken ließ und zu lachen begann. Tony und meine Mutter waren vergessen. Meine gute Laune wirkte wie immer ansteckend auf andere. Es dauerte nicht lange, bis sich die ersten Männer nach uns umsahen. Uns war es egal, wir hatten unseren Spaß. Gegen 23 Uhr wurden wir müde, wir hatten den ganzen Abend getanzt und wollten gerade gehen, als sich zwei Männer zu uns setzten.

Der eine hatte entschieden zu viel getrunken und drängte sich an mich heran, der andere hieß Robert und hatte ein Auge auf meine Freundin geworfen. Sie schienen sich gut zu unterhalten, also wollte ich nicht der Spielverderber sein und tat mein Möglichstes, um den angetrunkenen Freund von Robert zu beschäftigen, damit die beiden reden konnten. Manuela konnte sich ein Grinsen nicht verkneifen, als sie bemerkte, wie ich die Augen verdrehte und mich immer wieder von meinem Gesprächspartner abwandte, weil dessen Alkoholfahne wirklich nur schwer zu ertragen war. »Falls ich ohnmächtig werde, sei so gut und sorge dafür, dass der Typ da keine Mund-zu-Mund-Beatmung bei mir macht, sonst habe ich hinterher eine Alkoholvergiftung«, sagte ich zu Manuela.

Meine Freundin fing an zu lachen und warf meinem Gesprächspartner einen belustigten Blick zu. Der lachte mit, ohne zu wissen, worum es ging, und glaubte tatsächlich, ich hätte gerade etwas Nettes über ihn gesagt. Ermutigt durch mein scheinbares Interesse an seiner Person, legte er einen Arm um meine Schultern, beugte sich zu mir herüber und wollte mir einen feuchten Kuss auf die Wange drücken. Im nächsten Moment lag er auf dem Boden.

Ich hatte ihm einen so heftigen Stoß mit dem Ellenbogen versetzt, dass er von der Bank gekippt war. Jetzt lachte Manuela noch lauter, auch ich konnte mir das Lachen nicht mehr verkneifen, und sogar Robert schmunzelte angesichts seines Freundes, der auf dem Boden saß und gar nicht wusste, wie ihm geschehen war. Robert half ihm auf die Beine, sagte ihm irgendetwas, was ich nicht verstand, und schickte ihn erst einmal weg. »Alle Achtung!«, sagte Robert. »Wo hast du das gelernt?« – »Ich mache seit fünf Jahren Karate.« – »Das sieht man dir gar nicht an. Hätte nicht gedacht, dass du so schlagfertig bist.« Ich sah ihn an und überlegte, was er damit sagen wollte. Meinte er den Ellbogenstoß gegen seinen Freund oder die Antwort, die ich ihm gegeben hatte? »Hast du Lust, mal was zu unternehmen?« Ich war völlig überrascht. Er hatte den ganzen Abend so gut wie nur mit Manuela geredet. Ich warf meiner Freundin einen fragenden Blick zu. Die nickte. Offenbar hatte er sich mit ihr hauptsächlich über mich unterhalten. »Gerne!«, antwortete ich.

Von da an trafen wir uns täglich. Robert war bei der Bundeswehr in Regensburg stationiert, lebte aber noch bei seinen Eltern in Nürnberg und hatte zwei Geschwister. Am Wochenende fuhr er immer nach Hause. Ich begleitete ihn freitags zum Bahnhof und wartete dort mit ihm zusammen auf seinen Zug. Ich bedauerte es jedes Mal, ihn wegfahren zu sehen. Robert merkte natürlich, wie traurig ich war, wenn ich den Zug kommen sah. Er sah es in meinen Augen und spürte es an der Art, wie ich seine Hand hielt, sobald es Zeit war, Abschied zu nehmen. Er küsste mich zärtlich und wünschte mir Glück bei der Wohnungssuche. »Dieses Mal klappt's!«, rief er mir zu, wenn er einstieg. »Ganz sicher. Ich drück dir die Daumen!«

Und er hatte recht. Die zahllosen Telefonate mit Vermietern und das allwöchentliche Durchstöbern der Wohnungsanzeigen führten schließlich zum Erfolg. Ich fand ein kleines, aber hübsch geschnittenes Apartment, bestehend aus einem Wohnraum mit Balkon, einer Kochnische und einem Bad. Dem Vermieter gefiel meine ruhige Art, und so überreichte er mir schon bei unserem ersten Gespräch den Mietvertrag und die Schlüssel. Nach all den Wochen und Monaten, in denen ich erfolglos nach einer bezahlbaren Wohnung gesucht hatte, konnte ich mein Glück kaum fassen.

Ich hätte tanzen können vor Freude. Ich schwang mich auf mein Fahrrad und radelte los, so schnell ich konnte. Ich wollte unbedingt meiner Mutter die gute Nachricht überbringen. Als ich an einem Blumengeschäft vorüberfuhr, kam mir plötzlich der Gedanke, ich könnte meiner Mutter einen Strauß Blumen mitbringen zur Feier des Tages. Also legte ich zum Erstaunen einiger Passanten eine Vollbremsung hin und radelte an den kopfschüttelnden Fußgängern vorbei die wenigen Meter zurück zum Geschäft. Im Schaufenster sah ich herrliche Gladiolen in allen Farben. Ich fand sie wunderschön und kaufte einen Riesenstrauß. Als die Floristin hörte, für wen und aus welchem Anlass ich die Blumen kaufte, gab sie sich ganz besonders viel Mühe beim Binden der Blumen und wünschte mir viel Glück und alles Gute für die Zukunft. »Ihre Mutter wird begeistert sein«, sagte sie zum Abschied und überreichte mir die Gladiolen.

»Sind die Blumen für mich?«, fragte meine Mutter, als ich ihr den Strauß freudestrahlend überreichte. Ich nickte. »Stell dir vor, ich habe eine Wohnung gefunden!« Sie sah mich an, dann die Gladiolen. Achtlos warf sie den Strauß auf den Esstisch und verzog angewidert das Gesicht. »Gladiolen!« Kein Wort über die neue Wohnung. »Da sieht man mal wieder, wie sehr du an mich denkst! Ich hasse Gladiolen. Ich habe sie schon immer gehasst. Manfred hat Gladiolen geliebt, genauso wie du. Soll das eine Andeutung sein? Wieso hältst du mir ausgerechnet einen Strauß Gladiolen unter die Nase? Das hat doch einen Grund. Das hast du doch mit Absicht gemacht. Was willst du damit sagen?«

Ich war sprachlos. In meiner Freude hatte ich wirklich vergessen, dass meine Mutter nur Baccara-Rosen mochte. Aber ich hatte in dem Blumengeschäft ebenso wenig daran gedacht, dass es die Lieblingsblumen meines verstorbenen Vaters waren. »Aber Mama!«, begann ich. »Ich wollte dir doch nur …« – »Was?«, fauchte sie zornig. »Was wolltest du? Mir Vorwürfe machen? Mich an Manfreds Tod erinnern?« Sie steigerte sich immer mehr in die Vorstellung hinein, ich hätte sie an meinen Vater erinnern wollen. »Er ist tot. Ich will nicht mehr an früher denken, und die Gladiolen erinnern mich an mein altes Leben. Ich will sie nicht!« Ich schwieg, nahm die Gladiolen und stellte sie in eine Vase. Als ich ins Wohnzimmer zurückkam mit den Blumen in der Hand, kam, was kommen musste. »Du bist egoistisch und rachsüchtig. Immer denkst du nur an dich. Bis heute machst du mir Vorwürfe wegen Manfreds Tod.«

Ich hatte ihr nie offen die Schuld am Tod meines Vaters gegeben. Aber sie hatte wohl die Befürchtung, dass ich ihr vorwerfen könnte, sie hätte meinen Vater in den Tod getrieben. Ich war mir sogar ziemlich sicher, dass sie genau das dachte. Aber in diesem Moment war ich nicht bereit, mich mit ihr auf eine solche Diskussion ein-zulassen. Ich war gekommen, um zu feiern. Aber aus der Freude und Begeisterung, mit der ich die Wohnung betreten hatte, war Frustration und Wut geworden. Ich stellte die Vase ab und wandte mich dem Ausgang zu. Erst jetzt fiel ihr ein, dass ich etwas von einer Wohnung gesagt hatte. »Du hast eine Wohnung?«, rief sie mir höhnisch hinterher. »Das glaube ich erst, wenn ich es mit eigenen Augen gesehen habe.« Ich schloss leise die Tür hinter mir.

Nach einer Woche wurden die Möbel geliefert, die ich in einem Möbelhaus gekauft hatte. Als alles an seinem Platz stand, betrach-tete ich mein neues Heim und war zufrieden. Doch die Reaktion meiner Mutter machte mir noch immer zu schaffen. Sie hatte es wieder mal geschafft, einen großartigen Erfolg in sein Gegenteil zu verwandeln. Die Freude über die Wohnung hatte nun den bitteren Beigeschmack einer absichtlichen Provokation gegenüber meiner Mutter. Dabei war es ganz und gar nicht meine Absicht gewesen, meinen Auszug aus der Wohnung meiner Eltern als etwas zu insze-nieren, was sich gegen sie richtete. Ich hatte gehofft, sie würde sich mit mir freuen und erleichtert sein. Sie hatte sich doch ein Jahr lang lautstark darüber beklagt, dass ich noch immer bei ihr und Albert wohnte, obwohl ich schon volljährig war. Und nun das.

Ich ließ die Wanne volllaufen, legte meine Kleider ab und legte mich in das warme, duftende Wasser. Mit geschlossenen Augen glitt ich nach unten, bis mir das Wasser bis zum Kinn reichte. So blieb ich einige Zeit liegen, umhüllt vom Wasserdampf und der Stille des Augenblicks. Ich wurde schläfrig und spürte, wie sich mein Körper entspannte. Erst jetzt bemerkte ich, wie verkrampft ich gewesen war. Ich hatte es nie wirklich wahrgenommen, auch wenn Robert immer wieder zu mir gesagt hatte, ich sei steif wie ein Stock. »Ent-spann dich!«, sagte er immer und nahm mich in den Arm. Ich hatte immer gedacht, er hätte gemerkt, wie angespannt ich war, seelisch und emotional. Doch er hatte meinen Körper gemeint, meine Mus-keln, und nicht meinen Geist.

Der kam auch in der Badewanne nicht zur Ruhe. Die Reaktion meiner Mutter, als ich ihr die Blumen gebracht hatte, verfolgte mich wie ein immer wiederkehrender Albtraum. Da half es auch nichts, die Augen offen zu halten. Ich sah das Gesicht vor mir, das sie gemacht hatte in dem Moment, als sie die Gladiolen wie stinkenden Abfall auf den Tisch geworfen hatte. Ihre Gesichtszüge waren verzerrt gewesen vor Ekel und Zorn. Warum ist sie immer so gemein zu mir?, dachte ich.

Ich konnte mir nicht vorstellen, dass es die Gladiolen waren. Gut, es war ein Fehler gewesen, ausgerechnet Gladiolen zu kaufen, aber ich sagte mir, dass sie andere Blumen auch nicht milder gestimmt hätten. Es steckte etwas anderes dahinter. Ich tat, was sie wollte, was sie seit Monaten forderte, und jetzt war es ihr auch nicht recht? Mir kam es eher so vor, als ob sie einfach streiten wollte und sonst nichts. »Ich kann es ihr überhaupt nicht recht machen«, ging es mir durch den Kopf. Früher hatte ich oft dagesessen und endlos darüber nachgedacht, was ich falsch gemacht hatte und wie ich es wiedergutmachen könnte. Ich hatte mich so hilflos und verlassen gefühlt. Als ich nun in der Wanne lag, beschlich mich der Gedanke, dass es genau das war, was sie damit erreichen wollte. Sie wollte, dass ich mir klein und verloren vorkam, dass ich nur darüber nachdachte, was ich tun könnte, um meinen »Fehler« wiedergutzumachen, obwohl es nichts gab, was sie besänftigen konnte. Sie suchte die Konfrontation mit mir um jeden Preis.

Aber ich hatte keine Lust, noch länger mit ihr zu streiten. Also fuhr ich an einem Sonntagnachmittag zusammen mit Manuela zur Wohnung meiner Eltern und holte meine Habseligkeiten ab. Meine Mutter und Albert waren bei Anke eingeladen, und so konnte ich ungestört und ohne Streit meine vier Kartons zusammenpacken und zum Auto tragen.

Gleich am nächsten Tag stand plötzlich meine Mutter vor mir, als ich von der Arbeit kam, und empfing mich mit einer wahren Kanonade von Vorwürfen und Beleidigungen. »Dachtest du, du könntest einfach so vor mir davonrennen?«, zischte sie giftig und sah sich nach allen Richtungen um. Als sie sich vergewissert hatte, dass niemand da war, der sie hören konnte, ließ sie ihrer Wut freien Lauf. »In einer Nacht-und-Nebel-Aktion dein Zeug zusammenpacken und verschwinden, das passt zu dir und deinem verdorbenen Charakter. Nicht einmal in die Augen schauen kannst du mir, wenn du gehst. Aber das konntest du ja noch nie. Du kannst es nicht ertragen, wenn dir jemand so offen die Wahrheit ins Gesicht sagt wie ich. Ja, geh ruhig und versteck dich, aber glaube ja nicht, du könntest noch einmal zurückkommen. Meine Türen sind für immer verschlossen. Mit dir will ich nichts mehr zu tun haben. Verschwinde doch zu diesem Typen. Von wegen eigene Wohnung! Tony hat euch zusammen gesehen. Hand in Hand in der Innenstadt. Denkst du, ich weiß nicht, dass du zu ihm gezogen bist. Für wie dumm hältst du mich eigentlich? Sei still! Ich will nichts mehr hören! Ich habe endgültig genug von dir und deiner Falschheit und deiner Verlogenheit. Du bist egoistisch, rücksichtslos und streitsüchtig, ich bin froh, wenn ich dich nicht mehr sehen muss.«

Sie ließ mich einfach stehen und ging davon, noch ehe ich irgendetwas hatte sagen können. In den Tagen und Wochen nach dem Gespräch mit meiner Mutter musste ich mich mit aller Kraft zusammenreißen, um Robert nicht spüren zu lassen, wie sehr die Worte meiner Mutter mich getroffen hatten. Wenn er mich nach meiner Familie fragte, antwortete ich nur vage und ausweichend und versuchte, das Thema so rasch wie möglich zu wechseln. Ich schämte mich für meine Mutter und die Art, wie sie mich behandelte. Ich wollte nicht, dass Robert erfuhr, wie sehr sie mich hasste. Er dagegen machte seinen Eltern gegenüber kein Hehl aus seiner Liebe zu mir.

An einem Donnerstagabend standen wir zusammen in einer Telefonzelle und riefen bei seinen Eltern an. Angeblich wollte er ihnen nur sagen, dass er am Wochenende nicht nach Hause fahren würde. Doch den wahren Grund für dieses Telefonat erfuhr ich erst, als ich neben ihm in der Telefonzelle stand. »Und übrigens, ich wollte euch noch sagen, dass ich heiraten werde«, sagte er und lächelte mich an.

Ich dachte, ich hätte mich verhört. Auch sein Vater am anderen Ende der Leitung schien überrascht. Einen Augenblick herrschte völlige Stille. Dann hörte man ein Lachen durch den Hörer. »Glückwunsch, mein Junge! Dürfen wir deine Zukünftige auch mal kennenlernen?« – »Sicher! Wann immer ihr wollt.« – »So bald wie möglich.« Robert verabschiedete sich von seinem Vater und legte auf. »War das eben ein Heiratsantrag?«, fragte ich. Ich war noch immer ganz benommen. Er hatte gerade mit seinem Vater geredet, als hätte ich bereits angenommen, dabei hatte er mich noch nicht einmal gefragt. »Und? Nimmst du an?« Ich fiel ihm um den Hals und drückte ihn an mich. »Ja!«, sagte ich. Mein Herz pochte, meine Hände zitterten, und meine Beine gaben nach. In diesem Moment war ich so glücklich wie nie zuvor. Am liebsten hätte ich ihn nie wieder losgelassen. Ich küsste ihn immer und immer wieder und sagte ihm, wie sehr ich ihn liebte. Endlich hatte ich einen Menschen gefunden, der auch mich wirklich liebte. Mit ihm wollte ich den Rest meines Lebens verbringen.

23

ERSTE HOCHZEIT

Wenige Tage nach dem Telefonat mit Roberts Vater fuhren wir nach Nürnberg zu seinen Eltern. Ich hatte für Roberts Mutter in dem Blumengeschäft, in dem ich auch die Gladiolen für meine Mutter gekauft hatte, einen wundervollen Strauß gekauft. Robert hatte große Augen bekommen, als er die Blumen sah, und mir versichert, dass sie seiner Mutter sicher gefallen würden. Trotzdem war ich unglaublich nervös, als wir die Wohnung betraten, in der seine Eltern wohnten. Ich wollte unbedingt einen guten Eindruck hinterlassen. Er war der wichtigste Mensch in meinem Leben, und ich wollte ihn unter keinen Umständen enttäuschen oder vor seinen eigenen Eltern in Verlegenheit bringen.

»Mach dir keine Sorgen!«, versuchte mich Robert zu beruhigen. »Ich bin sicher, sie werden dich mögen.« Ich lächelte ihn an und war ihm dankbar für seine Aufmunterung. Trotzdem hatte ich Zweifel. Dein Wort in Gottes Ohr!, dachte ich mir. Robert hatte keine Ahnung, was in mir vorging. Er konnte es nicht wissen. Ich hatte ihm nie wirklich etwas über meine Mutter erzählt und noch viel weniger über den Rest der Familie. Es war mir einfach furchtbar peinlich, mit ihm darüber zu sprechen. Ich hatte Angst, ihn zu verlieren. Diesen Gedanken versuchte ich zu verdrängen, aber er stieg immer wieder in mir auf. Ich wusste, dass ich es nicht verkraften würde, ihn zu verlieren. Es durfte nichts schiefgehen.

Sein Vater hieß Markus und empfing mich mit großer Herzlichkeit, auch Roberts Geschwister Clara und Hermann begrüßten mich sehr freundlich. Seine Mutter dagegen sah mich an wie ein lästiges Insekt. Als Robert uns einander vorstellte und mir sagte, dass der Vorname seiner Mutter Regine sei, sah sie ihn an, als wollte sie ihn fragen, wie er denn dazu komme, mir ihren Vornamen zu nennen. Die Vorstellung, von mir geduzt zu werden, schien ihr nicht zu gefallen. So wie sie mich ansah, kühl und distanziert, hatte ich den Eindruck, dass sie mich am liebsten mit meinem Nachnamen angesprochen hätte, nur um mir klarzumachen, wie willkommen ich in ihrem Haushalt war. Aber sie beherrschte sich.

Dann erkundigte sich Markus danach, wie es denn nun um unsere Heiratspläne bestellt sei. Robert erklärte seinen Eltern, dass wir planten, irgendwann im Sommer zu heiraten. Robert würde im Juli aus der Bundeswehr entlassen, und danach wollten wir nach Nürnberg ziehen, wo er eine Stelle als Schlosser antreten konnte. Markus hörte aufmerksam zu und freute sich, dass es uns ernst war mit dem Heiraten. Ihm gefiel es, dass wir uns so sehr liebten. Regine dagegen sah uns an und verzog das Gesicht, als hätte sie in eine Zitrone gebissen. Ich konnte nicht anders, als ihrem Blick auszuweichen. Ihr Blick erinnerte mich an meine Mutter. Unwillkürlich musste ich an deren Worte denken. »Wenn man dir in die Augen schaut, dann sieht man, was für ein böses Mädchen du bist.« Ich wusste nicht, warum ich in diesem Moment ausgerechnet an diesen Satz denken musste, aber er war plötzlich in meinem Kopf. »Durch die Augen kann man bis in die Seele eines Menschen blicken.«

Mir war klar, dass es einen komischen Eindruck auf Regine machen musste, wenn ich ihrem Blick auswich, aber ich konnte nicht anders. Jedes Mal, wenn wir zusammensaßen, fixierte sie mich in dieser Weise. Ich weiß nicht, ob Robert und sein Vater es nicht merkten oder nicht merken wollten. Jedenfalls redeten beide mit mir, als sei alles in bester Ordnung. »Wann lernen wird denn deine Eltern kennen?«, fragte Markus. »Wie haben sie denn auf die Überraschung reagiert?« Ich lächelte gequält. »Die wissen noch gar nichts davon. Morgen werde ich es ihnen sagen.« Markus nahm es mit einem Kopfnicken zur Kenntnis, über Regines Gesicht huschte ein spöttisches Grinsen. »Eines noch«, sagte Markus. »Ich glaube, es wäre besser, ihr würdet noch vor Juli heiraten. Zumindest standesamtlich. Dann bekommt Robert mehr Geld von der Bundeswehr ausbezahlt.«

Gesagt, getan. Am darauffolgenden Tag gingen wir aufs Standesamt und baten um einen Termin für die Trauung. Man sagte uns, das sei frühestens in acht Wochen möglich, also Ende Januar 1984. Wir akzeptierten. Danach ging ich, ohne lange darüber nachzudenken, ans Telefon und rief meine Mutter an. Ich wusste, wenn ich erst mal anfing, diesen Anruf vor mir herzuschieben, dann würde ich es nie tun. Ich atmete tief durch und wählte die Nummer. Das Tuten schien nicht aufhören zu wollen. Waren sie etwa außer Haus? Ich konnte es mir nicht vorstellen. Vielleicht gingen sie absichtlich nicht ans Telefon. Aber woher sollten sie wissen, dass ich es war, der anrief? Dann meldete sich Albert.

»Hallo, Albert! Ist Mama da?« – »Hallo, Gabi. Nein, die ist nicht da.« Ich zögerte einen Moment. Ich wollte nicht, dass meine Mutter es von jemand anderem erfuhr. »Wann kommt sie denn wie …?« – »Es wäre am besten, wenn du uns nicht mehr anrufst«, unterbrach mich Albert. »Deine Mutter muss sich immer so aufregen wegen dir, und das tut ihrem Herzen nicht gut. Du weißt doch, dass sie schon immer Probleme mit dem Herzen hatte, wenn ihr miteinander gestritten habt.« Ich war sprachlos. Nicht nur wegen der Worte an und für sich, sondern auch wegen der Selbstverständlichkeit, mit der Albert das wiederholte, was er von meiner Mutter gesagt bekommen hatte. Es klang, als würde er keinerlei Zweifel an dem hegen, was sie ihm erzählt hatte. Dagegen zu protestieren schien mir sinnlos. Ich war schon dabei, den Hörer aufzulegen, als ich es mir doch noch anders überlegte. »Ich wollte eigentlich nur fragen, ob ihr zu meiner Hochzeit kommt«, sagte ich rasch.

Die Reaktion war verblüffend. »Hör auf zu lügen!«, schrie meine Mutter ins Telefon. Sie war also doch die ganze Zeit da gewesen und hatte mitgehört. »Du willst mir doch nicht ernsthaft erzählen, dass du innerhalb von acht Wochen einen Dummen gefunden hast, der bereit ist, jemanden wie dich zu heiraten?« – »Doch, das habe ich. Wenn du mir nicht glaubst, dann geh doch aufs Standesamt.« Ohne ein weiteres Wort legte ich den Hörer auf. Ich hatte genug von dem Theater und den Beleidigungen. Für sie war Robert also nichts als ein Idiot. Sie hatte ihn noch nie gesehen, hatte noch nie mit ihm gesprochen, aber das spielte für sie auch alles überhaupt keine Rolle. Er liebte mich. Das genügte ihr, um zu wissen, dass er ein Dummkopf sein musste.

Ich saß zu Hause und überlegte mir, wie ich es Robert erklären sollte. Wie sollte ich meinem zukünftigen Mann erklären, dass seine Schwiegermutter ihn ebenso sehr hasste und verachtete wie ihre eigene Tochter? Wie würde er reagieren? Was würde Regine zu ihm sagen? Wie sollte ich Robert erklären, dass ich nicht schuld daran war, dass meine Mutter eine so schlechte Meinung von mir hatte?

Er würde dem Urteil seiner Mutter vertrauen und das glauben, was sie sagte, und das passte eben genau zu dem, was meine Mutter alle glauben machen wollte. Ich geriet immer mehr in Panik, je länger ich darüber nachdachte. Was sollte ich nur machen? Da klingelte es an der Tür. Robert!, dachte ich.

Ich trat vor die Wohnungstür, wischte nervös meine Hände an meinem Rock ab, atmete tief durch und langte nach dem Türgriff. Noch einmal schloss ich die Augen und versuchte, mich zu beruhigen. Jetzt bloß nichts Falsches sagen! Dann öffnete ich die Tür. Ich riss die Augen auf. Meine Lippen bewegten sich, aber ich brachte kein Wort heraus. War das ein Traum? »Ist er da?«, knurrte meine Mutter und fixierte mich mit einem furchterregenden Blick. »Komm doch rein, Mama! Hallo, Albert!«

»Und wo ist mein zukünftiger Schwiegersohn?«, fragte sie mit einem sarkastischen Unterton in der Stimme. Sie ging in der Wohnung umher, sah sich die Einrichtung an, wischte mit der Hand über den Schrank und den Tisch, rieb sich den imaginären Staub von den Fingerspitzen und verzog ihr Gesicht zu einem höhnischen Lächeln. Sie räusperte sich. »Also viel gibt es hier ja nicht zu bewundern, abgesehen davon, dass du wohl schon lange nicht mehr geputzt hast. Aber besonders reinlich warst du ja noch nie. Ich habe dir ja immer gesagt, dass aus dir nie eine gute Hausfrau werden wird.«

Ich ignorierte die Beleidigung. »Robert müsste gleich hier sein«, sagte ich. »Setzt euch doch.« – »Schön, wie du willst, also dann erzähl mir doch mal, wie ihr euch das mit der Hochzeit vorgestellt habt.« Ich erklärte ihr, dass wir nur standesamtlich im kleinen Kreis heiraten wollten. »Soll das ein Scherz sein?«, fuhr sie mich an. »Das könnt ihr nicht machen! Wir müssen eine richtige Feier machen, sonst redet doch die ganze Verwandtschaft über uns.« – »Wie stellst du dir das vor, in der kurzen Zeit?«, fragte ich sie. »Lass mich nur machen«, antwortete sie mit einem hochmütigen Grinsen.

Ich wollte sie gerade fragen, was genau das nun schon wieder bedeuten sollte, als Robert vor der Tür stand. Ich stellte ihn meinen

Eltern vor. Meine Mutter war die Freundlichkeit in Person, sie war nicht wiederzuerkennen. Nicht ein böses Wort. Keine Beleidigung und keine Kritik. Keine Anspielungen oder Andeutungen. Sie hatte es plötzlich furchtbar eilig, die Wohnung zu verlassen. Robert sah mich nur fragend an und schwieg. Erst als sie weg waren, wollte er wissen, ob etwas vorgefallen war.

Ich erklärte ihm, dass meine Mutter nicht besonders glücklich über die Tatsache war, dass wir nur standesamtlich heiraten wollten. »Mit der Meinung steht deine Mutter leider nicht alleine da. Einige von meinen Verwandten haben auch bei meinen Eltern angerufen und gefragt, ob wir heiraten müssen, weil du schwanger bist.« Der Gedanke, dass unsere Verwandten sich fragen könnten, warum wir so schnell heiraten wollten, war uns nie gekommen. »Ich schätze, da müssen wir was klarstellen«, sagte Robert lachend. Er nahm das alles viel gelassener als ich.

An Weihnachten redeten wir mit seinen Eltern und erklärten ihnen, dass wir die kirchliche Trauung nachholen wollten, sobald Robert seinen Wehrdienst beendet hatte. Wir brauchten etwas Zeit, um genug Geld für eine Hochzeit anzusparen. Roberts Vater meinte, das sei wirklich eine ausgezeichnete Idee. »Wisst ihr was? Ich übernehme die Hälfte der Kosten für die kirchliche Hochzeit«, sagte er und prostete uns zu. »Auf euch!« Als meine Mutter davon erfuhr, erklärte sie sich spontan bereit, die andere Hälfte zu übernehmen. Ich war so überrascht, dass ich nicht wusste, was ich dazu sagen sollte. Robert zuckte nur mit den Schultern. Ich bedankte mich bei meiner Mutter für die unerwartete Großzügigkeit. »Das ist doch selbstverständlich«, sagte sie und lächelte. »Aber nur, wenn ich die Hochzeitsvorbereitungen übernehmen darf.«

Die standesamtliche Hochzeit fand im alten Rathaus statt. Obwohl es eine Feier im kleinen Kreis werden sollte, war ich so aufgeregt, dass Robert lachen musste, als er sah, wie ich mit unglücklicher Miene vor dem Spiegel stand und mit meinem Aussehen haderte. Ich hatte mir für diesen Anlass einen weinroten Rock und eine weiße Bluse ausgesucht, dazu schwarze Stiefel und einen grauen Mantel. Es sah wirklich gut aus, aber ich zupfte und zog so lange an jeder Falte und jedem Knopf, bis mich Robert am Arm nahm, vom Spiegel wegzog und mich an sich drückte. »Du siehst toll aus«, sagte er und gab mir einen Kuss. Ich bedankte mich für das Kompliment und lächelte. Was mir Sorgen machte, wollte ich ihm nicht sagen. Es genügte, dass ich deswegen keine Ruhe fand. Ich wollte ihm nicht die Feststimmung verderben. Es ging wieder einmal um meine Mutter. Ohne zu wissen warum, war ich mir sicher, dass sie uns an diesem Tag eine Überraschung bereiten würde. Ich kannte meine Mutter. Sie hatte es bisher noch jedes Mal geschafft, mich zu enttäuschen, wenn ich mich auf sie verlassen hatte.

Als wir nach dem Standesamt in einem griechischen Restaurant zusammensaßen, kam, womit ich gerechnet hatte. Meine Mutter ließ die Katze aus dem Sack. Wie von ihr gewünscht, hatte sie nun die volle Aufmerksamkeit aller Anwesenden. Robert und ich waren zu Statisten auf unserer eigenen Hochzeit geworden. Sie genoss die Situation in vollen Zügen, aß übertrieben langsam ihr Eis und tat so, als hätte sie nichts gesagt, worüber man sich wundern müsse. »Wir müssen nur noch einmal zur Probe essen gehen, und dann ist alles klar«, hatte sie erklärt, als man sie nach dem Stand der Vorbereitungen für die kirchliche Hochzeit gefragt hatte. »Dann kann im März geheiratet werden, genauer gesagt in sechs Wochen.« – »In sechs Wochen?«, fragte Regine überrascht. Ihr wäre beinahe der Dessertlöffel aus der Hand gefallen. Sie warf Markus einen entsetzten Blick zu, doch der wusste selber nicht, was er dazu sagen sollte. Meine Mutter sah Roberts Eltern herausfordernd an. »Warum nicht? Das ist doch kein Problem. Am kommenden Sonntag habe ich in dem Restaurant, in dem das Hochzeitsessen stattfinden soll, einen Tisch reserviert.«

Mir war der Appetit vergangen. Ich saß am Tag meiner Hochzeit in einem Restaurant, zusammen mit unseren Verwandten und dem Mann, mit dem ich den Rest meines Lebens verbringen wollte, und musste tatenlos zusehen, wie meine Mutter drauf und dran war, einen Streit mit den Eltern meines Mannes vom Zaun zu brechen. Natürlich dachte sie nicht im Traum daran, den ersten Schritt zu tun. Sie tat, was sie immer machte, sie provozierte in der Hoffnung, dass der andere die Beherrschung verlor. Ich hatte doch gewusst, dass sie etwas im Schilde führte.

Schon in den Tagen zuvor hatte meine Mutter äußerst despektierlich von Roberts Familie gesprochen. »Was glauben die denn, wer sie sind?«, hatte sie geschimpft. »Wohnen in einer Mietwohnung und schauen auf mich herab, als wären sie etwas Besseres. Ich habe ja schon viele Leute kennengelernt, aber so arrogante Menschen sind mir bisher noch nie über den Weg gelaufen. Ich mag die Leute nicht. Denk doch nur an seine Schwester. Die bekommt nicht einmal einen deutschen Freund, deswegen treibt sie sich mit einem Ausländer herum. Da muss man sich ja schämen.« Ich hatte nie etwas zu diesen Beleidigungen gesagt. Das hatte sie aber nur noch mehr in Rage gebracht. »Heirate ruhig in solche Verhältnisse ein. Die passen zu dir. Du wirst schon noch merken, wie gut du es bei mir gehabt hast.« An diesem Punkt war ich ihr immer aus dem Weg gegangen. Ich hatte geahnt, was noch kommen würde. »Deine Ehe hält eh nicht lange. Aber komm dann nicht zu mir! Du brauchst gar nicht mehr angekrochen zu kommen, wenn es vorbei ist, und mir vorheulen wollen, dass dir alles furchtbar leidtut. Der Zug ist abgefahren!«

Robert wusste nichts von diesen Gemeinheiten. Wie hätte ich ihm erzählen können, dass meine Mutter so über ihn und seine Eltern sprach? Man konnte zwar sehen, dass sie meine Mutter genauso wenig mochten, aber sie bemühten sich wenigstens, den Schein zu wahren. Meine Mutter dagegen tat alles, was sie konnte, um uns den Tag zu verderben. Als sich aber weder Regine noch Markus von ihr provozieren ließen, gab sie es schließlich auf und sah mich aus hasserfüllten Augen strafend an. Also war ich mal wieder schuld daran, dass sie nicht bekommen hatte, was sie wollte.

Wütend stocherte sie in den Resten ihres Desserts und war ganz in Gedanken versunken. Als ich sah, wie sie voller Zorn ihren Löffel in die Schale stieß, wusste ich, dass dies noch nicht alles gewesen war.

Und tatsächlich nahm sie mich nach dem Essen zur Seite und gestand mir, dass sie das Geld, das sie uns versprochen hatte, nicht aufbringen könne. Sie brauche von mir 500 Mark, um die Vorbereitungen wie geplant abschließen zu können. Sie sagte es ohne einen Anflug von Scham oder schlechtem Gewissen. Es klang eher wie eine Forderung, ja fast wie eine unausgesprochene Drohung: Du bist schuld, wenn deine Hochzeit ein Reinfall wird. Ich versprach ihr, dass sie ihr Geld bekommen wird. Mit einem verächtlichen Grinsen wandte sie sich ab. »Mach dir keine Sorgen, du bekommst ja Geld von Oma«, sagte sie und drehte sich um.

Nun ging alles sehr schnell. Die wenigen Wochen bis zur Trauung vergingen wie im Flug. Es gab so viel zu tun, dass ich gar keine Zeit hatte, über das nachzudenken, was am Tag unserer standesamtlichen Hochzeit passiert war. Ich hatte nur die kirchliche Trauung im Kopf und konnte es kaum erwarten, im weißen Kleid vor den Altar zu treten. Meine Mutter war nicht bereit, mit mir das Brautkleid zu kaufen. Ich hatte ein langärmliges Kleid mit langem Schleier gewählt, zu dem ich ein Diadem trug, das allen außer meiner Mutter ganz besonders gut gefiel. Robert trug den dunkelblauen Nadelstreifenanzug, von dem er immer schon geschwärmt hatte. Ich war so aufgeregt, dass ich die Feier wie in Trance miterlebte und fast nichts mitbekam. Es war irgendwie unwirklich, wie ein Film, nur dass ich mittendrin war und nicht nur irgendwo im Publikum.

Meine Mutter war bester Laune. Sie lobte sich selbst bei jeder sich bietenden Gelegenheit und wurde nicht müde, jedem zu erzählen, dass sie die Feier organisiert habe. »Ist nicht alles absolut perfekt?«, fragte sie dauernd. Wer nicht sofort ein Loblied auf sie anstimmte, konnte sicher sein, fünf Minuten später wieder gefragt zu werden. So ging es den ganzen Abend. Die Leute sagten, was sie hören wollte, nur damit sie endlich aufhörte, sich ständig selbst zu loben. Doch je mehr Anerkennung meiner Mutter zuteilwurde, desto mehr genoss sie es, sich von den Leuten bewundern zu lassen.

Das war peinlich, gewiss, aber nicht der Grund, warum ich immer stiller und missmutiger wurde, je länger der Abend dauerte. Meine Mutter sah mich in einer Art und Weise an, die mir sagte, dass das, was ich sah, noch nicht alles war, was sie für diesen Tag vorgesehen hatte. Ich dachte an die 500 Mark. Meine Mutter war in der Lage, Robert noch während der Feier auf die 500 Mark anzusprechen. Das machte mir Sorgen, denn ich hatte ihm noch nichts davon gesagt. Ich wollte heim. Mir war schon ganz schlecht vor Aufregung. »Können wir gehen?«, fragte ich Robert und schmiegte mich seufzend an ihn. Er lächelte. »Natürlich.« Wir verschwanden, ohne meiner Mutter Bescheid zu sagen.

Am Morgen nach der Trauung klingelte schon früh das Telefon. »Ja!«, sagte ich müde und rieb mir die Augen. Ich war völlig übernächtigt und lag in Gedanken noch immer in meinem Bett. Die Stimme meiner Mutter weckte mich wie ein Fanfarenstoß. Ich zuckte zusammen, als hätte ich einen Stromschlag erhalten. »Wie viel Geld hast du von Oma bekommen?«, fragte sie, ohne mich zu begrüßen. »Ich brauche das Geld. Wir müssen heute Nachmittag bezahlen.« – »Warte!«, sagte ich. »Ich schaue mal nach.« Ich öffnete den Umschlag und hielt die Luft an. »Was ist?« – »Das sind 3000 Mark!« – »Dann bring sie mal rasch her. Ich warte.«

Am Abend saß ich weinend auf der Couch. Robert hielt mich fest und versuchte, mich zu beruhigen. »Gabi«, sagte er mit sanfter Stimme. »Bitte! Was ist passiert bei deiner Mutter?« Ich konnte es immer noch nicht fassen und erzählte ihm von den Geschehnissen. »Hast du das Geld von Oma dabei?« fragte sie mich mit gierigem Blick. Ich nickte und legte ihr die 500 Mark auf den Tisch. »Bist du verrückt? Du sollst mir das ganze Geld geben, das Oma dir geschenkt hat, so war es ausgemacht.« Ich holte tief Luft und erinnerte sie daran, was wirklich abgemacht war. »Du wolltest 500 Mark, weil dir diese gefehlt haben, und du meintest, das wäre für mich kein

Verlust, denn Oma würde mir diese Summe schenken.« Daraufhin schrie sie wie eine Geisteskranke: »Gib mir sofort die 3.000 Mark, sonst brauchst du dich nie wieder bei mir sehen zu lassen.« Ich konnte nur noch unter Tränen ihr Folgendes erklären: »Du willst also an meiner Hochzeit Gewinn machen? Du willst, dass ich meine Hochzeit selbst bezahle und dir noch zusätzlich 700 Mark schenke? Ich glaube, in diesem Fall ist es wirklich besser, wenn wir uns nie wiedersehen.« Ich lehnte mich an Roberts Schulter und weinte leise weiter. »Da kannst du doch nichts dafür. Es ist nicht deine Schuld, dass sie das ganze Geld haben wollte.« Robert hatte natürlich recht, aber ich schämte mich so unsagbar wegen der Gemeinheit und Hinterhältigkeit meiner Mutter, dass ich mich nicht beruhigen konnte.

Nach einer Weile hob ich den Kopf, sah Robert an und sprach zum ersten Mal laut aus, was ich bisher immer nur gedacht hatte. »Robert, wenn ich je so werden sollte wie meine Mutter, dann sag es mir sofort. Ich will nie so werden wie sie. Niemals!«

24

ALLTAG

Meine Mutter zeigte keinerlei Reue wegen dem, was sie am Tag nach unserer kirchlichen Hochzeit getan hatte. Ganz im Gegenteil. Sie ließ kein gutes Haar an mir und Robert und sagte mir bei jeder Gelegenheit, dass meine Ehe von vornherein zum Scheitern verurteilt sei. Natürlich erwähnte sie so etwas nie in Gegenwart von Robert. Sie achtete sehr darauf, dass nie jemand hören konnte, was sie zu mir sagte, für den Fall, dass ich auf die Idee kommen sollte, die Wahrheit zu sagen. Das galt ganz besonders, wenn es um den Tod meines Vaters ging.

Nicht nur Robert und seinen Verwandten, sondern auch Albert und seiner Familie oder ihren Arbeitskollegen erzählte sie die haarsträubendsten Geschichten über die Art und Weise, wie mein Vater gestorben war. Meist behauptete sie, er sei an einem Herzinfarkt ganz plötzlich verstorben. Wusste jemand von seinem Selbstmord, dann stellte sie es als Verzweiflungstat dar. Aber nicht die Verzweiflung über die zerrüttete Ehe oder die Untreue meiner Mutter hatten ihn dann in den Suizid getrieben, sondern die Hoffnungslosigkeit angesichts einer unheilbaren Krankheit. So erfuhr ich, dass mein Vater entweder an Blutkrebs gelitten oder ein Blutgerinnsel im Gehirn oder einen bösartigen Knochentumor gehabt hatte. Jeder bekam eine andere Geschichte zu hören. Es dauerte nicht lange, bis sie über ihre eigenen Lügen stolperte, weil sie nicht mehr wusste, wem sie welchen Blödsinn aufgetischt hatte.

Mich machten diese Lügen einfach nur wütend. Sie hatte meinen Vater terrorisiert, sie hatte ihn betrogen und erpresst. Meine Mutter war es gewesen, die ihm gedroht hatte, sich scheiden zu lassen und ihm die Kinder wegzunehmen. Sie hatte ihn Tag für Tag beleidigt und vor seinen eigenen Kindern schlechtgemacht. Wenn ihn jemand in den Tod getrieben hatte, dann war sie es gewesen. »Das brauche ich mir von jemandem wie dir nicht sagen zu lassen«, sagte sie mit leiser, hasserfüllter Stimme, wenn ich ihr meine Wut ins Gesicht schleuderte. Ihr Zögern in solchen Momenten zeigte mir, wie nahe ich der Wahrheit kam, wenn ich ihr solche Sachen sagte. Jedes Mal schwieg sie einen Moment. Sie sah mich wütend an, ihre Augen funkelten, ihr lagen alle möglichen Bosheiten auf der Zunge, aber sie beherrschte sich. Sie wollte nicht streiten. Nicht in diesem Moment. Wenn es um meinen Vater ging, wollte sie mich nur mundtot machen. Ich sollte schweigen. Für immer. »Er hat sich wegen dir das Leben genommen, das weißt du ganz genau. Nichts als Ärger hatte er wegen dir. Aber das sieht dir ähnlich. Erst den eigenen Vater ins Grab bringen und dann die Schuld auf mich abwälzen. Schämst du dich denn gar nicht?«, sagte sie mit fester Stimme und sah mich an, ohne rot zu werden angesichts dieser ungeheuerlichen Lüge. Mir verschlug es die Sprache. »Wenn es so ist, wieso lügst du dann die

Leute an? Dann kann ich ihnen ja die Wahrheit erzählen. Du hast doch nichts zu befürchten, wenn es so ist, wie du sagst«, sagte ich mit einer Stimme, die ihre Wirkung nicht verfehlte. Meine Mutter glaubte tatsächlich, dass ich es ernst meinte, und fing sofort an, mir zu drohen. »Wenn du jemandem erzählst, dass Manfred sich erstochen hat, dann sorge ich dafür, dass du in die Psychiatrie kommst. Da gehörst du sowieso schon längst hin.«

So sehr mich diese Beleidigungen auch verärgerten, ich hatte in diesen Monaten nicht die Kraft, die nötig war, um mich ständig mit meiner Mutter zu streiten. Der Zustand meiner Großmutter verschlechterte sich rapide. In dem Altenheim, in dem man sie untergebracht hatte, herrschten unglaubliche Zustände. Da meine Großmutter nicht mehr wusste, was sie tat, hatte man sie in die geschlossene Abteilung verlegt. Auf dieser Station liefen verwirrte Menschen ziellos auf den Fluren umher und warfen mit Schimpfwörtern um sich oder kreischten hysterisch. Andere saßen auf Stühlen und starrten mit leeren Blicken die Wände an. Manche kamen auf die Besucher zu, fassten sie an Armen und Händen und ließen nicht mehr los. Sie weinten und bettelten, man solle sie mitnehmen. Viele hielten wildfremde Menschen für die eigene Schwester oder den eigenen Bruder. Die Pfleger saßen vor dem Stationszimmer und sahen dem Treiben auf den Korridoren teilnahmslos zu.

Als ich meine Großmutter das erste Mal nach ihrer Einlieferung hier besuchte, waren auch Onkel Sepp, Tante Anke, Albert und meine Mutter dabei. Das Zimmer, in dem sie untergebracht war, war winzig und mit drei Betten vollgestellt. Das angrenzende Bad stank nach Exkrementen. Die Wände waren mit Kotspritzern bedeckt, die Ecken und der Boden mit verschimmelten gelben Flecken übersät. Eine der Frauen schrie ohne Unterbrechung Schimpfwörter vor sich hin. Die andere Frau hatte ihr Essen nicht angerührt, und die Pflegerin schimpfte mit ihr, weil sie nichts zu sich genommen hatte. »Geben Sie ihr die Zähne wieder, dann kann sie etwas essen«, schimpfte meine Großmutter. Die Pflegerin sah Oma Resi wütend an. »Haben Sie Ihre Tabletten nicht genommen? Oder warum sind Sie schon wieder so streitlustig?« Keiner von uns konnte etwas sagen, wir standen wie angewurzelt vor dem Bett meiner Großmutter, bei dem man die seitlichen Gitter hochgezogen hatte. Als die Pflegerin das Zimmer verlassen hatte, begrüßten wir meine Oma.

Sie umarmte und küsste mich. Ein Gespräch war fast nicht möglich, da die Frau im Nebenbett so laut schrie, dass wir unser eigenes Wort nicht verstehen konnten. Oma Resi schien das nicht weiter zu stören, sie lag in ihrem Bett und lächelte, als sei sie glücklich. »Wie hältst du das nur aus?«, fragte Onkel Sepp. »Wir werden ein anderes Zimmer beantragen.« Meine Großmutter lächelte. »Ach Sepp, mach dir keine Mühe, das ist hier überall dasselbe. Ich habe mich schon daran gewöhnt.« Onkel Sepp wurde immer unruhiger und lief hin und her. Er wurde immer blasser. Schließlich ging er raus, um eine Zigarette zu rauchen. »Mach dir keine Sorgen um mich. Mir geht's doch gut«, sagte sie zu mir und hielt meine Hand, als wäre ich diejenige, die Trost und Hilfe brauchte. Keiner konnte glauben, was sie da sagte. Nach einer Stunde gingen wir wieder.

Onkel Sepp ging nie wieder mit zu meiner Großmutter. Er sagte immer wieder, er könne das nicht mitansehen. Dabei wischte er sich die Tränen aus den Augen. So hatte ich ihn noch nie gesehen. Aber ich verstand ihn. Auch ich musste mich jedes Mal überwinden, wenn ich alle 14 Tage zu ihr fuhr. Ich vermisste meine Großmutter und hätte sie gerne täglich gesehen, aber diese Zustände machten mich wütend und traurig. Sie wurde immer stiller. Es war unübersehbar, dass man sie mit Tabletten ruhigzustellen versuchte.

Ich besuchte sie weiterhin und freute mich, wenn sie mir etwas erzählte, doch meistens starrte sie nur noch vor sich hin. Sie nickte ab und zu, aber es schien, als würde sie mich gar nicht mehr richtig wahrnehmen. Onkel Sepp sagte damals, als er schon schwer vom Krebs gezeichnet war: »Ich bin froh, dass ich nicht so leiden muss wie Resi. Es ist das Schlimmste, was einem Menschen passieren kann. Die guten Menschen müssen leiden, und den schlechten geht es gut.« Bei diesen Worten fing ich an zu weinen und lief ins Bad, damit sie es nicht mitansehen mussten. Aber Onkel Sepp und Tante Anke wussten, wie es in mir aussah. Sie waren mir nicht böse. Wie immer verstanden sie mich.

Im April 1985 erlag Onkel Sepp seinem schweren Krebsleiden. Die Beerdigung erinnerte mich an den Tag, als mein Vater bestattet worden war, und so stand ich am Grab und trauerte um beide, die ich nie wiedersehen würde. Als ich meine Blume ins Grab warf, sandte ich ihm in Gedanken einen letzten Gruß: Onkel Sepp, ich werde dich nie vergessen, ich habe dich immer geliebt.

Noch heute kommt es vor, dass ich Tante Anke ansehe und mir vorstelle, wie Onkel Sepp neben ihr steht und verstohlen zu mir herübergrinst. Auch meine Großmutter schien damals viel an Sepp zu denken.

Am Samstag, bevor sie starb, empfing sie meine Mutter, Tante Anke und mich mit einer Mischung aus heiterer Gelassenheit und Verärgerung. »Wieso habt ihr mir nicht gesagt, dass Sepp gestorben ist?«, fragte sie uns. Wir waren alle vollkommen überrascht und sprachlos, weil wir ihr nichts von Onkel Sepps Tod erzählt hatten. Meine Mutter verließ wütend das Zimmer und fragte die Pflegerin, wer bei meiner Großmutter gewesen sei. Schließlich musste ihr jemand davon erzählt haben. Die Pflegerin sagte aber, dass außer uns dreien niemand bei Oma Resi gewesen sei während der letzten sechs Monate. »Wer hat dir von Sepp erzählt?«, wollte Anke wissen. »Er war hier«, antwortete meine Großmutter. »Wer?« – »Sepp!« Sie lächelte. Oma Resi war glücklich. »Er hat gesagt, dass wir uns bald wiedersehen werden. Ich werde sterben.« Drei Tage später war sie tot. Wir wissen bis heute nicht, wie sie erfahren hat, dass Sepp gestorben war. Vielleicht hatte sie von ihm geträumt. Womöglich war alles nur ein Zufall. Als ich hörte, dass sie gestorben war, habe ich wirklich geglaubt, dass Sepp bei ihr gewesen ist.

Ihr Tod erschütterte mich bis ins Mark und nahm mir über Wochen hinweg alle Lebensfreude. Nicht einmal Robert konnte mich aufrichten. Ich lebte wie in einem schlimmen Traum, fühlte mich zurückversetzt in meine Kindheit und durchlebte noch einmal all die furchtbaren Wochen und Monate, in denen ich Oma Resi nicht hatte sehen dürfen. Nun würde ich sie nie mehr sehen können. Dieses Wissen erfüllte mich mit so tiefer Trauer, dass ich den Appetit verlor und mich oftmals stundenlang irgendwohin zurückzog und die Einsamkeit suchte.

Das hatte ich als Kind auch immer getan, wenn ich für einen Moment der Wirklichkeit hatte entfliehen wollen. Doch jetzt tat ich es nicht, um die Realität auszublenden, sondern weil ich versuchen wollte, mit dem Unvermeidbaren zu leben. Ich wollte meine Großmutter nicht vergessen. Sie war einer der Menschen gewesen, denen ich es zu verdanken hatte, dass ich in all diesen Jahren meine Lebensfreude nicht verloren hatte. Sie war diejenige gewesen, die mir von Kindesbeinen an das Gefühl vermittelt hatte, dass ich willkommen war. Von ihr hatte ich Liebe und Verständnis erfahren. Sie war der Mensch gewesen, dem ich bedingungslos hatte vertrauen können. Ich sah sie vor mir, wie sie an meinem Bett saß, mich im Arm hielt und mir Mut machte, wenn ich nicht mehr weiterwusste. Sie war mein Rettungsanker und mein Leuchtturm gewesen, sie hatte meinem Leben Halt und Orientierung gegeben. Jetzt war ich auf mich allein gestellt. Nun musste ich mich selbst behaupten.

Das fiel mir schwer. So schwer, dass ich krank wurde und Migräne bekam. Zumindest dachte ich am Anfang, dass die Migräne durch den Tod meiner Großmutter ausgelöst worden sei. Deswegen ging ich erst einmal nicht zum Arzt. Ich dachte, es würde von alleine besser werden. Erst als die Schmerzen unerträglich wurden, ging ich zu einem Neurologen, der mir Unmengen von Schmerzmitteln verschrieb, die mich nur noch kränker machten, denn von den vielen Tabletten bekam ich zusätzlich zu den chronischen Kopfschmerzen auch noch eine schlimme Gastritis. Es dauerte Wochen, bis der Arzt mich zu weitergehenden Untersuchungen an einen Kollegen überwies. Der glaubte, einen Tumor in meinem Auge entdeckt zu haben, und sagte, ich müsse in die Uniklinik. Er schrieb mich krank und sagte, ich solle die drei Wochen bis zum festgesetzten Untersuchungstermin zu Hause bleiben.

Das tat ich auch. Zu meiner großen Überraschung besserte sich die Migräne schon nach wenigen Tagen und verschwand schließlich sogar ganz. Als mein Chef mich anrief und mir mitteilte, dass ich in der Arbeit gebraucht würde, kehrte ich ohne zu zögern trotz Krankmeldung an meinen Arbeitsplatz zurück. Ich wollte weder ihn noch meine Kollegen enttäuschen. Das war zwar gut gemeint und die anderen Mitarbeiter freuten sich auch über meine Rückkehr, doch nach drei Tagen musste ich schon wieder die Arbeit niederlegen, weil die Migräne nicht nur zurückgekehrt war, sondern sich noch weiter verschlimmert hatte.

Im Klinikum Erlangen waren die Ärzte ratlos. Sie konnten nichts finden. Sie saßen vor mir und schüttelten die Köpfe. Sie weigerten sich, mich einfach so gehen zu lassen, weil es eine Ursache geben musste. Immer wieder musste ich ihnen in allen Details schildern, was ich getan hatte in der Zeit, kurz bevor die Migräne zurückgekehrt war. Ich verschwieg, dass ich trotz Krankmeldung wieder gearbeitet hatte, und erzählte alles Mögliche, nur um sie nicht misstrauisch zu machen. Die Ärzte verzweifelten beinahe und ordneten weitere Untersuchungen an. Da gestand ich ihnen die Wahrheit.

Nun war klar, was die Migräne verursachte. Es war meine Arbeit. Meine Aufgabe war es, tiefgekühlte Speisen aus dem Kühlbereich zu nehmen und in den Dampfgarer zu legen, der direkt dahinter stand. Das bedeutete, ich war ständig enormen Temperaturunterschieden ausgesetzt. Von vorne aus der Kühlung minus 18 Grad und im Rücken vom Dampfgarer mehr als plus 200 Grad. Diese Temperaturunterschiede verursachten die Migräne. Die Ärzte stellten mir ein Attest aus und stellten fest, dass ich an dieser Stelle im Betrieb nicht mehr eingesetzt werden dürfe. Für meinen Chef war das ein Grund, mir zu kündigen. Wenn ich diese Arbeit nicht mehr machen dürfe, sei ich für ihn und sein Unternehmen nutzlos. Er kündigte mir fristlos. Als Robert davon erfuhr, reichte er seine Kündigung ein. Er arbeitete im selben Betrieb wie ich, wollte aber keinen Tag länger dort bleiben, nachdem sich unser Chef als etwas erwiesen hatte, was Robert ihm beinahe wörtlich ins Gesicht gesagt hätte.

So kam es, dass wir kurze Zeit nach Oma Resis Tod von Nürnberg nach Regensburg umzogen. Wir hatten Glück und fanden überraschend schnell eine Arbeit und eine wunderschöne Vierzimmerwohnung. Diese war deutlich größer als die Wohnung meiner Mutter und erregte deswegen deren Neid, der sich gleich bei ihrem ersten Besuch auf krasseste Weise entlud und beinahe zu einem heftigen Streit zwischen ihr und mir geführt hätte.

»Also sei mir jetzt nicht böse, Gabi, aber hier würde ich auf keinen Fall wohnen wollen«, sagte sie in einem boshaften Ton und rümpfte die Nase, als sie aus einem Fenster unserer Wohnung nach draußen auf die anderen Häuser sah. »Hast du keine Angst, überfallen zu werden, wenn du aus dem Haus gehst? Ich würde mir mal ein paar zusätzliche Schlösser für die Wohnungstür kaufen. Hier sieht es ja aus wie in einem Getto in Amerika. Da traut man sich doch gar nicht mehr, die Tür aufzumachen, wenn jemand klopft.« – »Wir haben eine Klingel, stell dir vor«, erwiderte ich sarkastisch. Meine Mutter lächelte herablassend. Sie glaubte, ich hätte den Köder geschluckt. Sicherlich hörte sie schon wieder den Löwen brüllen. Sie zog die Vorhänge wieder zu und setzte sich auf die Couch. »Woher kommen denn eure Nachbarn? Können die überhaupt Deutsch, oder musst du erst Türkisch lernen, wenn du sie etwas fragen möchtest?« – »Wie kommst du da drauf?«, fragte ich scheinheilig und tat so, als hätte ich nicht verstanden, was sie damit hatte sagen wollen. »Als wir nach Papas Tod hier gewohnt haben, hast du ja auch kein türkisch gelernt. Oder etwa doch?«

Meine Mutter riss die Augen auf und hielt vor Empörung über diese Frechheit die Luft an. Ihr Kopf zitterte, so sehr musste sie sich beherrschen. Aber sie schwieg. Man konnte sehen, wie sie sich die nächsten Worte in Gedanken zurechtlegte. »Das waren auch andere

Zeiten«, fing sie an. Ihre Stimme klang gereizt. »Damals gab es auch noch kein Asylbewerberheim in der Nähe. Zu der Zeit haben hier noch anständige deutsche Familien gewohnt. Wie wir. Jetzt wohnen hier nur noch Asoziale und Ausländer.« – »Aha! Dann sind wir in deinen Augen also asozial?« Meine Mutter ignorierte meine Frage und redete weiter, als hätte ich nichts gesagt. »Jeden Tag lese ich von Messerstechereien, Drogenhandel und Einbrüchen. Mord und Totschlag überall, wohin man auch schaut. Das ist doch kein Ort zum Wohnen. Gabi, ich verstehe dich einfach nicht.« – »Komisch, ich habe hier noch nie einen Toten auf der Straße herumliegen sehen, und das Einzige, was hier stinkt, ist der Abfall in den Mülltonnen, und nicht die Leiche der erwürgten Ehefrau in der Nachbarwohnung.« Mir war alles egal in diesem Moment. Ich war nicht länger bereit, mir alles von ihr madig machen zu lassen. »Gut, wenn du das so siehst, gibt es ja nichts mehr dazu zu sagen. Ich komme jedenfalls nicht mehr hierher. Wenn du mich sehen willst, musst du in Zukunft schon zu uns kommen.« Sie stand auf und beendete das Gespräch. Das war ihre Art, Diskussionen zu beenden, die nicht so verliefen, wie sie es sich vorstellte. Ich hielt ihr die Tür auf und lächelte sie an. »Also bis bald!«, sagte ich und schenkte ihr mein bezauberndstes Lächeln. Wortlos verschwand sie in Richtung Aufzug.

Dieser Wortwechsel sollte Folgen haben. Mein ungewohnt selbstbewusstes Auftreten hatte meine Mutter mehr verärgert, als ich anfänglich dachte. Sie war es nicht gewohnt, dass ich derart schlagfertige Antworten gab, obwohl es beileibe nicht das erste Mal gewesen war. Aber sie lebte immer noch in der irrigen Vorstellung, dass sie bei mir nur auf den »richtigen Knopf« drücken musste, um die von ihr gewünschten Reaktionen hervorzurufen. Dass ich mich in unserer Wohnung nicht hatte provozieren lassen und stattdessen sie an den Rand eines cholerischen Anfalls getrieben hatte, war etwas, was sie nicht dulden konnte.

Als Robert und ich wenige Wochen nach diesem Vorfall bei meiner Mutter und Albert zu Besuch waren, spürte ich deutlich, dass sie

sich auf dieses Treffen intensiv vorbereitet hatte. Es war unübersehbar, dass sie etwas ausgeheckt hatte, was mich vor den Augen von
Robert unmöglich machen sollte. Doch noch ehe sie ihren Plan in
die Tat umsetzen konnte, passierte etwas, womit keiner von uns
gerechnet hatte. Durch das weit geöffnete Fenster hörten wir die
Stimme eines jungen Mannes, der offensichtlich mit Tony zu sprechen wünschte.

»Tony, bitte!«, schrie er mit weinerlicher Stimme. »Lass uns noch
einmal über unsere Beziehung sprechen. Du kannst doch nicht so
einfach Schluss machen. Ich liebe dich doch!« Meine Mutter wurde
mit einem Mal ganz grau im Gesicht. Ihre Gesichtszüge verzerrten
sich, sie ballte die Fäuste und warf Robert einen Blick zu, den man
nur schwer beschreiben kann. Es war, als ob sie ihn dazu auffordern wollte, sofort zu vergessen, was er soeben gehört hatte. »Ist
das Stefan?«, fragte Albert. Ihm war seine Verlegenheit ebenso anzumerken wie die Furcht vor der Reaktion meiner Mutter. Er sah
sie ratlos an, rieb nervös die Handflächen an seinen Oberschenkeln
und spielte offensichtlich mit dem Gedanken, aufzustehen und das
Fenster zu schließen. Doch meine Mutter war schneller. »Nein, das
ist nur ein Irrer, der nicht weiß, was er redet!«, knurrte sie und
stürzte zum Fenster hinüber.

Sie schlug es so fest zu, dass die Scheiben klirrten, und lief mit
großen Schritten von einem Fenster der Wohnung zum anderen
und kontrollierte die gegenüberliegenden Häuser. »Der soll endlich
den Mund halten. Dieser Trottel macht noch die ganzen Nachbarn
rebellisch. Die denken noch weiß Gott was von uns.« Ich wusste, was
sie meinte, und am liebsten hätte ich ihr gesagt, dass die Nachbarn
nichts Falsches denken konnten, weil Tony tatsächlich homosexuell
war. Ich hatte ihn einige Monate zuvor in der Innenstadt Arm in
Arm mit einem anderen jungen Mann angetroffen und gesehen,
wie sie sich geküsst hatten. Natürlich hatte ich Robert davon erzählt.
Als Robert mich ansah, wusste ich, dass er in diesem Augenblick
dasselbe dachte wie ich. Aber keiner von uns sagte ein Wort.

Meine Mutter stand noch immer vor dem Fenster. Ihr eben noch aschfahles Gesicht hatte sich rot verfärbt. Sie schnaufte und keuchte vor Wut und ballte die Fäuste, als wollte sie dem jungen Mann auf der Straße drohen. »Der soll endlich den Mund halten!«, schimpfte sie. »Tony ist nicht schwul. Das hätte ich doch gemerkt. Ich bin seine Mutter. Ich kenne doch meinen Sohn. Nicht wahr, Albert, Tony ist nicht schwul? Was kann er dafür, wenn dieser Typ in ihn verliebt ist. Das ist doch nicht Tonys Schuld. Deswegen kann man doch nicht behaupten, dass mein Junge ein Schwuler ist.« Es klang, als würde sie mit sich selber reden.

Aber in Wahrheit meinte sie mich. Spätestens als sie sich zu mir umdrehte, mich wutentbrannt fixierte und mit heiserer Stimme direkt ansprach, war klar, dass alles, was sie eben gesagt hatte, an mich gerichtet gewesen war. »Jeder, der behauptet, dass Tony schwul ist, ist ein Lügner! Und ich werde nicht zulassen, dass irgendjemand meinen Jungen schlechtmacht. Wer sich das Maul über Tony zerreißt, bekommt es mit mir zu tun!« Es klang wie eine Drohung und war zweifellos auch so gemeint.

25

NEUNMONATSVIRUS

Ich fühlte mich hundeelend. Aber nicht wegen der Drohungen meiner Mutter, sondern wegen einer Magen-Darm-Grippe, die unter den Mitarbeitern des Betriebes umging, in dem ich zu dieser Zeit angestellt war. Schon den zweiten Tag in Folge musste ich mich mehrfach übergeben und konnte mich kaum auf den Füßen halten. Von meinen Kolleginnen wusste ich, dass es bei ihnen auch so begonnen hatte. »Das fehlt mir gerade noch«, stöhnte ich, als ich zu Hause völlig entkräftet auf der Couch lag. »Jetzt geh doch endlich zum Arzt!«, mahnte Robert und sah mich mit sorgenvoller

Miene an. »Du siehst wirklich schlimm aus.« Er befühlte meine Stirn, wischte mir den kalten Schweiß von meinem Nasenrücken und ging in die Küche, um mir einen Tee zu holen. »Das wird sicher bald aufhören«, wiegelte ich ab, als er zurückkam. »Mich wirft so schnell nichts um.«

Doch in diesem Fall hatte ich mich wohl getäuscht. Die Übelkeit hielt an, und auch sonst fühlte ich mich von Tag zu Tag schwächer und schlechter. Also tat ich schließlich, was Robert wollte, und ging zu unserem alten Hausarzt. Er untersuchte mich nur oberflächlich, nachdem ich ihm die Symptome geschildert hatte, und setzte sich wieder hinter seinen großen Nussbaumholzschreibtisch. »Wann hatten Sie denn zuletzt Ihre Periode?«, wollte er wissen. »Vor etwa acht Wochen«, sagte ich. »Das ist aber nicht unnormal bei mir. Das passiert mir öfter. Ich bekomme meine Tage seit jeher unregelmäßig. Außerdem nehme ich die Pille.« Er lächelte mich an und schien nichts von dem, was ich gerade gesagt hatte, ernst nehmen zu wollen. »Das Beste wird sein, Sie machen einen Termin bei Ihrem Frauenarzt aus«, schlug er vor. »Ich denke, Sie sind schwanger.« – »Das kann nicht sein«, antwortete ich und verließ die Praxis. So ein Schwachsinn!, dachte ich mir und presste meine Hände gegen den Bauch. Mir war schon wieder speiübel.

Der Frauenarzt hörte sich geduldig und aufmerksam an, was ich zu sagen hatte, und machte sich ein paar Notizen auf ein Krankenblatt, ehe er mir zeigte, wo ich mich ausziehen konnte. »Dann wollen wir mal nachsehen, ob mein werter Kollege Ihnen unrechtmäßig ein Kind andrehen wollte«, sagte er gut gelaunt und wusch sich die Hände. Ich setzte mich auf den Gynäkologenstuhl und ließ mich untersuchen.

Während ich so dalag, musste ich noch einmal an das denken, was der Hausarzt gesagt hatte. Es konnte nicht sein. Das war unmöglich. Ich nahm die Pille. Außerdem war ich schon mehr als einmal »überfällig« gewesen und hatte trotzdem nie ein Kind bekommen. Warum sollte es dieses Mal anders sein? Zudem hatte ich gelesen, dass diese Übelkeit immer nur morgens kam. Mir war aber den ganzen Tag speiübel. Ganz zu schweigen davon, dass wohl kaum alle Mitarbeiterinnen in unserem Betrieb zur selben Zeit schwanger geworden sein konnten. Als der Frauenarzt fertig war, zog ich mich wieder an und wartete ungeduldig auf seine Meinung. Mein Zustand hatte sich in den letzten zehn Minuten deutlich verschlechtert. Ich wollte so rasch wie möglich nach Hause und ins Bett.

»Ich verschreibe Ihnen etwas gegen die Übelkeit und den Brechreiz. Aber das kann noch andauern. Mit vier weiteren Wochen Übelkeit werden Sie wohl noch rechnen müssen«, sagte er und füllte das Rezept aus. »Vier Wochen?«, rief ich erschrocken. »Was ist das denn für ein Virus?« Der Frauenarzt lachte. Ich fragte mich, was daran so komisch war. »Das ist ein ganz besonders hartnäckiger Virus. Wenn der sich mal eingenistet hat, werden Sie ihn meist erst nach neun Monaten wieder los.« Er sah mich fragend an, als würde er sich über meine Begriffsstutzigkeit wundern. »Bin ich etwa schwanger?«, fragte ich. »Genau das. Herzlichen Glückwunsch! Ich hoffe, der Nachwuchs kommt nicht ungelegen.«

Ich brauchte noch eine Sekunde, bis ich endgültig begriffen hatte, was der Arzt soeben zu mir gesagt hatte. Dann spürte ich eine Freude in mir aufsteigen, wie ich sie erst einmal zuvor in meinem Leben empfunden hatte. Damals in der Telefonzelle, als Robert mir den Antrag gemacht und ich festgestellt hatte, dass ich wirklich geliebt wurde. Und nun bekam ich ein Kind. Ein eigenes Kind. Unser Kind. Ich hätte den Frauenarzt am liebsten umarmt vor lauter Glück. »Wann kommt es denn? Ist es gesund?« – »Dem Kind geht es prächtig. Der voraussichtliche Termin ist der 23. Juni 1986.« Ich streichelte zärtlich meinen Bauch und horchte in mich hinein. Vielleicht konnte ich das Kind ja schon spüren. Ich wurde Mutter!

Robert jubelte vor Glück, als er davon erfuhr. Er hob mich hoch und drehte sich im Kreis, bis ich lachend um Hilfe rief, und küsste mich so leidenschaftlich, dass mir keine Zeit mehr blieb, Atem zu schöpfen. »Wir bekommen ein Kind!«, sagte er, strahlend vor Glück. Ich hörte nur »wir« und war glücklich. Wir waren eine Familie, eine richtige Familie. Bei uns würde es nicht so sein wie bei meiner Mutter und meinem Vater. Dieses Kind war weder ein Unfall, noch kam es zur falschen Zeit. Es war ein Wunschkind, und ich würde es ihm jeden Tag sagen. Ich würde ihm alle Liebe geben, zu der ich fähig war. So wie es Oma Resi bei mir getan hatte. Als ich an meine tote Großmutter dachte, bekam ich feuchte Augen. Oma Resi sollte stolz auf mich sein können. Nie würde ich mein Kind auch nur einen Tag so behandeln, wie meine Mutter mich behandelt hatte und noch immer behandelte. Das schwor ich mir.

Als ich meiner Mutter sagte, dass sie Oma wurde, verlor sie für einen kurzen Moment die Beherrschung und wurde laut. »Hättet ihr nicht noch ein paar Jahre warten können? Mich mit 42 Jahren zur Oma machen. Wie sieht das denn aus? Jetzt werden alle Oma zu mir sagen. Ich fühle mich aber nicht wie eine Oma.« – »Ist ja schön, dass du dich so sehr für mich freust«, erwiderte ich boshaft. »Spinnst du? Hat sich das so angehört, als ob ich mich freue? Wie kommst du darauf, dass ich mich für dich freuen könnte? Ich habe wirklich Besseres zu tun, als an dich zu denken und mir Gedanken über dein Kind zu machen. Was geht mich das an? Du hast dir ein Kind andrehen lassen. Jetzt schau zu, wie du damit klarkommst.«

In den kommenden Monaten sah ich meine Mutter nur selten. Die wenigen Male, die wir einander sahen, waren mehr als genug. Ich wollte die düsteren Prophezeiungen meiner Mutter nicht hören. Sie meinte, das Kind würde ein »Schwächling« wie ich. Und was das bedeute, müsse sie mir ja nicht erklären. »Das arme Kind!«, seufzte sie. »Aber was kann man bei der Mutter schon anderes erwarten? Der Kleine soll sich mal besser Zeit lassen. Der tut mir jetzt schon leid.«

Aber unser kleiner »Sternengucker« Bastian hatte es eilig und kam 14 Tage zu früh auf die Welt. Er war mit 2.950 Gramm bei einer Größe von 50 Zentimetern ein ziemlich leichtes Baby und wurde vorsichtshalber gleich nach der Geburt in die Kinderklinik verlegt, weil seine Herztöne während der Geburt schwächer geworden waren. Für meine Mutter natürlich der Beweis dafür, dass sie von Anfang recht gehabt hatte mit ihren »Vorahnungen«. Trotzdem bestand sie darauf, dass Albert Taufpate werden sollte.

Ich hatte ganz erhebliche Vorbehalte dagegen. Mir war von Beginn an klar, dass meine Mutter die Patenschaft nur als Vorwand benutzen würde, um sich wieder mehr in unser Familienleben einzumischen. Aber genau das wollte ich nicht. Ich hatte mir damals geschworen, dass ich mein Kind nie so behandeln würde, wie meine Mutter mich behandelt hatte. Wie konnte ich da zulassen, dass sie sich in die Erziehung von Bastian einmischte? Ich kannte meine Mutter. Sie würde nie zulassen, dass ich das Kind so erzog, wie ich es mir vorgenommen hatte. Sie würde alles in ihrer Macht Stehende tun, um mir und meinem Sohn das Leben so schwer wie möglich zu machen. »Aber sie ist deine Mutter«, meinte Robert, als ich mit ihm darüber reden wollte. Jetzt bereute ich es, dass ich ihm nie wirklich gesagt hatte, welche Sorte Mensch meine Mutter war. Er hatte ja keine Ahnung, wozu sie fähig war. Doch nun war es zu spät, ihm die Augen zu öffnen. Also gab ich nach.

Vier Wochen nach der Geburt war die Taufe. Albert war Taufpate, und meine Mutter wartete nicht einmal bis zum Ende der Tauffeier, ehe sie anfing, mir zu sagen, was ich alles falsch gemacht hatte in den zurückliegenden Tagen seit der Geburt. »Das habe ich schon vor 20 Jahren anders gemacht. Bereits in den Sechzigern hat man gewusst, dass man das so macht und nicht anders, aber du machst natürlich wieder alles falsch. Was kannst du eigentlich? Haben dir die Hebammen nicht beigebracht, wie man das macht? Alles machst du falsch! Das arme Kind!«

26

FEHLDIAGNOSE

Aber Bastian ging es gut. Entgegen allen Vorhersagen meiner Mutter fehlte es ihm an nichts. Ihre zahllosen Ratschläge hörte ich mir geduldig an und vergaß sie wieder. Es war ohnehin nur ein Wust nutzloser und zum Teil sogar abergläubischer Volksweisheiten, die allem widersprachen, was die Kinderärzte einem nahelegten. Manchmal war ich so wütend über diesen Blödsinn und vor allem über die Hartnäckigkeit, mit der meine Mutter darauf bestand, dass sie recht hatte, dass ich abends, wenn der Kleine im Bett war, Robert von den Gesprächen mit meiner Mutter erzählte.

Der lachte nur und meinte, ich solle es nicht so schwernehmen. »Solange deine Mutter nicht mit dem Exorzisten daherkommt, sobald Bastian Fieber hat, ist es doch egal, was sie redet«, sagte er lachend und versuchte, mich auf andere Gedanken zu bringen. Das gelang ihm meistens auch, und so kam bald das Thema Verhütung zur Sprache. Ich wollte nicht sofort ein zweites Kind. Weil ich der Pille nicht mehr vertrauen konnte, dachte ich an eine Spirale. Für Robert waren das alles böhmische Dörfer. Das solle ich besser mit dem Frauenarzt besprechen. Der hatte nichts dagegen einzuwenden, also ließ ich mir eine Spirale einsetzen und setzte die Pille ab. Ein Jahr später war ich schon wieder schwanger. Robert lachte, und ich schüttelte den Kopf. Aber ich freute mich. Im Gegensatz zu meiner Mutter. Sie nannte mich »verantwortungslos« und Schlimmeres und sagte mir voraus, dass es ein böses Ende nehmen werde.

Als ich im November 1987 mit starken Schmerzen im Unterbauch ins Amberger Krankenhaus gehen musste, schien sich ihre Vorhersage tatsächlich zu bewahrheiten. Man diagnostizierte eine sogenannte Stieldrehung im rechten Eierstock. In einer mehrstündigen Notoperation wurde mir der Eierstock samt Zyste entfernt. Robert war außer sich vor Sorge und rief sofort meine Mutter an und teilte ihr mit, dass ich in einer sehr schlimmen Verfassung sei und operiert werden müsse. Wie ich später erfuhr, war die Reaktion meiner Mutter eher »kühl« und »teilnahmslos«. Es war das erste Mal, dass Robert einige sehr unschöne Worte im Zusammenhang mit meiner Mutter benutzte.

Die kam eine Woche nach der Operation zu mir ins Krankenhaus und zeigte einmal mehr, wie viel ich ihr wert war. »Du siehst doch ganz gut aus«, sagte sie, kaum dass sie das Zimmer betreten hatte. »Also so schlimm kann es demnach nicht gewesen sein. Das war sicher falscher Alarm. Eine Fehldiagnose.« Die Krankenschwester, die gerade da war, sah sie völlig entgeistert an und schüttelte den Kopf. Als meine Mutter das sah, wartete sie, bis die Schwester gegangen war, ehe sie fortfuhr. »Ich wusste doch, dass Robert maßlos übertrieben hat. Von wegen Notoperation. Der hat da wohl was falsch verstanden.« Ich ließ sie zu Ende reden, obwohl es mir schwerfiel. »Vielen Dank für dein Mitgefühl. Ja, es geht mir wieder besser. Und Robert hat nicht übertrieben. Ich hatte eine Notoperation und war zwei Tage auf der Intensivstation und muss noch fünf weitere Tage hier bleiben.« Meine Mutter lächelte herablassend. »Na siehst du! Dann geht's doch schon wieder bergauf. Bei jungen Leuten geht so was schnell. Die sind im Handumdrehen wieder gesund. Stimmt's, Albert?«

Albert nickte natürlich und gab ihr recht. Er traute sich noch weniger als mein Vater, ihr zu widersprechen. In diesen Tagen der zweiten Schwangerschaft musste ich oft an meinen Vater denken. Ich erinnerte mich an ihn und verglich ihn ab und zu mit Robert, wenn ich sah, wie dieser mit Bastian spielte oder neben ihm saß, wenn er auf der Couch lag und schlief. Ob mein Vater auch so mit mir gespielt und meine Hand gehalten hatte, wenn ich irgendwo lag und meinen Mittagsschlaf hielt? Ich konnte es mir mühelos vorstellen. Als ich ein kleines Kind war, hatte er mich in der Nacht geweckt und umarmt, wenn ich wieder von meiner Mutter geträumt hatte. Bastian sollte nie Angst vor mir haben müssen. Er durfte mir ein

Loch in den Bauch fragen, und nie würde ich so weit gehen, ihm zu sagen, er werde mich irgendwann ins Grab bringen. Nun, da ich eigene Kinder hatte, wurde mir die Ungeheuerlichkeit dieser Worte erst so richtig bewusst. Mein Vater hatte gewusst, wie es damals in mir ausgesehen hatte, deswegen wollte er mich beschützen, mit aller Liebe, zu der er fähig war, auch wenn er dafür den Hass meiner Mutter auf sich zog.

Kurz vor der Geburt unseres zweiten Kindes suchte ich zusammen mit Bastian den Friedhof auf, wo mein Vater beerdigt war. Ich stand vor dem Grab, dachte an all das, was mir schon seit Wochen durch den Kopf gegangen war, und konnte meine Tränen nicht länger zurückhalten. Ich wünschte, ich hätte ihm in diesem Augenblick irgendwie sagen können, wie sehr er mir fehlte und wie dankbar ich ihm war für all die Liebe und Wärme, die er mir gegeben hatte. Neben Oma Resi war mein Vater der Mensch gewesen, dem ich am meisten zu verdanken hatte. Und ich hatte ihn verraten. An jenem Abend, als meine Mutter hatte wissen wollen, bei wem wir im Falle einer Scheidung leben wollten. Ich sah ihn wieder vor mir, am oberen Ende der Treppe. Reglos, sprachlos, hilflos. Ich legte eine Hand über die Augen und weinte leise.

»Mama«, sagte Bastian. »Warum weinst du?« – »Ich bin nur traurig, weil mein Papa so früh gestorben ist«, erwiderte ich, ohne nachzudenken. »Opa ist tot?« Bastian war entsetzt. »Nein! Nicht Opa Albert. Dem geht es gut. Ich meine meinen Papa. Deinen richtigen Opa.« Als ich das sagte und sah, wie er mich verständnislos anschaute, wurde mir klar, dass ich einen Fehler gemacht hatte. Bastian konnte nicht verstehen, was ich meinte. Seit er geboren war, hatten alle ihm gesagt, Albert sei sein Opa. »Und dein Papa ist hier?«, fragte er weiter. »Ja.« – »Die Erde da ist dein Papa?« Bastian zeigte auf das Grab und sah mich ungläubig an. »Nein, mein Schatz, das ist sein Grab. Unter der Erde ist der Papa begraben worden, als er gestorben ist. Das macht man immer so, wenn jemand tot ist. So, und jetzt komm, wir müssen heim und was kochen, damit der Papa was zu essen hat, wenn er nach Hause kommt.« Ich setzte Bastian in den Buggy und fuhr heimwärts.

Ich hatte das Gespräch mit Bastian am Grab meines Vaters längst schon vergessen, als ich während eines Besuches bei meiner Mutter auf unangenehmste Art und Weise daran erinnert wurde. Inzwischen war Benny geboren. Ich war gerade dabei, eine neue Windel aus meiner Wickeltasche zu holen, als ich hörte, wie Albert zu Bastian sagte, er solle sich doch bei seinem »Opa« auf den Schoß setzen. »Du bist nicht mein richtiger Opa. Mein echter Opa ist auf dem Friedhof unter dem Grab.« Als meine Mutter das hörte, stürmte sie wie eine Furie aus der Küche, direkt auf Bastian zu, der sich schon ängstlich zusammenkrümmte, und sah mit drohendem Blick auf meinen kleinen Jungen hinab. »Wer sagt das?«, keifte sie.

Bastian erschrak und wagte kaum, den Mund zu öffnen. »Die Mama!«, flüsterte er schuldbewusst. Meine Mutter dreht sich zu mir um und schnaubte wie ein feuerspeiender Drache. »Wieso erzählst du dem Kind solche Sachen? Nur weil du Albert nicht akzeptieren kannst, brauchst du dem Jungen nicht solche Flöhe ins Ohr zu setzen. Aber gut, wenn du es so haben möchtest, von mir aus. Wenn Albert schon nicht Bastians Opa ist, dann bekommt Bastian ab sofort auch nichts mehr von uns geschenkt. Habe ich recht, Albert?« – »Ja, Leni.«

Bastian fing an zu weinen, auch der drei Wochen alte Benny war durch das Gebrüll aufgeweckt worden und hatte zu schreien begonnen. Mir standen die Tränen in den Augen. Nicht wegen dem, was meine Mutter gesagt hatte. Das machte mich nur wütend. Sondern weil ich sah, wie die Kinder auf den Hass meiner Mutter reagierten und sich vor ihr zu fürchten begannen. So hatte auch ich als Kind mich gefürchtet. Ohne auch nur ein Wort zu sagen, packte ich meine beiden Jungs und verließ die Wohnung.

Als ich an der frischen Luft war, atmete ich tief durch und versuchte, mich zu beruhigen. Ich wollte nicht schon wieder vor Bastian weinen. Aber es kostete mich große Mühe, meine Traurigkeit und meine Verzweiflung zu verbergen. Denn eines war an diesem Nachmittag klar geworden. Meine Mutter würde meine Kinder ebenso belügen wie alle anderen und keine Sekunde davor zurückschrecken, ihnen Unwahrheiten über mich zu erzählen, nur um sie gegen mich aufzuhetzen. Sie würde nichts unversucht lassen, um zu verhindern, dass sie die Wahrheit erfuhren. Mir war klar geworden, dass ich eine Entscheidung treffen musste.

27

EIN NEUES ZUHAUSE 2

Doch zuerst schien es so, dass sich alles ganz von selbst zum Guten wenden würde. In den ersten Jahren nach Bennys Geburt lief alles wie am Schnürchen. Robert hatte eine gut bezahlte Stelle bei einer Automobilfirma, wir wohnten in einem schönen kleinen Haus mit Garten, und ich kümmerte mich um die beiden Jungs. Es war ein schönes, ruhiges Leben. Ich war zufrieden mit mir und glücklich darüber, dass es uns allen so gut ging. Die Befürchtung, meine Mutter könnte versuchen, einen Keil zwischen mich und meine Kinder zu treiben, trat immer mehr in den Hintergrund und machte einer Lebensfreude Platz, die ich zuvor noch nie empfunden hatte. Als ich wieder zu arbeiten begann und sich unser Einkommen dadurch auf mehr als 5.000 Mark im Monat vergrößerte, fing ich an, darüber nachzudenken, wie es wäre, ein eigenes Haus zu besitzen.

Ich erzählte Robert von meinem Wunsch, ein eigenes Haus zu bauen. Er gestand mir, dass auch er schon verschiedentlich daran gedacht hatte. Etwas Eigenes zu haben, statt immer nur Miete zahlen zu müssen, wäre auch ihm lieber, sagte er und meinte, ich solle mich doch mal bei den Banken umhören. Es gebe da sicherlich Möglichkeiten, über staatliche Zuschüsse und zinsgünstige Darlehen die monatliche Belastung gering zu halten, sodass wir am

Ende auch nicht mehr zu zahlen hätten als das, was wir zu dieser Zeit an Miete aufbringen mussten.

So war es denn auch. Nachdem die Bank uns das Darlehen bewilligt hatte, suchten wir uns eine Baufirma, die uns ein schlüsselfertiges Haus bauen sollte. Abgesehen von ein paar Eigenleistungen wie Tapezieren oder Teppiche verlegen sollte alles von der Firma erledigt werden. Ein schönes Grundstück war auch rasch gefunden, und so stand dem Traum von den eigenen vier Wänden nichts mehr im Wege. Am 15. Januar 1993 sollte dann der Umzug stattfinden.

Ich rief meine Mutter an und fragte sie, ob ich und die Kinder sie besuchen könnten. Ich sagte nichts von unserem Bauvorhaben. Es sollte eine Überraschung sein. Ich war so glücklich und stolz, dass ich glaubte, sie müsse sich dieses Mal einfach mit mir freuen. Natürlich hatte ich nicht vergessen, was kurz nach Bennys Geburt passiert war, aber es lief in diesen Tagen alles so gut für mich, dass ich wirklich dachte, alles müsse sich jetzt zum Guten wenden.

Doch da hatte ich die Rechnung ohne meine Mutter gemacht. Als wir 15 Minuten eher vor ihrer Tür standen als abgemacht, empfing sie mich mit grimmiger Miene und vollem Mund und fragte mich, ob ich keine Uhr hätte. Gerade eben hatte ich mir noch vorgestellt, wie es sein würde, wenn sie die Baupläne sehen und sich wundern würde, wozu ihre Tochter fähig ist. Jetzt stand ich da wie ein begossener Pudel und musste mich vor meinen Kindern wegen Unpünktlichkeit von ihr maßregeln lassen. Bastian war damals sechs Jahre alt und Benny vier, und beide standen neben mir, sahen ihre Oma aus weit aufgerissenen Augen an und trauten sich schon gar nicht mehr, sie anzulächeln. Sie sah auf die beiden Kinder hinab wie auf zwei zerlumpte Bettler, die ihr gerade ihre Blechbüchsen entgegenhielten und um ein Almosen bitten wollten. Nur widerwillig trat sie beiseite und ließ uns in die Wohnung.

Albert war gerade dabei, den Tisch abzuräumen. Er stapelte eilig die Teller und das Besteck aufeinander und wollte die Reste der Brotzeit in die Küche bringen, ehe die Kinder sie sahen. Doch da stand Benny schon neben ihm, begrüßte ihn fröhlich und wollte wissen, ob er das angebissene Brot, das da vor ihm auf einem Teller lag, nicht mehr haben wolle. »Darf ich das dann haben, Opa?«, fragte Benny und wollte schon nach dem Brot greifen, als Albert rasch den Teller in die Hand nahm und den Kopf schüttelte. »Ich … ich esse das später, wenn ich wieder Hunger habe.« Benny machte ein enttäuschtes Gesicht und zog seine Hand sofort zurück. Albert warf meiner Mutter einen kurzen Blick zu und verschwand in der Küche. Sie stand nur da, wartete, bis er weg war, und ging dann zum Tisch hinüber. »Was willst du?«, fragte sie mit einer Stimme, die nicht nur den Kindern, sondern auch mir eine Gänsehaut verursachte.

Ich legte die Baupläne auf den Tisch. Noch ehe ich ihr irgendetwas erklären oder zeigen konnte, fing sie an zu schimpfen. »Was hat das zu bedeuten? Ihr wollt bauen?« – »Ja«, erwiderte ich unsicher. So hatte ich mir dieses Gespräch nun wirklich nicht vorgestellt. Deswegen zögerte ich kurz und überlegte, wie ich es ihr unter diesen Umständen am besten darlegen sollte. »Ihr habt im Lotto gewonnen, und du sagst mir nichts davon?«, fuhr sie mich an. Ich starrte sie an und dachte, ich hätte mich verhört. »Albert, kannst du das glauben? Die gewinnen im Lotto und behalten alles für sich. An deine arme Mutter hast du mal wieder nicht gedacht. Es ist doch immer das Gleiche mit dir. Immer nur du. An andere denkst du nicht. Was aus mir wird, ist dir egal.« – »Aber Mama, wir haben nicht im Lotto gewonnen, wir finanzieren das Haus, so wie andere Leute auch. Wir haben ein Drittel an …« – »Lüg mich nicht an!«, unterbrach sie mich schroff.

»Finanzieren? Wie soll das denn gehen? Jeder Mensch weiß doch, dass man mit 29 Jahren nur dann ein Haus bauen kann, wenn man im Lotto gewonnen hat, stimmt's, Albert?« Albert nickte. Ich saß da und traute meinen Ohren nicht. Tausende von jungen Leuten finanzierten jedes Jahr ein solches Bauvorhaben, und meine Mutter tat so, als ob sie noch nie etwas davon gehört hätte. Einen Moment lang fragte ich mich, ob sie wirklich glaubte, was sie gerade gesagt hatte, oder ob das nur eine absichtliche Provokation war, mit der sie mich zornig machen wollte. Dass sie streiten wollte, war mir längst klar geworden. Genauso wie ich seit dem eisigen Empfang an der Wohnungstür wusste, dass es ein Fehler gewesen war, herzukommen, um ihr von unseren Plänen zu erzählen. Doch nun gab es kein Zurück mehr. Ich hatte A gesagt und musste nun wohl oder übel auch B sagen, so schwer es mir auch fiel, weiter über unsere Pläne zu sprechen.

»Ich kann dir unseren Finanzierungsplan zeigen. Der Mann aus der Bank hat alles ganz genau mit uns durchgerechnet. Es kann …« – »Dass ich nicht lache!«, stieß sie höhnisch hervor. »Finanzierungsplan! So einen bekommt doch jeder. Die in der Bank stellen jedem, der kommt, so ein Ding aus. Das sagt überhaupt nichts aus. Wenn ich in die Bank gehe, bekomme ich so einen Plan in fünf Minuten. Das kann man sich doch leicht machen lassen. Die schreiben ein paar Zahlen auf einen Zettel, und schon ist er fertig, der Finanzierungsplan.« Wieder lachte sie. Es war ein boshaftes, eiskaltes Lachen. Die beiden Jungs sahen meine Mutter ängstlich an und waren mucksmäuschenstill. Mir reichte es. Jedes weitere Wort war sinnlos. Ich packte Bastian und Benny und verließ die Wohnung.

Dass der Bau des Hauses rasch voranschritt, erzählte ich meiner Mutter nicht. Ich war dermaßen enttäuscht von ihrer Reaktion, dass ich keine Lust verspürte, sie noch einmal darauf anzusprechen oder sie gar einzuladen, zusammen mit Robert und mir die Baustelle zu besichtigen. Robert war in diesem Punkt aber anderer Meinung. Er wollte die bösen Worte meiner Mutter nicht einfach so im Raum stehen lassen und überredete mich, bei ihr vorbeizuschauen und noch einmal mit ihr über das Haus zu reden. Inzwischen hatten wir unseren Mietvertrag gekündigt und bereits damit begonnen, uns über die Inneneinrichtung Gedanken zu machen. »Ich arbeite für mein Geld!«, sagte Robert kampfeslustig. »So was brauche ich mir nicht sagen zu lassen. Deine Mutter tut ja gerade so, als wären wir auf Almosen angewiesen. Lottogewinn! Von wegen!«

Doch sie öffnete uns nicht einmal die Tür, als wir vor der Wohnung standen. Ich sah, wie sich der Vorhang am Wohnzimmerfenster bewegte. Sie musste unser Auto gesehen haben. Robert wurde wütend. »So nicht!«, knurrte er und drückte noch mal auf den Klingelknopf. »Robert!«, drängte ich. »Lass doch. Das bringt nichts. Komm, lass uns gehen.« Robert stieß einen leisen Fluch aus, nahm Bastian an der Hand und ging zum Auto zurück. »Das passt mal wieder. Erst große Töne spucken und sich dann verstecken. Deine Mutter ist …« – »Robert, die Kinder«, flüsterte ich. Die beiden Jungs saßen auf der Rückbank des Autos und waren den Tränen nahe. Sie begriffen einfach nicht, warum meine Mutter so etwas machte. Warum sie Dinge tat, die nur einem Zweck dienten: andere zu verletzen.

Kaum hatten wir unser Haus betreten, sah ich, dass der Anrufbeantworter unseres Telefons blinkte. »Wenn das deine Mutter war …«, zischte Robert und holte tief Luft. Sie war es. Ich rief sie an. Meine Mutter sagte mir kurz und knapp, dass ich endlich lernen solle, nicht unangemeldet bei ihr aufzutauchen. »Du kommst immer zur falschen Zeit. Wir wollten gerade fernsehen.« Ich verabschiedete mich und legte auf. Im Hintergrund hörte ich Robert fluchen und zetern. »Na die wird sich noch wundern! Das Gesicht deiner Mutter will ich sehen, wenn wir in unseren eigenen vier Wänden wohnen.«

Doch daraus wurde leider nichts. Im Oktober geriet der Bau plötzlich ins Stocken, und bald ging gar nichts mehr. Vom Bauunternehmer erfuhren wir nur, dass sich die Schlüsselübergabe um drei Monate verschieben würde. Dass wir ab Januar kein Dach mehr über dem Kopf haben würden, interessierte ihn nicht. Also mussten wir selbst Hand anlegen und das Haus notdürftig bewohnbar machen. Schließlich mussten wir ab Januar mit den Kindern irgendwo wohnen. Wir taten, was wir konnten, und engagierten für spezielle

Arbeiten auf eigene Kosten Handwerker. Auf diese Weise erfuhren wir, dass der Bauunternehmer pleite war und seit Monaten seine Rechnungen nicht mehr bezahlen konnte. Der Elektroinstallateur, der uns davon erzählte, riet uns, einen Anwalt aufzusuchen.

Nun begann ein schier endloser Rechtsstreit. Fast vier Jahre lang mussten wir in einem halbfertigen Haus wohnen, ehe uns vom Gericht eine Summe von 235.000 Mark zugesprochen wurde. Endlich konnten wir wieder aufatmen. Das Geld sollte innerhalb von vier Wochen auf unserem Konto sein, wurde uns von unserem Anwalt im Dezember 1997 mitgeteilt. Als Ende Januar 1998 immer noch nichts da war, riefen wir den Anwalt wieder an. Was er uns zu sagen hatte, traf uns wie ein Schock. Der Bauunternehmer hatte Insolvenz angemeldet und war danach verstorben. Wir würden das Geld also nie erhalten. Ich legte den Hörer auf und brach in Tränen aus. Wir hatten alles verloren. Alles. Und wir hatten niemanden, den wir um Hilfe bitten konnten. Am wenigsten meine Mutter, da waren Robert und ich uns einig. Nicht nach allem, was in den Jahren zuvor geschehen war.

28

GLÜCKSSPIEL

Im Frühjahr 1994, nur wenige Wochen nach unserem Umzug in das halbfertige Haus, besuchte ich zusammen mit den Kindern meine Mutter. Die beiden Jungs hatten mich immer wieder gefragt, wann sie Oma und Opa endlich wieder einmal sehen dürften. Ich hatte keine Lust verspürt, meine Mutter zu sehen, nachdem sie sich auf so boshafte Weise über unsere Baupläne lustig gemacht hatte. Als die Schwierigkeiten auf der Baustelle im Oktober 1993 dann anfingen und die Probleme uns ab Januar 1994 über den Kopf zu wachsen begannen, wollte ich erst recht nichts von meiner Mutter wissen.

Man musste nun wirklich kein Hellseher sein, um zu wissen, was sie sagen würde, wenn sie von unseren Schwierigkeiten erfahren sollte.

Andererseits wollte ich den Kindern nicht ständig irgendwelche Ausreden erzählen. Also rief ich an und machte einen Besuchstermin aus. Dieses Mal achtete ich darauf, dass wir auch nicht zu früh erschienen. Auf dem Weg zu meiner Mutter gingen wir noch bei einer Gärtnerei vorbei. Bastian und Benny wollten meiner Mutter unbedingt ein paar Blumen mitbringen. »Die da möchte ich haben und die dazu!«, rief Benny und deutete auf eine Vase, in der Narzissen standen, und eine mit roten Tulpen.

Die Verkäuferin meinte, dass Narzissen nicht unbedingt die richtige Wahl seien. Benny verzog das Gesicht, als er das hörte, und sah aus, als wollte er gleich zu weinen anfangen. »Schau mal«, sagte die Verkäuferin. »Die Narzissen kann man nicht mit anderen Blumen in eine Vase stellen. Die anderen Blumen gehen sonst alle kaputt.« – »Warum? Sind Narzissen giftig?« – »Ja, sehr sogar. Schau mal hierher«, sagte sie und deutete auf den Stiel der Narzissen. »Da kommt ein ganz giftiger Saft heraus, und der macht die anderen Blumen kaputt. Außerdem ist die Narzisse auch für Kinder wie dich gefährlich.« Benny bekam große Augen. »Alles an der Blume ist giftig, weil überall der Saft drin ist. Der macht sogar Kinder krank. Wenn du auch nur ein kleines bisschen von dem Saft in den Mund bekommst, wird dir übel, und du musst spucken und bekommst Durchfall.« Benny trat entsetzt einen Schritt zurück und legte die Hände auf den Rücken. »Dann will ich sie nicht«, sagte er und schüttelte den Kopf. Statt der Narzissen kaufte ich für jeden der Jungs eine Baccara-Rose. Ich sagte Benny und Bastian, dass diese Rosen die Lieblingsblumen ihrer Oma seien und dass sie sich ganz sicher über die Rosen freuen würde.

Meine Mutter nahm die Rosen mit einem eiskalten Lächeln entgegen, drückte sie Albert in die Hand und sagte ihm, er solle sie irgendwo in der Küche in eine Vase stellen. Statt auf dem Wohnzimmertisch standen die wunderschönen Rosen nun neben dem

Spülbecken zwischen schmutzigen Tellern und benutztem Besteck. Ich versuchte, die Jungs abzulenken, und brachte sie auf andere Gedanken. Sehr zum Ärger meiner Mutter, die gerne noch etwas länger in ihre enttäuschten Gesichter gesehen hätte. Ich machte gute Miene zum bösen Spiel, tat so, als ob ich es nicht merken würde, und fragte, ob sie schon wüsste, was sie an ihrem 50. Geburtstag machen wolle.

»Ich werde natürlich eine Feier veranstalten, stimmt's, Albert?« Sie kramte unter der Fernsehzeitschrift einen Zettel hervor, auf dem eine Unmenge von Namen notiert waren. »Wir planen schon«, sagte sie. »Das ist meine Einladungsliste.« Sie begann, mir die Namen vorzulesen. Mein Name und der von Robert fehlten, ebenso die Namen unserer Kinder. »Du hast uns vergessen!«, sagte ich und hoffte, dass es sich um ein Versehen handeln müsse. »Nein, das habe ich nicht«, stellte sie trocken fest und sah mich an. »Tony kommt ja auch nicht.« – »Wenn Tony nicht kommt, ist das seine Sache«, antwortete ich. »Aber wir würden schon gerne kommen. Schließlich bin ich deine Tochter.« Sie sah mich an und schwieg. Ihre Augen funkelten bösartig. Meiner Mutter ging etwas durch den Kopf, was sie mir nur allzu gerne an den Kopf geworfen hätte, was sie aber wohl wegen der Kinder nicht laut aussprechen wollte. Am liebsten hätte ich sie aufgefordert, zu sagen, was sie dachte. Aber ich wollte nicht schon wieder streiten. »Ich weiß ja noch nicht einmal, ob ich überhaupt feiern werde. Es sind ja noch acht Monate bis dahin«, meinte sie nun, ohne sich darum zu kümmern, dass sie gerade eben noch das Gegenteil behauptet hatte. Damit war die Unterredung für meine Mutter beendet.

Das nächste Mal sahen wir uns erst im September wieder, als die ganze Stadt vom Lottofieber gepackt worden war. 22 Millionen Mark betrug der Jackpot. Wo immer man auch hinkam, sah man Leute mit Lottoscheinen stehen, die sich über das viele Geld unterhielten. Mir hätte schon ein winziger Teil davon gereicht. Dann wären wir all unsere Probleme auf einen Schlag los gewesen. Doch ich war kein Freund von Glücksspielen und Lotterien. So wenig wie meine Mutter. Doch aus irgendeinem Grund schien sie angesichts der 22 Millionen ihre Meinung geändert zu haben.

Als wir bei ihr waren, redete sie von nichts anderem als davon, was sie mit den 22 Millionen machen würde, sollte sie das Geld tatsächlich gewinnen. Ich erkannte meine Mutter nicht wieder. Ihre Augen leuchteten vor Begeisterung, ihr ganzes Gesicht strahlte, als hätte sie das Geld bereits in Händen. Mir kam die ganze Situation irgendwie unwirklich vor. Ich wusste nicht, wie ich auf ihre Zukunftspläne reagieren sollte, ohne sie zu verärgern. »Selbstverständlich bezahle ich den Schein. Tony will ich das nicht zumuten. Der braucht sein Geld für Wichtigeres. Natürlich bekommt er trotzdem die Hälfte. Mir bleiben also noch elf Millionen.« Ich dachte, sie würde gleich den Taschenrechner auspacken und mir demonstrieren, wie sie das Geld aufzuteilen gedachte. »Als Erstes kaufe ich mir eine Villa. Eine richtig schöne. Nicht so einen Betonklotz, wie sie heutzutage gebaut werden. Eine Villa mit Stil. Die möbliere ich dann mit Antiquitäten. Vom Rest kaufe ich mir richtig teuren Schmuck, und Albert darf sich einen Mercedes aussuchen. Einen von den Großen.« Sie sah mich erwartungsvoll an. Anscheinend wartete sie darauf, dass ich irgendwie neidisch reagierte auf das, was sie noch nicht einmal besaß. »Aha«, sagte ich.

Sie war sichtlich enttäuscht über diese Reaktion. »Du kommst schon nicht zu kurz, keine Sorge«, sagte sie in herablassendem Ton. »Natürlich würde ich dir die Schulden für dein … Haus bezahlen.« Bei dem Wort »Haus« hatte sie einen Moment gezögert und Albert einen hämischen Blick zugeworfen. Es klang eher wie »Bruchbude« oder »Ruine«. »Tony bekommt dann dieselbe Summe zusätzlich zu den elf Millionen. Ich will ja nicht ungerecht sein, stimmt's, Albert?« – »Natürlich!«

Aus dem Lottogewinn wurde »natürlich« nichts, und meine Mutter hat dieses Thema nie wieder angeschnitten. Ich habe sie nach der Ziehung der Lottozahlen nie darauf angesprochen. Sie war auch so schon wütend genug deswegen, da war ich mir sicher. Als ihr 50. Geburtstag näher rückte, dachten Robert und ich darüber nach, was wir ihr schenken könnten. Eine Einladung zu ihrer Geburtstagsfeier hatten wir noch nicht bekommen. Robert war fest davon überzeugt, dass sie uns nicht einladen würde. Ich dagegen klammerte mich an die Möglichkeit, dass sie gar nicht feiern wollte. Ich wusste zwar keinen Grund dafür, warum sie es nicht tun sollte, aber ich weigerte mich einfach zu glauben, dass sie zu so einer Gemeinheit fähig sein würde.

An ihrem Geburtstag rief ich sie an und gratulierte ihr im Namen von uns allen. Sie bedankte sich, redete mit mir wie mit einer Fremden und beendete das Gespräch nach wenigen Minuten. Sie hatte uns weder zu einer Feier noch zu einer Tasse Kaffee eingeladen. Gegen den Willen von Robert wollte ich ihr aber trotzdem eine Freude bereiten und entschied, dass wir drei Tage später zu ihr fahren und ihr ein Geschenk überreichen sollten. Also fuhren wir alle am Samstag nach ihrem 50. Geburtstag zu meiner Mutter und wollten sie überraschen.

Meine Mutter war weniger überrascht als vielmehr peinlich berührt, als sie uns vor ihrer Tür stehen sah. Sie und Albert hatten sich fein angezogen und sahen aus, als wollten sie ausgehen. »Das ... das ist jetzt aber schlecht«, stotterte sie und sah Albert hilfesuchend an. Dem war die Situation aber noch unangenehmer als meiner Mutter, weswegen er nur verlegen auf seine polierten Schuhe blickte und sich verlegen am Hinterkopf kratzte und hüstelte. »Albert hat einen Tisch für uns beide reserviert. Wir ... also wir müssen jetzt los. Es wird zu spät sonst. Wie gesagt ... und das nächste Mal ruf halt vorher an. Servus.« Robert, die beiden Jungs und ich standen da und waren sprachlos. Meine Mutter hatte es so eilig gehabt, dass sie sich noch nicht einmal für das Geschenk bedankt hatte. »Da ist doch was faul!«, sagte Robert verärgert.

Das war mir auch klar, aber es dauerte fast ein Dreivierteljahr, bis ich die Wahrheit erfuhr. Im Spätsommer begegnete ich zufällig

Tante Anke in der Stadt. Sie zeigte sich ein wenig enttäuscht, dass ich nicht zur Hochzeit ihres Sohnes gekommen war. »Rainer hat geheiratet?«, fragte ich. »Wann?« – »Letzten September«, antwortete Anke. »Ich habe die Einladungskarten deiner Mama gegeben. Im Juni war das, glaube ich.« Mir verschlug es die Sprache. »Die habe ich nie bekommen. Mama hat mir nie gesagt, dass Rainer heiratet.« Tante Anke nickte nachdenklich mit dem Kopf. Sie ahnte wohl nicht nur, was passiert war, sondern sie wusste es, so gut wie ich. Mir war die Wut und Enttäuschung über diese Neuigkeit deutlich anzusehen. Anke war die Situation sehr unangenehm, deswegen versuchte sie, mich abzulenken. »Und, geht es dir wieder gut? Ist wieder alles in Ordnung?« – »Was meinst du?« – »Du warst doch letzten September im Krankenhaus.« – »Wie bitte?« – »Bei Lenis Geburtstagsfeier letzten Dezember habe ich sie gefragt, warum du nicht zu der Hochzeit gekommen bist, und da hat sie mir gesagt, du konntest nicht kommen, weil du im Krankenhaus warst.« – »Ich dachte, sie hat ihren Geburtstag nicht gefeiert!« Tante Anke schwieg, aber der Blick, den sie mir zuwarf, sagte alles.

Ich stellte meine Mutter sofort zur Rede. »Bist du neuerdings unter die Zigeuner gegangen?«, sagte ich zornig zu ihr, als ich vor ihr stand. Meine Mutter starrte mich an und begriff nicht, was ich meinte. »Kannst du neuerdings die Zukunft vorhersagen?« – »Was ist denn mit dir los?«, fragte sie und betrachtete mich voller Missbilligung. »Wie redest du überhaupt mit mir?« – »Du hast letzten Juni von Tante Anke Einladungskarten für Rainers Hochzeit bekommen. Die hast du mir nie gegeben, weil du damals schon gewusst hast, dass ich im September im Krankenhaus sein werde«, fauchte ich sie an.

Meine Mutter wurde abwechselnd bleich und rot im Gesicht und schnappte nach Luft wie ein an Land geworfener Fisch. Ich hörte, wie Robert leise kicherte. Ihn schien dieses Schauspiel zu amüsieren. Ich dagegen war einfach nur wütend. »Also?«, drängte ich. »Du bist doch immer im Krankenhaus!«, hielt sie mir entgegen und rümpfte die Nase. »Da braucht man kein Hellseher zu sein, um das zu wissen.« Jetzt reichte es mir endgültig. »Ich war das letzte Mal im …« – »Du weißt doch selbst nicht mehr, wann du das letzte Mal im Krankenhaus warst«, unterbrach sie mich rasch. »Stimmt's, Albert?« Sie wollte sich umdrehen und weggehen, doch ich war nicht bereit, sie so einfach davonkommen zu lassen. Nicht dieses Mal, nicht nach dieser Lüge.

»Und wo war ich an deinem Geburtstag?« Sie sah mich mit einem arroganten Lächeln an. »Woher soll ich das denn wissen? Weiß ich, wo du dich herumtreibst?« Ich hörte, wie Robert hinter mir leise Flüche ausstieß. Auch ich hätte ihr am liebsten einige unschöne Dinge gesagt, doch ich beherrschte mich. »Ich meine deinen 50. Geburtstag, den du angeblich nicht gefeiert hast.« – »Ach so, das meinst du«, sagte sie scheinheilig. »Ich hatte keine Ahnung, dass eine Feier geplant war. Albert wollte mich überraschen, deswegen hat er mir nichts gesagt. Er hat mich angeschwindelt und gesagt, wir würden nur essen gehen. Aber dann hat er mich zu unseren Bekannten gefahren, die haben auf dem Speicher einen Tisch und sechs Stühle aufgestellt, und dort haben wir dann im kleinen Kreis ein wenig ge…« – »Ihr habt in einem Restaurant gefeiert!«, rief ich wütend. »Mit 50 Gästen, Musik und Tanz. Du hattest doch nur Angst, dass ich den Leuten die Wahrheit sage.« – »Was für eine Wahrheit?«, fragte sie mit brüchiger Stimme. »Du weißt genau, was ich meine! Ich rede von deinen Lügen, die du über mich und uns alle erzählst. Die Leute hätten mich gefragt, warum ich nicht zu Rainers Hochzeit gekommen bin. Das wolltest du unbedingt verhindern. Deswegen hast du mich nicht eingeladen.«

Sie stand einen Augenblick vor mir und war einfach nur sprachlos. Ich atmete schwer und zitterte vor Aufregung am ganzen Körper. Sollte sie nur beginnen, mich zu beleidigen und zu beschimpfen. Sie konnte mich nicht mehr mit wenigen Worten mundtot machen. Ich war nicht länger bereit, auf Kommando zu schweigen. »Du bist einfach nur peinlich!«, stieß sie verächtlich hervor. »Die ganze Zeit muss ich mich wegen dir schämen. Immerzu erzählst du nur Lügen. Und dann dieses Haus! Wie kann man nur auf einer Baustelle wohnen? Hast du eine Vorstellung, was die Verwandtschaft sagen würde, wenn die wüssten, wie ihr …« Sie verstummte sofort, als sie sah, wie ich Benny packte und aus der Wohnung stürmte. Bastian und Robert folgten, ohne sich zu verabschieden. »Ich habe dir ja schon immer gesagt, dass deine Mutter eine Hexe ist«, sagte Robert wütend, als wir alleine waren. Er lachte. Mir war gar nicht nach Lachen zumute. Ich hätte am liebsten geheult.

29
DAS MASS IST VOLL

Nach diesem Streit zog ich mich erst einmal für mehrere Wochen zurück. Da meine Mutter sich sowieso nie von sich aus bei uns meldete, konnte ich mich wieder mehr um die Probleme mit dem Haus kümmern. Als uns der Anwalt Anfang 1997 die Hiobsbotschaft vom Tod des Bauunternehmers und dem Ende all unserer Hoffnungen überbrachte, war klar, dass wir nun so schnell wie möglich ein neues Zuhause finden mussten. Nach langer Suche fanden wir endlich etwas Passendes. Es war ein alter, renovierungsbedürftiger Vierseitenhof, den man uns zu einem sensationell günstigen Preis angeboten hatte.

Robert und ich arbeiteten Tag und Nacht am Ausbau des Hauses und an der Verschönerung des Grundstücks, schließlich wollten wir zu Bennys Erstkommunion im Mai 1998 das Haus unseren Gästen präsentieren können. Trotz erheblicher Bedenken schickten wir auch meiner Mutter eine Einladungskarte. Sie war immerhin die Großmutter von Benny, und außerdem hatte ich nicht vor, mich mit ihr auf eine Stufe zu stellen und Gleiches mit Gleichem zu vergelten, auch wenn mich die Sache mit Rainers Hochzeit und ihrem 50.

Geburtstag noch immer schmerzte. Aber das lag vier Jahre zurück. Ich wollte nach vorne in die Zukunft blicken und nicht zurück. Also sagte ich meiner Mutter am Telefon, wir würden uns freuen, wenn sie und Albert zu uns kämen, um an der Erstkommunion teilzunehmen.

Meine Mutter stand am Tag der Erstkommunion um 8.30 Uhr bei uns vor der Tür. Natürlich war noch keiner von uns fertig. Die Feier sollte schließlich erst um zehn Uhr beginnen. Wir hatten ausgemacht, dass wir uns bei uns zu Hause um 9.30 Uhr treffen wollten. Meine Mutter wollte aber wie immer die Erste sein und stand eine Stunde zu früh bei uns vor der Haustür. »Sollen wir sie jetzt auch vor der Tür stehen lassen?«, flüsterte mir Robert ins Ohr. »Robert, bitte!« Ich ging und öffnete die Tür.

Ich verbot mir jede Anspielung auf die von ihr stets geforderte Pünktlichkeit. Am Tag von Bennys Erstkommunion wollte ich keinen Streit. Ich war zu jedem Kompromiss bereit. Meine Mutter nicht. Als sie mir über die Schulter sah und feststellen musste, dass Roberts Eltern und Geschwister samt Familien schon da waren und zum Teil noch in Schlafanzügen durch das Haus liefen, verfinsterte sich ihre Miene schlagartig. »Haben die hier etwa übernachtet?« Das Wort »die« spuckte sie aus wie ein faules Stück Obst. »Komm doch rein, Mama!«, sagte ich und ging mit keiner Silbe auf ihre Frage ein.

Sie betrat das Haus und rümpfte die Nase. Ihr ganzes Verhalten zeigte, wie sehr es ihr missfiel, die Verwandten von Robert bei uns antreffen zu müssen. Sie erwiderte die Begrüßung durch meine Schwiegereltern mit versteinerter Miene und sah mich an, als wollte sie mich fragen, was diese hier überhaupt zu suchen hätten. Es missfiel meiner Mutter, nur eine Randfigur zu sein. Sie wollte unbedingt im Mittelpunkt stehen, und so dauerte es denn nicht lange, bis sie anfing, Unruhe zu verbreiten. »Die Kinder sind ja noch immer nicht angezogen! Wir müssen endlich los, sonst bekommen wir keinen Sitzplatz mehr und müssen die ganze Zeit stehen. Habt ihr noch nicht einmal gefrühstückt? Es ist Viertel vor neun. Gabi, wo ist Benny? Kannst du nicht mal zu Robert sagen, er soll für etwas Ruhe sorgen? Hier versteht man ja sein eigenes Wort nicht mehr, stimmt's, Albert?« Albert stand neben meiner Mutter und wusste nicht so recht, wie er sich verhalten sollte. Man konnte ihm ansehen, dass ihm das Auftreten meiner Mutter peinlich war.

Nach einer halben Stunde hielt Robert das Genörgel meiner Mutter nicht mehr aus. »Wieso fahrt ihr nicht schon mal voraus, und wir kommen dann nach«, sagte er und zwang sich ein höfliches Lächeln für meine Mutter ab. Er wollte sie aus dem Haus haben. Seinen Verwandten, vor allem seinen Eltern, war deutlich anzumerken, wie gerne sie meiner Mutter den Mund verboten hätten. Robert schien ebenso wie ich zu befürchten, dass es nicht mehr lange dauern würde, bis jemand die Nerven verlor. Deswegen wollte er meine Mutter von den anderen trennen. Eilig zog ich Benny an und fuhr mit ihm, Albert und meiner Mutter zur Kirche.

Kurz nach neun Uhr standen wir vor dem noch immer verschlossenen Kirchentor. Weit und breit war kein Mensch zu sehen. Meine Mutter sah mich an, als wäre ich dafür verantwortlich, dass wir warten mussten. Sie sah sich auf dem Platz vor der Kirche um und suchte nach etwas, worüber sie sich aufregen konnte. Ein älterer Herr, der in einiger Entfernung an uns vorüberradelte, wünschte uns einen guten Morgen und lüpfte lächelnd seinen Hut. Meine Mutter wandte sich ab und schnaubte wie ein wilder Stier. »Bauerntrampel!« Wieder warf sie einen Blick auf die Uhr. »Mama, die Kinder müssen sich erst um 9.45 Uhr vor der Kirche aufstellen. Ich habe dir doch gesagt, dass wir viel zu früh dran sind.«

»Denkst du, ich hätte es auch nur eine Minute länger in eurem Haus ausgehalten?«, fragte sie mich mit vorwurfsvoller Stimme. »Haben deine Schwiegereltern eigentlich keine Erziehung genossen? Sich so vor mir zu zeigen, eine Frechheit ist das. Aber die wussten ja noch nie, was sich gehört. Gott sei Dank hat das keiner außer mir und Albert gesehen, sonst müssten wir uns jetzt auch noch vor den Leuten in der Kirche schämen. Ich hoffe ja nur, die benehmen sich wenigstens während der Feier. Also ich sage dir, wenn die sich ...« – »Schau, Mama, da kommt der Messmer«, unterbrach ich sie erleichtert.

Eilig drängten sich meine Mutter und Albert an dem Mann vorbei in die leere Kirche. Jetzt trafen nach und nach auch die anderen Erstkommunikanten mit ihren Familien ein. Der Platz vor der Kirche füllte sich. Pünktlich um Viertel vor zehn trafen Robert und seine Verwandten ein. »Wo ist deine Mutter?«, fragte Robert. Ich deutete mit dem Daumen auf die Kirche. Mein Schwager verdrehte die Augen und schüttelte den Kopf. Hermann klopfte mir sanft auf die Schulter, als wolle er mir sagen, ich solle es nicht allzu ernst nehmen.

Roberts Mutter war von Bennys Anzug begeistert. »So ein fescher Bub!«, sagte sie. »Ja, Gabi«, pflichtete ihr meine Schwägerin bei. »Er hat wirklich den mit Abstand schönsten Anzug von allen.« Ich freute mich sehr über die Komplimente und blickte voller Stolz auf Benny, der mir noch einmal kurz zuwinkte, ehe er sich mit den anderen Kindern in einer Reihe vor der Kirche aufstellte und darauf wartete, dass der Pfarrer das verabredete Zeichen zum Beginn der Zeremonie gab. Hinter dem Pfarrer und den Ministranten zogen die Kinder in die Kirche ein. Es war ein wunderschöner Gottesdienst, darin waren sich alle einig. Außer meiner Mutter natürlich. Sie fand den Pfarrer unmöglich.

»So ein unverschämter Mensch!«, ereiferte sie sich. »Und das will ein Pfarrer sein! Setzt mich einfach in die vierte Reihe und sagt mir ohne mit der Wimper zu zucken, die ersten drei Reihen seien für die Kinder und ihre Eltern reserviert. Gehöre ich vielleicht nicht zur Familie?« Niemand sagte etwas. Alle, die um sie herumstanden und gehört hatten, was sie gesagt hatte, wandten sich kopfschüttelnd ab. Meiner Mutter war das egal. Sie hatte recht, und alle, die anderer Meinung waren, hatten eben nicht gemerkt, was der Pfarrer in Wirklichkeit für ein Mensch war. »Ihr habt doch alle keine Ahnung!«, sagte sie mir zum Abschied voller Zorn. »Nicht die geringste!«

Selbst ein halbes Jahr später war ihr Zorn noch immer nicht verraucht. Als wir im Oktober miteinander telefonierten, fing sie wieder davon an. Ich weigerte mich, darauf einzugehen, und so wechselte sie das Thema. »Ich habe ja wirklich lange genug geschwiegen. Aber jetzt muss ich es doch einmal sagen. Sei jetzt ehrlich, wie schlecht geht es euch denn eigentlich nun wirklich? Es muss doch schlimm um euch stehen, wenn ihr in so einer Bruchbude wohnt. Die ist ja noch heruntergekommener als dieses andere Loch, in dem ihr jahrelang gehaust habt wie die Penner auf der Straße.«

Bei diesen Worten stiegen mir die Tränen in die Augen. Ich konnte ihre Bosheiten einfach nicht länger ertragen. Ich war so stolz auf dieses Haus, wir hatten so viel Arbeit investiert und es so schön hergerichtet und alles tipptopp renoviert, und sie tat so, als wäre es ein Schweinestall. Alle unsere Gäste waren von dem Vierseitenhof begeistert gewesen und hatten uns zu dem Haus beglückwünscht und uns Komplimente gemacht. Das sagte ich auch meiner Mutter. »Wir sind hier glücklich und fühlen uns wohl«, fügte ich hinzu. »Erzähl den Schwachsinn jemand anderem! Ihr könnt euch nur nichts anderes leisten. Kein normaler Mensch wohnt freiwillig in so einem Verschlag. Ihr habt ja noch nicht mal eine Heizung.« – »Das hatte unser Haus in Hagelstadt auch nicht. Hast du das schon vergessen? Trotzdem hast du damals gerne dort gewohnt. Du wolltest doch unbedingt in dieses Haus ziehen, weil du es auf Anhieb so toll gefunden hast.« – »Was erlaubst du dir!«, fauchte meine Mutter ins Telefon. »So etwas muss ich mir von jemandem wie dir garantiert nicht sagen lassen. Und noch etwas, wage niemals, jemanden aus der Verwandtschaft in diese Bruchbude einzuladen! Ich müsste mich ja bis an mein Lebensende für dich schämen!«

»Es reicht mir jetzt!«, schrie ich. »Schluss jetzt! Das Maß ist voll. Ich lasse mich nicht länger von dir beleidigen, ich höre mir keinen Tag länger deine Gemeinheiten an. Wenn du schon der Meinung bist, dass ich in einer Bruchbude wohne, dann brauchst du dich auch nicht mehr bei uns blicken zu lassen. Ich will dich nicht mehr in unserem Haus sehen.« Meine Mutter schnaufte und prustete, sagte aber kein Wort. Schwer atmend drückte ich mir den Hörer gegen das Ohr und wartete auf die nächste Bosheit. Doch sie legte einfach auf und beendete das Gespräch.

30

NEUES LEBEN

Nach diesem Telefonat herrschte erst einmal totale Funkstille zwischen meiner Mutter und mir. Solange ich mich nicht rührte, würde das auch so bleiben. Sie machte nie den ersten Schritt, das war schon in meiner Kindheit so gewesen. Egal, was auch immer passierte, stets waren die anderen schuld und mussten sich bei ihr entschuldigen und nicht umgekehrt. Ich kann mich nicht erinnern, dass sie sich auch nur ein einziges Mal für einen Fehler entschuldigt hätte. Es gab Fälle, in denen sie so tat, als würde ihr etwas leidtun. Ich bin als Kind und auch als Erwachsener mehrfach darauf hereingefallen und musste immer einen hohen Preis für meine Gutgläubigkeit bezahlen. Denn hinterher war es nur noch schlimmer. Sie schreckte nicht einmal davor zurück, mich wegen meines Glaubens zu verhöhnen, alles hätte sich zum Guten gewendet.

Und trotzdem machte ich immer wieder den ersten Schritt. Ich wollte es einfach nicht wahrhaben, dass es keine Möglichkeit zur Aussöhnung geben sollte. Auch nach diesem Streit war ich hin- und hergerissen zwischen meiner Erleichterung darüber, dass ich nun ihre ständigen Beleidigungen und Demütigungen nicht mehr ertragen musste, und meiner Trauer angesichts der Tatsache, dass wir nun überhaupt keinen Kontakt mehr miteinander hatten. Dieses totale Schweigen bedeutete für mich, dass wir nie zueinanderfinden würden. Die Situation war absurd. Ich wusste, dass ich nichts Falsches getan hatte, und doch spielte ich mit dem Gedanken, mich bei meiner Mutter zu entschuldigen. Ich dachte allen Ernstes daran, sie um Verzeihung zu bitten für meine bösen Worte. Dabei zweifelte ich keinen Augenblick daran, dass ich die Wahrheit gesagt hatte. Doch was nützte mir dieses Wissen? Ich wollte den Streit mit meiner Mutter beenden.

Obwohl es mir ohne die Gemeinheiten und Beleidigungen meiner Mutter nun deutlich besser ging, hatte ich ein schlechtes Gewissen. Ich wusste, dass sie sich in allem, was sie über mich herumerzählte, jetzt erst recht bestätigt fühlte. Ich war wieder einmal der »Löwe« gewesen, streitsüchtig, laut, egoistisch und kaltherzig. Sie würde alles so darstellen, wie es ihr passte, würde behaupten, sie habe nicht vernünftig mit mir reden können. Meine Mutter würde klagen und jammern und mich einmal mehr in die Rolle des bösen Mädchens drängen, mit dem man selbst beim besten Willen nicht auskommen kann. Schon der Gedanke daran machte mich wütend und erfüllte mich gleichzeitig mit einem Gefühl von Hilflosigkeit und Ohnmacht, denn ich wusste, dass ich im Moment nichts tun konnte, um es zu verhindern.

Also versuchte ich, mich abzulenken. Ich kümmerte mich um Benny und Bastian und arbeitete bis spät in die Nacht. Der einstmals baufällige Vierseitenhof war bald nicht mehr wiederzuerkennen. Innerhalb kürzester Zeit hatten wir einen Wintergarten aufgebaut, eine Dachterrasse angelegt und die Fundamente für einen Pool gelegt. Die Kinder waren begeistert. Vor allem der lebhafte Benny konnte die Einweihung des Pools kaum noch erwarten. Er gönnte mir keine Minute Ruhe. Seine Energie schien unerschöpflich.

Mich dagegen plagten ab Ende Mai 1999 immer häufiger Schwindelanfälle, die zum Teil so schlimm waren, dass ich keine andere Wahl hatte, als mich einfach hinzusetzen oder hinzulegen, egal, wo ich mich gerade befand. Die Kinder machten sich jedes Mal große

Sorgen, wenn sie mich kreidebleich irgendwo liegen sahen, mit geschlossenen Augen, die Stirn von kaltem Schweiß bedeckt und so schwach, das ich mich minutenlang nicht mehr rühren konnte. »Mama«, sagte Benny leise. »Was hast du denn?«

Ich wusste es nicht. Also ging ich zum Arzt und ließ mir Medikamente verschreiben, die meinen Kreislauf stabilisieren sollten. Doch die Wirkung blieb aus. Ich ging wieder zum Arzt und ließ mich gründlicher untersuchen. »Herzlichen Glückwunsch, Sie sind in der elften Woche«, sagte der Arzt. Ich starrte ihn ungläubig an. Er lachte. »Sie können mir ruhig glauben«, fuhr er fort. »Aber Sie sollten sich schonen. So eine Schwangerschaft ist doch eine ganz schöne Belastung. Da ist es nicht gut, wenn Sie so hart arbeiten.« Er wandte sich an Benny, der mit mir gekommen war. »Deine Mutter darf nicht mehr so viel arbeiten. Sie braucht dich jetzt. Hilf ihr doch ein bisschen, ja?« Benny versprach dem Arzt, mir so viel Arbeit wie möglich abzunehmen. »Das musst du aber auch wirklich machen und nicht nur sagen, sonst muss deine Mutter ins Krankenhaus. Und für Sie gilt: Ausruhen, ausruhen und noch mal ausruhen.«

Ich hielt mich an die Anweisungen des Arztes und kam bald wieder zu Kräften. Da die Schwangerschaft so völlig anders verlief als bei den beiden Jungs, war ich von Beginn an sicher, dass es ein Mädchen sein würde. Und ich behielt recht, die Ultraschallbilder ließen keinen Zweifel daran. Benny und Bastian waren sich sofort einig über den Namen ihrer kleinen Schwester. Sie sollte Jessica heißen. Ich ließ den Jungs ihren Willen. Den zweiten Namen wählte ich selbst. Theresia. Der Name meiner verstorbenen Großmutter.

Jessica Theresia kam am 30. Dezember zur Welt, sechs Tage nach dem errechneten Geburtstermin. Sie war ein wunderschönes Baby und mit 53 Zentimetern und 3.510 Gramm größer und schwerer als meine beiden Jungs bei ihrer Geburt gewesen waren. Robert strahlte vor Freude und erzählte jedem Arzt und jeder Krankenschwester, wie stolz er auf seine »kleine Schönheit« war. Die Hebammen mussten jedes Mal lachen, wenn sie zu mir kamen und mir davon erzählten. »Man könnte glauben, Ihr Mann hätte die Kleine zur Welt gebracht.« Ich liebte ihn in diesem Moment mehr denn je. Ich war so glücklich, dass ich am liebsten die ganze Welt umarmt hätte. Jessica war wie ein Wunder. Vom ersten Tag an wusste ich, dass uns beide etwas ganz Besonderes miteinander verband.

Als ich nach Hause zurückkehrte, hatte ich in den ersten Tagen viel Gelegenheit, um über das nachzudenken, was in den letzten Monaten geschehen war. In einigen Tagen würde Albert seinen 50. Geburtstag feiern. Ich hielt es für den geeigneten Zeitpunkt, den Kontakt zu ihm und meiner Mutter wieder aufleben zu lassen. Auch wegen Jessica. Sie sollte ihre Großmutter kennenlernen. Robert war davon überhaupt nicht begeistert.

»Gabi, wieso willst du dir und dem Kind das antun?«, fragte er mich und schüttelte den Kopf. »Ich verstehe dich nicht. Reicht es denn nicht, was sie getan hat? War sie jemals nett zu den beiden Jungs? Hat sie jemals etwas getan, um dir zu helfen, seit du zum ersten Mal Mutter geworden bist? Ich kann mich nicht daran er-innern, dass sie einmal auf die Jungs aufgepasst hätte. Und jetzt denkst du, alles wird anders, nur weil du ein Mädchen bekommen hast? Ich kann mir nicht vorstellen, dass du das ernsthaft glaubst.«

Ich glaubte es nicht, ich hoffte es und wünschte es mir von gan-zem Herzen. Meine Entscheidung stand fest. Ich wollte es noch einmal versuchen.

31

ALBERT WIRD 50

Ein paar Wochen nach Jessicas Geburt saß ich mit feuchten Hän-den vor dem Telefon und dachte noch einmal ganz genau über das nach, was ich meiner Mutter sagen wollte, falls sie diejenige sein sollte, die an den Apparat ging, wenn ich anrief. Ich nahm mir fest vor, kein Wort über das zu verlieren, was vor mehr als eineinhalb Jahren geschehen war, und wollte mich auch nicht durch boshafte Äußerungen ihrerseits provozieren lassen. Als ich darüber nachdachte, wurde mir aber einmal mehr bewusst, wie tief die Angst in mir verankert war, dass sie erneut versuchen könnte, meine Bemühungen im Keim zu ersticken. Ich konnte die Erfahrungen der Vergangenheit nicht so einfach ausblenden und ignorieren. Doch jedes Mal, wenn ich Jessica im Arm hielt, glaubte ich, dass jetzt alles anders werden müsste. Ich war so glücklich seit der Geburt meiner Tochter, dass ich dachte, nichts könnte mich jetzt noch aus der Ruhe bringen. Also hob ich den Hörer ab und wählte die Nummer meiner Eltern.

Niemand hob ab. Es klingelte endlos. Ich hielt den Hörer an mein Ohr und weigerte mich, aufzulegen. Schon die Tatsache, dass niemand abhob, entmutigte mich. Gerade eben war ich noch zu allem bereit und guter Dinge, und nun warf mich bereits so eine Kleinigkeit aus der Bahn? Ich schüttelte den Kopf über meine eigene Wankelmütigkeit und sagte mir, dass dies überhaupt nichts zu bedeuten habe. Dann versuche ich es eben später noch einmal, dachte ich mir. Ich wollte gerade den Hörer auflegen, da hörte ich eine Stimme. »Ja?«

Es war Tony. »Hallo, Tony«, sagte ich. »Ist Albert zu Hause?« Stille. Ich hörte meinen Bruder atmen. Einen Moment dachte ich, er wolle meine Mutter rufen oder Albert ans Telefon holen, doch dann fiel mir ein, dass ich hören müsste, wie sie miteinander redeten. Vielleicht stand meine Mutter an seiner Seite und gab ihm flüsternd zu verstehen, was er tun solle. Mir gingen in wenigen Sekunden alle möglichen Szenarien durch den Kopf. Dann endlich sagte er etwas. »Albert ist nicht da.« Es war eine Feststellung. Seine Stimme klang weder nervös noch ablehnend, eher gelangweilt und desinteressiert. Ich befürchtete schon, er könnte mir die Frage stellen, warum ich überhaupt mit Albert reden wolle. »Würdest du ihm ausrichten, dass ich angerufen habe und ihm alles Gute zum 50. wünsche?« –

»Mache ich!« – »Und wie ...« Weiter kam ich nicht. Tony legte ohne ein Wort des Abschieds einfach den Hörer auf.

Im ersten Moment war ich geschockt. Es war zwar kein böses Wort zwischen uns gefallen, aber die Kälte und Teilnahmslosigkeit in seiner Stimme hatten mir in den wenigen Augenblicken unseres Gesprächs eiskalte Schauer über den Rücken gejagt. Wenn schon Tony so auf mich reagierte, wie würde dann erst meine Mutter auf mich reagieren. Würde sie überhaupt mit mir reden wollen? War es doch ein Fehler gewesen, den Kontakt wiederherstellen zu wollen? Hatte Robert also doch recht, wenn er sagte, ich solle es bleiben lassen und zufrieden sein mit meinem Leben, so wie es im Moment war? Sollte ich besser nicht mehr anrufen? Sie würden sicher nicht zurückrufen. Wahrscheinlich sagte Tony kein Wort zu Albert. Mein Stiefvater würde nie erfahren, dass ich ihm hatte gratulieren wollen.

Doch dieses Mal irrte ich mich. Um drei Uhr nachmittags klingelte das Telefon. Es war tatsächlich Albert. »Hallo, Gabi, Tony hat mir gesagt, dass du angerufen hast. Danke für deine Glückwünsche. Wie geht es euch?« Ich war im ersten Moment so perplex, dass ich nicht wusste, was ich sagen sollte. »Nichts zu danken«, sagte ich unsicher. »Ich ... uns geht es gut. Danke. Und euch?« Etwas Besseres fiel mir auf die Schnelle nicht ein. Dann kam sofort die nächste Überraschung. »Kommt doch vorbei. Wir könnten zusammen einen Kaffee trinken. Kuchen ist auch da.« – »Du meinst heute? Jetzt gleich?« Ich sah noch einmal auf meine Uhr. Es war Viertel nach drei, und Jessica schlief gerade. »Albert, das geht doch nicht.« Schweigen. »Versteh mich bitte nicht falsch, Albert. Ich würde sehr gerne mit den Kindern vorbeikommen, aber selbst wenn ich sofort losfahre, wird es halb fünf, bis wir bei euch sind, und außerdem habe ich ein Baby, das ich versorgen muss.« – »Na dann.« – »Es tut mir leid. Vielleicht können ...« – »Du hast also ein Pflegekind?«, fragte er neugierig. »Nein, es ist mein eigenes Kind. Es ist vor elf Tagen geboren. Es ist ...« – »Gut, dann wissen wir Bescheid. Nochmals danke für die Glückwünsche. Tschüss.«

Ich hielt den Hörer in der Hand und konnte nicht glauben, dass er aufgelegt hatte. Albert hatte gerade eben erfahren, dass ich ein Kind geboren hatte, und sich nicht im Geringsten dafür interessiert, ob es ein Mädchen oder Junge war, ganz zu schweigen davon, dass es ihm anscheinend vollkommen egal gewesen war, wie es mir und dem Kind ging. Ich war einfach nur fassungslos. Er hatte mit derselben Gleichgültigkeit auf mich reagiert wie zuvor schon mein Bruder. Bedeutete ich ihnen so wenig? Oder steckte meine Mutter dahinter? War sie es, die wieder einmal im Hintergrund die Fäden zog? Die Antwort auf diese Frage kam prompt und noch weitaus deutlicher, als ich mir vorstellen konnte.

Albert rief mich zwei Wochen nach unserem ersten Gespräch noch einmal an und lud mich zu sich und meiner Mutter ein. Ich spürte, dass etwas nicht stimmte. Er war wortkarg und wirkte verunsichert und legte sofort wieder auf, nachdem er mir gesagt hatte, an welchem Tag wir kommen sollten.

Zwei Wochen später saßen wir im Wohnzimmer meiner Eltern mit diesen zusammen. Meine Mutter war bester Laune. Albert wirkte dagegen nervös und konnte nicht einen Moment still sitzen. Ich glaubte, es sei ihm peinlich, zusehen zu müssen, wie desinteressiert meine Mutter gegenüber ihren Enkeln auftrat. Sie behandelte sie wie Fremde und machte kein Hehl daraus, wie schwer es ihr fiel, auch nur so zu tun, als würde sie sich über ihre Anwesenheit freuen. Bastian und Benny sagten kein Wort. Sie saßen da mit langen Gesichtern und wussten nicht so recht, was sie von der Sache halten sollten. Auch Robert war keine besonders große Hilfe für mich. Er hatte mir kurz vor unserer Abfahrt mehrfach gesagt, dass er es für eine Dummheit halte, meine Mutter zu besuchen. »Der ist Jessica doch völlig egal!«

Leider hatte er recht. Und so saß auch mein Mann nur da und tat absolut nichts, um die eisige Stimmung irgendwie erträglicher zu machen. Ich war die Einzige, die versuchte, ein Gespräch in Gang zu bringen. Am unverfänglichsten schien es mir, über Jessica zu sprechen. »Sie war bei der Geburt größer als die beiden Jungs«, fing ich an. »Und schwerer. Die Hebamme meinte …« – »Albert, hol doch mal das Video von der Geburtstagsfeier«, unterbrach mich meine Mutter. »Wir haben an Alberts Geburtstag gefilmt«, fügte sie hinzu und lächelte hämisch, als sie sah, wie überrascht ich war. »Das müsst ihr euch unbedingt anschauen. Es war wirklich eine schöne Feier, stimmt's, Albert?«

Albert legte das Video ein, und wir mussten es bis zum Ende ansehen. Nicht nur ich, sondern auch Robert und die beiden Jungs. Meine Mutter wollte, dass wir alle sehen sollten, wie viel Spaß sie mit ihren Gästen doch gehabt hatten. Ich erkannte auf dem Video alle Freunde und Verwandten wieder. Sie saßen in einem festlich geschmückten Restaurant. Im Hintergrund spielte eine Kapelle. »Ist das nicht wunderschön?« Die Stimme meiner Mutter zitterte vor Boshaftigkeit. Ihre Augen funkelten, als sie mich ansah. Diesen Blick kannte ich. So hatte sie mich angesehen, als ich noch ein kleines Kind war. Immer dann, wenn sie den Fliegen die Beine ausgerissen hatte. Es war die Freude am Leid anderer, die ihre Augen zum Strahlen brachte, die Freude darüber, mich leiden zu sehen und zu wissen, dass es ihr einmal mehr gelungen war, mich zu verletzen. Als Jessica zu weinen begann, erhob ich mich und sagte ihr, es sei für uns an der Zeit zu gehen. Sie lächelte nur. Meine Mutter hatte bekommen, was sie wollte. Ich konnte wieder nach Hause fahren.

Robert tat nichts, um mich zu trösten. Er schimpfte in einem fort auf meine Mutter und auch auf mich, ohne Rücksicht auf die beiden Jungs zu nehmen. »Habe ich es dir nicht gesagt? Aber du wolltest ja nicht auf mich hören. Die Leidensmiene kannst du dir sparen, die Suppe hast du dir selber eingebrockt.« Ich sagte nichts. Früher hätte er mich in den Arm genommen und getröstet, jetzt wurde er nur noch zornig und war auf mich genauso wütend wie auf meine Mutter. »Wieso kannst du sie nicht endlich vergessen? Sie ist eine Hexe! Das habe ich dir schon tausendmal gesagt.«

Als wir zu Hause angekommen waren und Jessica wieder schlief, griff ich erneut zum Hörer und rief meine Mutter an. »Warum hast du mir nichts von der Feier gesagt? Wir wären gern gekommen.« – »Wieso nichts gesagt?«, fragte sie mich mit einem höhnischen Unterton in der Stimme. »Albert hat dich doch eingeladen. Damals, als ihr an seinem Geburtstag telefoniert habt. Du hast doch selber gesagt, dass ihr wegen dem Baby nicht kommen könnt, stimmt's, Albert?« – »Gib mir mal Albert«, bat ich. Sie drückte ihm den Hörer in die Hand. Ich hörte ihn atmen. Er fühlte sich nicht wohl bei der Sache. Schon während der Vorführung des Videos hatte er mehrfach Anstalten gemacht, das Wohnzimmer zu verlassen, war aber dann doch sitzen geblieben, als meine Mutter ihm einen wütenden Blick zugeworfen hatte.

»Albert, lüg mich jetzt bitte nicht an«, begann ich. »Sag die Wahrheit. Bitte!« Mir war zum Heulen zumute, aber ich musste es tun, ich musste wissen, wie weit er gehen würde. Albert keuchte und stöhnte vor Unbehagen. »Ich … also … nein, ich habe dich nicht eingeladen.« Er seufzte. Im Hintergrund hörte ich meine Mutter. »Doch, das hast du, ich habe es selbst gehört!«, rief sie. »Nein, das habe ich nicht, und du weißt das besser als jeder andere. Du hast es mir ausdrücklich verboten!« – »Danke für deine Ehrlichkeit, Albert«, sagte ich und legte auf. Ich ging ins Schlafzimmer, schloss die Tür hinter mir und wollte einfach nur allein sein. Weinend saß ich auf dem Bett und fühlte mich so hilflos wie damals, als ich noch ein kleines Kind gewesen war. Genau das hatte meine Mutter mit der Vorführung des Videos erreichen wollen. Wieder einmal hatte sie bewiesen, dass sie sich nie ändern würde.

Dennoch hielt ich den Kontakt aufrecht. Gegen den Widerstand meines Mannes, mit dem es immer öfter zu heftigen Auseinandersetzungen kam, nicht zuletzt wegen der Einmischungen meiner Mutter in unser Familienleben. Sie benutzte die beiden Jungs, um Unfrieden in unsere Familie hineinzutragen, und tat alles, um die Konflikte noch zu schüren.

Benny war als Kind ein wahrer Engel gewesen, doch je älter er wurde, desto rebellischer und wilder wurde er. Im Alter von 15 Jahren war er kaum wiederzuerkennen. Er mied zwar den Alkohol, stiftete aber Unruhe, wo er nur konnte, und lag mit jedem in der Familie im Streit. Bastian, der damals 17 Jahre alt war, ließ sich natürlich nichts von seinem kleinen Bruder gefallen, und so hatte ich tagein, tagaus alle Hände voll zu tun, um die beiden Streithähne auseinanderzuhalten. Mein Mann tat nichts, um die Situation zu entschärfen. Ganz im Gegenteil. Er goss noch Öl ins Feuer, indem er selbst mit Benny stritt, statt mit ihm zu reden. Während ich nicht mehr wusste, wo mir der Kopf stand, saß Robert im Wohnzimmer und griff zur Flasche.

Und als ob das nicht schon schlimm genug gewesen wäre, rief mich eines Tages meine Mutter an und begann, mir Vorhaltungen zu machen wegen meiner Kinder. »Wie bitte?«, fragte ich. Ich traute meinen Ohren nicht. »Du hast mich ganz genau verstanden. Du hast dir das alles selbst zuzuschreiben. Du bist schuld daran, dass Benny und Bastian sich dauernd streiten. Wenn du Bastian nicht ständig bevorzugen würdest, müsste Benny sich nicht so aufführen. Hast du schon einmal daran gedacht? Wahrscheinlich nicht, sonst würdest du denselben Fehler ja nicht noch einmal machen. Denn bei Jessica ist es ja noch schlimmer. Merkst du eigentlich nicht, wie eifersüchtig Benny auf seine Schwester ist? Immer muss er zusehen, wie du das Mädchen verwöhnst und ihn links liegen lässt.«

»Also wirklich!«, rief ich voller Empörung. »Das schlägt dem Fass doch den Boden aus. Ich achte immer darauf, dass meine Kinder alle gleich viel bekommen. Und übrigens, von dir brauche ich mir in diesem Punkt nun wirklich nichts sagen zu lassen. Hast du vergessen, wie du mich und Tony behandelt hast? Willst du mir etwa sagen, du hast Tony nicht bevorzugt?« Sie dachte einen Moment nach. »Er war ja auch nicht so wie du. Er hat mir immer Freude gemacht. Mit dir hatte ich nichts als Ärger.« Ich gab es auf. Wütend beendete ich das Gespräch. Ich wollte nichts sagen, was mir hinterher leidtun würde. Darauf wartete meine Mutter doch nur.

32

FALSCHER EMPFÄNGER

Trotz dieser Differenzen besuchte ich am 25. Dezember 2003 mit meiner Familie Albert und meine Mutter. Sie hatten uns eingeladen. Tony war auch da. Er sah sehr schlecht aus und hustete die ganze Zeit. Ich machte mir wirklich Sorgen um meinen Bruder. Von Albert erfuhr ich, dass Tony sich strikt weigerte, zum Arzt zu gehen. Ich konnte diese Haltung nicht verstehen. Als ich mit meiner Mutter alleine in der Küche war, sprach ich mit ihr über meine Bedenken.

»Ihr müsst gleich nach den Feiertagen zum Arzt gehen. Oder noch besser, geht sofort zum Notdienst. Für mich sieht das nach einer Lungenentzündung aus. Erinnerst du dich noch daran, als ich eine Lungenentzündung hatte? Das war ein einziger Albtraum. Wenn es Tony schon seit drei Wochen so schlecht geht, müsst ihr euch wirklich beeilen. Damit ist nicht zu spaßen.« Meine Mutter stellte die Kuchenteller auf die Spüle und sah mich wütend an. »Was mischst du dich da eigentlich ein? Du machst aus jeder Mücke einen Elefanten und malst immer gleich den Teufel an die Wand. Es ist nicht so schlimm. Wir waren schon beim Arzt«, log sie. »Es ist eine Grippe, mehr nicht. Aber du weißt es natürlich besser. Wenn du sagst, dass es eine Lungenentzündung sein muss, dann ist es natürlich auch eine, selbst wenn der Arzt sagt, dass es bloß eine Grippe ist. Du bist ja gescheiter als jeder Arzt, nicht wahr?« Sie ließ mich einfach stehen und ging zu den anderen ins Wohnzimmer zurück.

Am 6. Januar, keine zwei Wochen später, rief mich meine Mutter an. Sie war vollkommen verzweifelt. »Tony ist im Krankenhaus!«, rief sie mit weinerlicher Stimme ins Telefon. »Ich musste den Rettungsdienst holen, weil er so viel Wasser in den Beinen hatte. Die Ärzte haben ihm literweise Flüssigkeit entfernt.« Sie schnäuzte sich. »Er hat eine Lungenentzündung«, fügte sie nach einer kurzen Pause hinzu.

Ich besuchte meinen Bruder gleich am nächsten Tag im Krankenhaus, wo ich erfuhr, dass die Lungenentzündung sein Herz bereits so sehr geschwächt hatte, dass er einen Herzinfarkt erlitten hatte. Tony selbst hatte den Infarkt nicht bemerkt, weil er ohnehin ständig Schmerzen in der Brust hatte. Doch sein Zustand war noch viel kritischer, als er oder irgendjemand sonst für möglich gehalten hatte. Die Ärzte stellten fest, dass zwei seiner vier Herzklappen so schwer geschädigt waren, dass er neue bräuchte und zwar dringend. Tony lehnte aber jede Operation kategorisch ab, als er erfuhr, dass die Chancen auf einen erfolgreichen Eingriff nur bei 50 Prozent lagen. Die Ärzte sagten ihm, dass er ohne OP das Jahr nicht überleben würde. Er nahm es in Kauf.

Ich war sprachlos, als ich davon hörte. Verzweifelt versuchte ich, ihn zu überzeugen, dass er die Chance nutzen müsse. Doch er wollte nichts davon wissen und meine Mutter noch viel weniger. Sie wich jedem Gespräch über dieses Thema aus. Dafür begann sie, nach den Ursachen für Tonys Herzleiden zu suchen. Natürlich traf mich eine Mitschuld, weil ich ihn zeitlebens so schäbig behandelt hatte. Damit hatte ich gerechnet. Womit ich allerdings nicht gerechnet hatte, war das, was sie danach sagte.

»Er hasst euren Vater«, sagte meine Mutter mit feindseliger Stimme und einem grimmigen Ausdruck im Gesicht. »Wieso das denn?«, fragte ich überrascht. »Vater ist über zwei Jahrzehnte tot, und Tony hat nie viel darüber geredet.« – »Mit dir nicht, mit mir schon. Du hast ja keine Ahnung, wie es in deinem Bruder aussieht. Du hast von nichts eine Ahnung. Du denkst immer nur an dich und machst dir nie die Mühe, dich in jemand anderen hineinzuversetzen. Dazu bist du auch gar nicht fähig. Einen so sensiblen Menschen wie Tony kannst du doch gar nicht verstehen. Was dachtest du denn, warum er damals bei der Beerdigung von Manfred nicht dabei sein wollte. Dir hat das nichts ausgemacht, aber er konnte das nicht mitansehen.«

Ich erinnerte mich an den Moment, als Oma Resi, meine Mutter und ich miteinander gesprochen hatten. Schon damals hatte sie ihn als sensibel und mich als eiskalt bezeichnet. Konnte es sein, dass sie damals nicht gelogen hatte? Ich hatte nie glauben wollen, was sie gesagt hatte. Wie konnte man zu sensibel sein, um seinem Vater die letzte Ehre zu erweisen? Aber so, wie sie es nun schilderte, ergab alles einen Sinn. Ich dachte, ich hätte meinem Bruder unrecht getan, und wollte es wiedergutmachen. Auch wollte ich nicht, dass er unseren Vater für das hasste und verachtete, was er getan hatte. Tony sollte verstehen, warum alles so gekommen war, und unserem Vater verzeihen. Er sollte in Frieden sterben können, ohne Groll im Herzen gegen unseren toten Vater.

Als die Kinder im Bett waren, setzte ich mich an den Tisch, nahm einige Bogen Papier aus dem Schrank und begann, einen Brief an meinen Bruder zu schreiben. Ich weiß nicht, wie oft ich anfing, abbrach, das Blatt zerknüllte und in den Papierkorb warf. Erst nach unzähligen Versuchen fand ich die richtigen Worte. Ich schilderte ihm noch einmal die Situation jener Zeit, die schwierige Lage, in der wir uns befanden, und die daraus resultierende Alkoholsucht meines Vaters. Ich erklärte Tony, dass unser Vater nicht mehr Herr seiner Sinne gewesen sei und an Wahnvorstellungen gelitten habe, infolge des unkontrollierten Entzugs. Mit großer Vorsicht versuchte ich, meinen Bruder davon zu überzeugen, dass mein Vater zu keinem Zeitpunkt vorgehabt hatte, ihn oder irgendjemanden sonst zu verletzen. Er hatte es nicht getan, um uns, seine Familie, zu strafen oder bloßzustellen. Er hatte die Kontrolle über sich selbst verloren und nicht mehr gewusst, was er tat. Ich flehte meinen Bruder an, unserem Vater zu vergeben und noch einmal gründlich über alles nachzudenken. Dann werde er erkennen, dass es keinen Grund gebe, unseren toten Vater zu hassen. Ich verschloss den Brief und trug ihn zur Post.

Zwei Tage später klingelte das Telefon. »Was fällt dir ein, Tony so einen Brief zu schreiben?«, knurrte meine Mutter und knirschte mit den Zähnen. Sie atmete heftig. »Er hat beinahe einen Herzinfarkt bekommen, so sehr hat er sich deswegen aufgeregt. Willst du ihn unbedingt ins Grab bringen? Was ist eigentlich mit dir los? Wenn er wegen diesem blöden Brief stirbt, mache ich dich für seinen Tod verantwortlich. Wage es nie wieder, ihm irgendetwas über Manfred zu erzählen. Hast du mich verstanden?« – »Mama, ich …« Sie legte auf, noch ehe ich etwas dazu sagen konnte.

Ich war wie vor den Kopf gestoßen. Ich hatte mit keinem Wort den Streit zwischen unseren Eltern erwähnt oder von irgendwelchen Erpressungen durch meine Mutter gesprochen. Auch ihre Affäre mit Joachim hatte ich verschwiegen, ebenso wie die täglichen Beleidigungen und Beschimpfungen, an die er sich selbst erinnern musste. Das konnte er doch nicht vergessen haben. Also warum diese Aufregung? Nur weil ich sagte, er solle ihm verzeihen? Das ergab alles keinen Sinn. Es sei denn, nicht er ärgerte sich über den Brief, sondern meine Mutter. Wenn sie der Grund für den Hass meines Bruders auf unseren Vater war, dann war klar, warum Tony solche Sachen nicht lesen sollte. Sie wollte, dass er ihn hasste. Sie hatte ihm diesen Hass ins Herz gepflanzt und wollte verhindern, dass er über ihre Worte nachdachte. Bei dem Gedanken, dass Tony vielleicht selber schon den Wunsch gehabt hatte, seinen Frieden mit unserem Vater zu machen, und nur von unserer Mutter daran gehindert wurde, überkam mich maßloser Zorn. Aber ich wusste, dass es sinnlos war, mit Tony oder meiner Mutter darüber reden zu wollen. Sie würden mir nie die Wahrheit sagen.

Erst zwei Jahre nach Tonys Tod erfuhr ich zufällig, dass ich recht gehabt hatte. Als ich mit meiner Mutter wieder einmal stritt, kam sie plötzlich auf Tony und den Brief zu sprechen. »Gott sei Dank habe ich ihm diesen Brief nie gezeigt.« – »Du hast ihm meinen

Brief unterschlagen?« – »Natürlich. Ich weiß doch, wie sehr er sich deswegen aufgeregt hätte. Es standen doch nur Lügen drin. Ich habe ihm geholfen. So konnte er wenigstens friedlich sterben.« – »Friedlich? Er hat Papa gehasst. Nennst du das friedlich?« Ich bekam keine Antwort. Für meine Mutter war das Gespräch beendet.

Im Sommer 2004, wenige Monate vor Tonys Tod, konnte ich aber nur vermuten, dass es so war. Deswegen verlor ich kein Wort mehr über diese Angelegenheit. Meine Mutter traute meinem Schweigen aber nicht. Als sie erfuhr, dass ich zu meinem 40. Geburtstag den größten Teil unserer Verwandten einladen wollte, geriet sie beinahe in Panik.

33

TONYS TOD

»Was willst du denn von denen?«, fuhr sie mich an, als wir am Telefon darüber sprachen. »Du hast doch seit Jahren keinen Kontakt mehr zu denen?« Mir lag eine wirklich böse Antwort auf der Zunge: Ja, Mama, weil du dafür gesorgt hast und auch jetzt noch alles dafür tust, damit es auch so bleibt. Aber ich beherrschte mich und erklärte ihr, dass ich genau deshalb plante, sie alle zu meinem Geburtstag einzuladen. »Das ist doch genau der richtige Anlass«, sagte ich. »Man wird nur einmal 40.« – »Die werden alle denken, dass es dir nur um die Geschenke geht. Jahrelang meldest du dich nicht bei ihnen, und dann lädst du sie ausgerechnet zu deinem Geburtstag ein. Offensichtlicher geht doch gar nicht. Die müssen sich ja weiß Gott was denken.« – »Mama!« – »Was?« – »Lass es, die Einladungen sind schon in der Post.« – »Soll das ein Witz sein?« – »Nein.« Sie legte auf. Ich nahm den Stapel Einladungskarten vom Tisch und steckte sie in meine Tasche. Sobald ich das nächste Mal zur Post ging, würde ich sie mitnehmen.

Dann war es so weit. Tante Anke, ihr Sohn Rainer und ihre Schwiegertochter Sofia, Onkel Jochen und Onkel Stefan ... Ich freute mich, dass so viele gekommen waren. Tante Anke kam sofort auf mich zu. Sie nahm mich in den Arm und flüsterte mir ins Ohr: »Du hast mir immer so leidgetan, ich weiß, wie es dir immer ergangen ist.« Ich wusste nicht, was ich darauf sagen sollte, und lächelte sie nur an.

Plötzlich stand schon meine Mutter vor mir und tat etwas, was sie in ihrem ganzen Leben noch nie getan hatte, nicht einmal als ich noch ein kleines Kind war. Sie nahm mich in den Arm! »Alles Gute zum Geburtstag«, flüsterte sie mir ins Ohr. Sie dachte wohl, dass auch Anke mir lediglich zum Geburtstag gratuliert hätte. Ich war total überrascht, denn damit hatte ich nun wirklich nicht gerechnet.

Nach ihr gratulierte mir Tony. Er drückte mir lächelnd die Hand. Es war das erste und einzige Mal, dass er uns besuchte. Wegen seines schlechten Zustandes hatte er nicht kommen wollen, doch meine Mutter hatte ihn überredet. Sie wollte ihn nicht in der Wohnung meiner Eltern alleine lassen. Meine Geburtstagsfeier versäumen wollte sie andererseits aber auch nicht. Die Angst, ich könnte über Dinge reden, die ihr unangenehm waren, war einfach zu groß. So hatte sie Tony also dazu gebracht, mit ihr und Albert mitzukommen. Die Umarmung war wohl nicht geplant gewesen und hatte sie einige Überwindung gekostet. Aber nachdem einige der Verwandten, die ich seit Jahren nicht mehr gesehen hatte, mich mit der größten Selbstverständlichkeit an sich gedrückt hatten, konnte sie sich keine Blöße geben. So kam es an diesem Tag zur einzigen Umarmung zwischen mir und meiner Mutter. Nicht, weil sie es wollte, sondern weil ich sie dazu gezwungen hatte. Ich hatte ja all die Verwandten eingeladen, die mich nun herzten und küssten. Hätte sie sich nicht Sorgen um ihren Ruf gemacht, hätte sie sich nie dazu hinreißen lassen.

Ich war glücklich und ging von einem zum anderen, begrüßte Onkel Jochen und Onkel Stefan, sprach mit ihnen über das Haus und meine Jungs und präsentierte ihnen voller Stolz mein kleines Mädchen. Es gab niemanden, der nicht voll des Lobes für mich und meine Kinder gewesen wäre. Ich war es nicht gewohnt, von allen in den Himmel gehoben zu werden, und hatte schon bald mit den Tränen zu kämpfen. In einem unbeobachteten Moment stellte ich mich etwas abseits und atmete tief durch. Ich wollte nicht, dass mich jemand so sah und womöglich etwas Falsches dachte. Am wenigsten wollte ich riskieren, dass einer der Jungs mich in diesem Zustand antraf. Doch Tante Anke entging nichts. Ihr war aufgefallen, dass ich plötzlich nicht mehr zu sehen war, und da hatte sie sich nach mir umgeschaut und mich bald gefunden.

Sie kam zu mir, sah meine feuchten Augen und nahm mich in den Arm. »Mein Mädchen«, sagte sie leise. »Was hast du denn?« Noch ehe ich antworten konnte, stand auch schon meine Mutter hinter ihr. »Kann ich dir irgendwie helfen? Du weißt ja, ich helfe dir gern, schließlich bist du meine Tochter«, sagte sie mit einem eiskalten Lächeln auf den Lippen. Ich fragte mich, was sie damit bezwecken wollte. Wieso mit einem Mal diese Freundlichkeit? Wollte sie vor Anke besser dastehen, oder hatte es einen anderen Grund? Ich lächelte sie an. »Nein, das brauchst du nicht, geht ruhig, ich komme gleich nach«, antwortete ich. Meine Mutter hakte sich bei Anke unter und zog sie mit sich fort.

Ich atmete tief durch, wischte mir die Tränen aus den Augenwinkeln und kehrte zurück zu meinen Gästen. Alle amüsierten sich prächtig und bewunderten unseren wunderschönen Vierseitenhof. Besonders der Pool erregte die Aufmerksamkeit meiner Verwandten. »Das habt ihr wirklich toll gemacht!«, lobte Onkel Jochen. »Alle Achtung!« Ich erzählte ihm von den Arbeiten am Pool und den kleinen und großen Katastrophen während der Bauphase. Der Tag war wunderschön und harmonisch, und so ging ich abends zufrieden ins Bett und träumte von meiner Geburtstagsfeier.

Doch schon nach wenigen Stunden riss mich meine Mutter in der für sie typischen Art und Weise aus meinen schönen Träumen.

»Das ist doch die Höhe!«, ereiferte sie sich am Morgen nach der Feier am Telefon. »So eine Unverschämtheit!« Ich hatte den ersten Teil dessen, was sie gesagt hatte, gar nicht richtig mitbekommen. »Was ist denn passiert?«, fragte ich verständnislos. »Sofia hat mich angerufen«, erklärte sie. »Sie meinte, Tony könne gar nicht so krank sein, wie alle sagen, weil er doch richtig gesund aussieht. Das ist doch der Gipfel der Frechheit! Mein Junge ist todkrank, und dieses … dieses Frauenzimmer besitzt die Dreistigkeit, zu behaupten, Tony sehe doch gar nicht krank aus. Die hat doch überhaupt keine Ahnung! Was weiß die schon? Haben wir das alles nur erfunden?« – »Natürlich nicht, ich werde …« – »Was wirst du? Es ist doch alles nur deine Schuld! Wieso musstest du sie auch einladen? Es weiß doch wirklich jeder, dass dieses Weibsstück nicht mehr alle Tassen im Schrank hat.« – »Mama!« – »Du kannst ihr von mir bestellen, dass sie sich nie wieder bei mir zu melden braucht.« – »Ich sag's ihr.« – »Das will ich auch hoffen! Und noch was …« Ich ahnte schon, dass ich nun an der Reihe war.

»Du hättest wohl besser nicht so angeben sollen!«, zischte sie boshaft. »Was meinst du?«, wollte ich wissen. »Deine Angeberei mit dem Haus. Hast du tatsächlich gedacht, der Verwandtschaft gefällt dieser Schweinestall?« – »Schweinestall?«, sagte ich aufgebracht. »Das ist kein Schw…« – »Das ist ein Schweinestall, das haben alle gesagt. Vielleicht nicht ganz so dreckig, aber genauso alt und heruntergekommen. Ein richtiger Schweinestall eben. Ihr hättet diesen Verschlag wenigstens ein bisschen herrichten können, ehe ihr der ganzen Verwandtschaft Einladungen schickt. Da muss man sich ja schämen.« Diesmal war ich es, die das Gespräch beendete. Ich konnte und wollte nicht glauben, was sie da eben gesagt hatte. Mir hatten alle unsere Gäste versichert, dass der Vierseitenhof ein richtiges Prachtstück sei. Trotzdem schmerzten mich die Worte meiner Mutter, denn sie zeigten mir, wie sie über mich dachte und redete. Spätestens in diesem Moment wusste ich, was ich von der Umarmung an meinem 40. Geburtstag zu halten hatte.

Dennoch folgten wir gern der Einladung zu Tonys 37. Geburtstag. Es ging mir nicht um meine Mutter, die natürlich auch da war, sondern um meinen Bruder. Jeder von uns wusste, dass es der letzte Geburtstag war, den er auf Erden erleben würde, und entsprechend war uns allen zumute. Feiern wollte eigentlich niemand. Es war mehr ein stummes Abschiednehmen. Wir alle waren in Gedanken versunken und dachten an vergangene Zeiten, dachten an die Tage, die wir zusammen verbracht und gemeinsam glücklich gewesen waren. Ich dachte auch an all die Momente, in denen wir uns gestritten und gehasst hatten, und vergab meinem Bruder aus ganzem Herzen all die Gemeinheiten und Lügen, mit denen er mir so oft das Leben schwergemacht hatte. Wie gerne hätte ich es ihm gesagt. Doch mir fehlten die Worte und die passende Gelegenheit. Meine Mutter ließ uns keinen Augenblick allein. So nahm ich Abschied, ohne ihm gesagt zu haben, dass ich ihn trotz allem immer gern gehabt hatte.

Vier Tage später starb er im Krankenhaus nach einem erneuten Herzinfarkt. Nach der Beerdigung kam meine Mutter weinend zu mir und bat mich, einen Augenblick zu warten. »Verzeih mir!«, schluchzte sie, als wir alleine waren. »Ich habe Tony immer bevorzugt und dich so schlecht behandelt. Das tut mir leid. Ich will alles wiedergutmachen. Ich verspreche es dir. Gott ist mein Zeuge. Ich will alles wiedergutmachen, was ich getan habe.«

Dieses Mal umarmte sie mich nicht. Sie stand nur vor mir, schnäuzte sich, wischte sich die Tränen aus dem Gesicht und sagte immer wieder, dass sie alles wiedergutmachen wolle. Ich war wie versteinert und wusste nicht, wie ich mich verhalten sollte. Ich wusste nur, dass ich nicht glauben konnte, was sie da gerade sagte, obwohl ich mir nichts so sehr wünschte, als dass sie es wirklich ernst meinte.

34

SILVESTER

Trotz der großzügigen Geschenke für Robert, die Kinder und mich an Weihnachten 2004 blieb ich meiner Mutter gegenüber skeptisch. Es sah so aus, als wollte sie sich unser Vertrauen kaufen. Glaubte sie tatsächlich, ich würde mir auf diese Weise Sand in die Augen streuen lassen? Aber ich wollte nicht ungerecht sein. Vielleicht meinte sie es ja ernst. Kein Mensch ändert sich von einem Tag auf den anderen. So etwas braucht Zeit, vor allem nach einem solchen Schicksalsschlag wie dem, den wir alle, also auch meine Mutter, erlitten hatten. Der Tod meines Bruders hatte uns alle tief getroffen. Deswegen wollte ich nicht, dass meine Eltern Silvester alleine in ihrer Wohnung feiern mussten, also lud ich sie zu uns ein. Zu Hause hätte sie doch nur alles an meinen Bruder erinnert, und das wollte ich weder Albert noch meiner Mutter zumuten. Außerdem könnten wir so nicht nur zusammen auf ein neues Jahr, sondern vielleicht auch auf ein neues Kapitel in unserem Leben anstoßen.

Doch meine Mutter zerstörte alle meine Hoffnungen bereits am Tag vor Silvester mit einem einzigen Satz. »Ich bringe Suppe mit, deine Gulaschsuppe kannst du doch keinem anbieten. Die ist geschmacklos und fade.« Ich musste mich sehr beherrschen, um nicht gemein zu werden. Die Enttäuschung darüber, dass sie schon wieder anfing, mich zu beleidigen, machte mich wütend. Hätte sie einfach ihre Hilfe angeboten und gesagt, sie wolle etwas zur Feier beitragen und die Suppe kochen, hätte ich sicher nichts dagegen gehabt. Aber ihr ging es nicht um die Suppe, sondern nur darum, mich zu beleidigen.

Voller Stolz trug sie einen grünen Topf mit Gulaschsuppe vor sich her, als ich ihr die Tür öffnete. Es sah fast schon lächerlich aus, wie wichtig sie sich dabei vorkam. Miraculix und der Zaubertrank!, dachte ich boshaft und musste an die Bilder aus den Asterix-Comics denken. Natürlich hielt ich den Mund. »Hallo Mama!« – »Wo soll ich die Suppe hinstellen?« – »Stell sie neben meine auf den Herd. Es ist der weiße Topf.« Sie blieb wie angewurzelt stehen. »Du hast Suppe gemacht? Ich habe doch gesagt, dass ich Suppe mitbringe.« – »Wir sind doch so viele, da dachte ich, es ist besser, wenn ich auch einen Topf voll Suppe mache. Sicher ist sicher.« Ich lächelte. Der Blick meiner Mutter verfinsterte sich. Ich ging vor ihr her in die Küche. Sie stellte den Topf ab, hob den Deckel von meinem, schnupperte daran, betrachtete die Suppe mit spöttischem Blick und schüttelte fast unmerklich den Kopf.

Als wir später am Tisch saßen und einer der Gäste wissen wollte, was denn in den Töpfen sei, antwortete meine Mutter an meiner Stelle. »In beiden ist Gulaschsuppe. Die im grünen Topf ist würziger und schmackhafter. Die habe ich gemacht.« Meine Suppe erwähnte sie erst gar nicht. Genauso gut hätte sie sagen können, dass im weißen Topf eine ungenießbare dunkle Brühe sei, von deren Verzehr sie jedem abrate, dem seine Gesundheit am Herzen liege. Ich musste an eine Sendung im Fernsehen denken, die ich kurz zuvor gesehen hatte. Es war um verdorbene Lebensmittel gegangen, die von Kontrolleuren des Gesundheitsamtes mit Aufklebern versehen und aus dem Verkehr gezogen worden waren. »Nicht zum Verzehr geeignet«, hatte auf diesen Aufklebern gestanden. Ich bin sicher, meine Mutter hätte ohne zu zögern so einen Aufkleber an meinem Topf angebracht, wenn sie einen zur Hand gehabt hätte. Wahrscheinlich hätte sie noch darüber gelacht wie über einen guten Witz.

Auch so spottete sie schon genug über meine »fade« Suppe. Aber das Lachen blieb ihr bald im Halse stecken, denn ihre Suppe wurde kaum gegessen. Nur zwei Gäste versuchten sie und verzogen das Gesicht. »Wie schmeckt die denn?«, sagte einer der beiden. »Viel zu scharf!«, urteilte der andere. Albert und meine Mutter waren die Einzigen, die sich trotzig aus dem grünen Topf bedienten, alle anderen verlangten nach meiner Suppe und lobten sie in den höchsten Tönen. Meine Mutter warf den Männern und Frauen am Tisch hasserfüllte Blicke zu und sagte kein Wort mehr.

Später, als wir uns alle an die Bar gesetzt hatten, setzte sie sich zusammen mit Albert absichtlich abseits. Die anderen Gäste wunderten sich zwar am Anfang darüber, nahmen aber bald schon keine Notiz mehr davon, sodass ich die Einzige war, die sich die Mühe machte, zu ihnen zu gehen und sie aufzufordern, sich zu uns zu gesellen. »Wieso sollte ich das tun?«, sagte sie voller Zorn. »Die sollen zu uns kommen!« – »Aber Mama, ich kann doch unseren Gästen nicht vorschreiben, wo sie sich hinsetzen sollen«, sagte ich und bemühte mich, die Verärgerung in meiner Stimme zu verbergen. Wie stellte sie sich das denn vor? Sollte ich allen sagen, sie hätten ab sofort nach der Pfeife meiner Mutter zu tanzen? »Dann geh doch zu deinen Freunden!«, giftete sie mich an.

Ich stand hinter der Bar und bediente unsere Gäste. Je später es wurde, desto ausgelassener und fröhlicher wurde die Stimmung. Nur meine Mutter und Albert hielten sich weiter abseits und beschränktem sich darauf, mich immer wieder zu sich zu bestellen. Nicht weil sie noch etwas zu trinken wollten, sondern um sich zu beschweren. Einmal war es ihnen zu laut, das nächste Mal hielten sie diese »Negermusik« nicht mehr aus, beim dritten Mal beklagten sie sich darüber, dass man sie unverschämt anstarre. »Wer denn?«, fragte ich. »Die da vor allem«, sagte meine Mutter und zeigte auf eine dunkelhaarige Frau an der Bar. »Wer ist das?« – »Das ist eine Bekannte von Robert«, antwortete ich und wollte schon zur Bar zurückgehen. »Ach so«, sagte sie spöttisch. »Ich dachte mir schon, dass die beiden ein Verhältnis haben.«

Ich war sprachlos. Ich sah hinüber zu meinem Mann und seiner Bekannten, die an der Bar standen und sich angeregt unterhielten. Sie war bis auf die langen dunklen Haare das Gegenteil von mir. Robert stand neben ihr und redete. Mehr nicht. Er hatte weder seine Arme um sie gelegt, noch versuchte er, sie sonst irgendwie zu berühren. Auch die Frau erweckte ganz und gar nicht den Eindruck, als hätte sie vor, Robert zu verführen. Sie war einfach nur gut gelaunt. Es war Silvester, und wir alle waren ein wenig betrunken. Außer meiner Mutter natürlich. »Und du schaust dabei zu!«, sagte sie voller Widerwillen. »Mama! Es reicht jetzt. Bitte, hör auf damit. Ich will so etwas nicht hören.«

Sobald ich wieder hinter der Bar stand, verließen meine Mutter und Albert den Raum und gingen ins Wohnzimmer. Als ich kurz vor Mitternacht zu ihnen kam und sie aufforderte, mit uns nach draußen zu kommen, um das Feuerwerk anzusehen, lehnte meine Mutter ganz entschieden ab. »Nein, danke. Wir gehen jetzt. Man merkt, dass wir hier unerwünscht sind.« – »Warum wollt ihr schon gehen? Kommt doch mit raus auf die Wiese und schaut euch das Feuerwerk an.« Meiner Mutter gefiel gar nicht, dass ich ihre Anspielung ignoriert hatte. »Wir sind hier das fünfte Rad am Wagen. Ich gehe lieber!« – »Bitte! Kommt mit, das wird sicher lustig. Na los, Albert, gib dir einen Ruck!«, sagte ich und forderte ihn auf, sich zu erheben. Und tatsächlich sah es so aus, als wollte Albert mir nach draußen folgen. Da wurde meine Mutter wütend. »Albert!«, fuhr sie ihn an. »Du weißt, was wir abgemacht haben. Wir fahren jetzt.« Ich wollte noch einen letzten Versuch machen, zumal ich sah, wie gerne Albert geblieben wäre. Doch meine Mutter drängte sich rasch zwischen mich und Albert. »Bei euch geht es doch schlimmer zu als in Sodom und Gomorrha. Dein Mann macht vor deinen Augen mit einer anderen Frau rum und du stehst daneben und schaust zu. Und die armen Kinder müssen das alles miterleben. Schamlos! Einfach nur schamlos! Da muss man sich ja schämen, stimmt's, Albert. Wie kann man seinen Kindern nur so etwas zumuten?«

Ich dachte an den Abend mit den Rimmlers, als ich mit Gertrud vor der Wohnzimmertür auf dem Boden gekniet und durch das Schlüsselloch geschaut hatte. Wie gerne hätte ich ihr das in diesem Moment ins Gesicht geschleudert. Ganz zu schweigen von dem, was sich danach herausgestellt hatte. Und mir warf meine Mutter vor, ich würde zusehen, wie mein Mann sich an andere Frauen heranmacht. Mir wurde übel vor Wut und Abscheu. Wortlos ließ ich die beiden stehen und ging zu den anderen.

Aber meine Mutter hatte mir den Spaß gründlich verdorben. Sie war zwar nicht mehr bei uns, aber meine Silvesterparty war zu Ende. Ihre Worte dröhnten in meinem Kopf wie Donnerschläge. Ich hatte Kopfschmerzen. Die Lust am Feiern war mir vergangen. Während über mir die Feuerwerkskörper am Himmel verglühten und um mich her die Böller explodierten und alle sich in den Armen lagen und lachten, war ich in Gedanken bei meiner Mutter und ihren Bosheiten. Wie hatte ich nur glauben können, dass sie es ernst meinen könnte? Sie bereute nichts von dem, was sie mir angetan hatte. Ganz im Gegenteil. Sie genoss es mehr denn je, mich zu demütigen und zu verletzen. Ihr ging es nur dann gut, wenn sie wusste, dass ich litt. Deswegen verteufelte sie all jene, die mir am Herzen lagen, und machte alles schlecht, was mir wichtig war. Sie wusste noch immer ganz genau, wie sie mich verletzen konnte, und dachte nicht daran, damit aufzuhören. Ich spürte, wie mir die Tränen in die Augen stiegen. Genau in diesem Moment kam Robert zu mir und reichte mir ein Glas Sekt. »Was ist denn mit dir los? Weinst du?« – »Nein, nein, alles in Ordnung. Mir ist nur eine von diesen kleinen Mücken ins Auge geflogen«, sagte ich und stieß mit ihm auf das neue Jahr an.

35

DAS ENDE VOM ANFANG

Robert war zu betrunken, um daran zu denken, dass es Winter war. Wo hätten in dieser Jahreszeit Mücken herkommen sollen? Er prostete mir zu, und damit war die Sache für ihn erledigt. Ich tat so, als wäre mir seine Reaktion nicht wichtig, und freute mich wie alle anderen über das Feuerwerk und die gelungene Party. Die

Wahrheit war jedoch, dass ich enttäuscht war. Nicht nur wegen des Verhaltens meiner Mutter, die mir bewiesen hatte, dass sie nicht daran dachte, etwas wiedergutzumachen, sondern auch wegen der Gleichgültigkeit meines Mannes.

Ich dachte an die Tage zurück, in denen es Robert nicht egal gewesen war, was ich sagte. Wenn er mich damals so antraf, hatte er sich für mich und meine Probleme interessiert und war nicht einfach weggegangen, weil er sich lieber amüsieren wollte, statt sich mit mir über etwas zu unterhalten, was mir zu schaffen machte. Er hatte an meinem Leben teilgenommen und mir das Gefühl vermittelt, dass ich wichtig war. Nun reichte eine einfache, offensichtliche Lüge, um ihn zufriedenzustellen. Ich war ihm scheinbar egal.

Als ich ihm aber erzählte, was meine Mutter über ihn und die dunkelhaarige Frau gesagt hatte, bekam er einen regelrechten Wutanfall. »Was fällt deiner Mutter denn noch alles ein?«, regte er sich auf. »Hat dieses böse Weib denn nie genug? Die soll endlich ihr Schandmaul halten.« Er schnappte sich eine Flasche Bier, öffnete sie mit einer einzigen, raschen Handbewegung und trank gierig. Robert wischte sich mit dem Handrücken über die feuchten Lippen, dachte einen Moment nach und sah mich dann fragend an. »Sag mal, du glaubst diesen Blödsinn doch nicht etwa?« – »Nein!«, rief ich voller Entrüstung. »Natürlich nicht!« – »Dann ist gut.« Er ließ mich einfach stehen und setzte sich vor den Fernseher, den ihm meine Mutter zu Weihnachten geschenkt hatte.

Mir war es unangenehm, dass meine Mutter uns immer öfter irgendwelche Sachen kaufte. Robert hatte dagegen nichts einzuwenden. Er wollte nicht verstehen, warum ich dagegen war, immer noch mehr Geschenke anzunehmen. Als ich ihm schließlich offen sagte, dass es mir am liebsten wäre, wir würden ihre Geschenke ablehnen, begann er sogar, mich zu beschimpfen. »Spinnst du jetzt total?«, fuhr er mich an. »Lass sie doch blechen! Was hat sie schon für dich getan? Was? Sag mir das! Du hast nie etwas von ihr bekommen. Deine Mutter hat doch alles, was sie hatte, immer nur deinem Bruder gegeben.« – »Ja, das stimmt schon«, sagte ich aus-weichend. »Aber ich fühle mich trotzdem nicht wohl dabei. Meine Mutter schenkt nichts ohne Hintergedanken, verstehst du, was ich meine?« – »Soll sie doch.« Er griff zur Fernbedienung und zappte durch die Programme. Ich seufzte. »Ich wünschte, ich würde im Lotto gewinnen«, sagte ich mehr zu mir selbst als zu meinem Mann. »Dann könnte ich ihr alles zurückgeben, was sie je für mich aus-gegeben hat. Ich würde zusammenrechnen, wie viel es ist, und ihr genau diesen Betrag auf den Tisch legen und sagen, dass wir nun endgültig quitt sind. Dann könnte ich mich umdrehen und gehen und ihr zum Abschied sagen, dass ich sie nie wieder sehen will.« – »Was nuschelst du da?«, schimpfte mein Mann. »Rede deutlicher. Das kann ja kein Mensch verstehen.« – »Nicht so wichtig«, sagte ich. Es ist sinnlos, mit ihm darüber reden zu wollen, dachte ich und ging. Am nächsten Tag tat ich es dennoch. Er meinte nur, dass ich jetzt vollends verrückt geworden sei. »So ein Schwachsinn kann auch nur dir einfallen! Du hörst dich schon fast so an wie deine Mutter.«

Er ahnte nicht, wie sehr mich diese Worte trafen. Jahre zuvor hatte ich ihn gebeten, mir sofort Bescheid zu sagen, wenn ich so werden würde wie meine Mutter. Jetzt rieb er es mir fast täglich unter die Nase. Allerdings aus einem anderen Grund. Nicht, weil er mir einen Gefallen tun wollte oder weil er sich an das erinnerte, was ich ihm damals gesagt hatte, sondern nur um mich zu beleidigen.

Seit er seine Arbeit verloren hatte, verschlechterte sich unser Ver-hältnis von Tag zu Tag. Ich war mir sicher, dass er seine Stelle wegen seines übermäßigen Alkoholkonsums verloren hatte. Das sagte ich ihm auch. Er wusste nicht, was er darauf erwidern sollte, also ver-suchte er, mich mundtot zu machen, indem er mir unterstellte, ich sei ebenso zänkisch und streitsüchtig wie meine Mutter. »Du bist ja fast noch schlimmer als deine Mutter. Das hält man ja nicht mehr aus«, beklagte er sich, als ich neben ihm stand und ihm sagte, dass ich es nicht gut fand, dass unser Sohn das Auto angenommen hatte, das meine Mutter ihm im September 2005 zum Geschenk gemacht hatte. »Du gönnst dem Jungen auch nicht das Geringste, habe ich recht?«, griff er mich an. Ich dachte, ich höre nicht richtig.

»Ich gönne ihm nichts?«, schrie ich zurück. »Wer ist denn hier derjenige, der an allem herummeckert, was er macht. Wer ist nie mit etwas zufrieden und hat an allem etwas auszusetzen?« Ich geriet immer mehr in Rage. Diesen Vorwurf wollte ich auf keinen Fall auf mir sitzen lassen. Aber meinem Mann ging es gar nicht darum, mir einen Fehler vorzuhalten. Er wollte einfach nur streiten, damit er einen Grund mehr hatte, zur Flasche zu greifen. Ihm war doch vollkommen egal, dass meine Mutter sich immer mehr in das Leben unserer beiden Jungs einmischte.

Wie von mir befürchtet, musste mein ältester Sohn nun regelmäßig unter den fadenscheinigsten Vorwänden bei ihr erscheinen. Bastian schimpfte. Es waren 80 Kilometer bis zur Wohnung meiner Eltern, und er arbeitete den ganzen Tag als Servicetechniker. Da hatte er keine Lust, abends noch den weiten Weg zu machen, nur weil meine Mutter ihren Fernseher verstellt hatte und darauf bestand, dass er noch am selben Abend vorbeikam, um das Gerät neu einzustellen. Er fuhr dann aber doch. Bastian wusste, dass seine Oma ihm nie verzeihen würde, wenn er sich weigerte.

Mir tat es in der Seele weh, wenn ich mitansehen musste, wie meine Mutter Bastian regelrecht erpresste. Ich wollte mit ihm reden, ihm erklären, dass er sich nicht auf solche Spielchen einlassen und nicht auf alles hören sollte, was meine Mutter ihm sagte. Ich wollte nicht, dass er sich alles zu Herzen nahm, was sie sagte. Doch jedes Mal, wenn wir voreinanderstanden, brachte ich es nicht über mich, mit ihm über seine Oma zu sprechen. Roberts Vorwurf hallte mir in den Ohren: »Du bist wie deine Mutter!« Würde ich ihm nicht recht geben, wenn ich mit Bastian über meine Mutter reden und ihn vor ihr warnen würde? Sie war es doch, die seit jeher andere in dieser Weise schlechtgemacht und verleumdet hatte. Und sie tat es noch immer. Das hatte sie mehr als einmal bewiesen.

Ich brachte es also nicht über mich, und so fuhr Bastian auch weiter Woche für Woche zu meiner Mutter, sooft sie ihn anrief. Roberts Vorwürfe trafen mich derweil immer weniger. Unser Verhältnis war inzwischen so sehr abgekühlt, dass ich mir kaum noch Gedanken über das machte, was er mir an den Kopf warf. Seine immer gleichen Behauptungen, ich sei zum »Abziehbild« meiner Mutter geworden und eine ebenso »bitterböse Frau« wie sie, konnten mich nicht mehr verletzen. Ich liebte ihn nicht mehr und hatte mich damit abgefunden, dass auch er mich nicht mehr liebte. Was mir den Schlaf raubte, war die Frage, warum er mich nicht mehr lieben konnte.

Lag es vielleicht doch an mir? Steckte ein wahrer Kern in all den Beleidigungen und Gehässigkeiten? Ich musste an ein Sprichwort denken: »Wo Rauch ist, da ist auch Feuer.« Traf das auch in meinem Fall zu? In den Nächten, die ich schlaflos neben meinem Mann im Bett lag, versuchte ich, mich an all das zu erinnern, was zwischen mir und Robert in den zurückliegenden Jahren vorgefallen war. Ich wollte wissen, ob ich anders war als andere Menschen und ob ich mich anders verhalten hatte, als es Frauen in so einer Situation gewöhnlich taten.

Ich musste an einen Vorfall denken, der sich 1995 ereignet hatte. Damals war es zu einem heftigen Streit zwischen mir und Robert gekommen. Er hatte sehr viel getrunken und völlig die Beherrschung verloren. In seinem Zorn hatte er eine Flasche nach mir geworfen und mich an der Stirn getroffen. Noch heute trage ich die Erinnerung an diesen Abend an meiner Stirn mit mir herum. Bastian, damals gerade neun Jahre alt, hatte es miterleben müssen und sich solche Sorgen um mich gemacht, dass er mich tagelang nicht mehr aus den Augen gelassen hatte. Zu sehen, wie sehr er unter diesem Ereignis litt, hat mir unendlich wehgetan. Ich konnte sehen, wie ihn seine Unfähigkeit, mir zu helfen, schmerzte. Robert hatte nichts getan, um das Geschehene wiedergutzumachen. Er hatte weder mit Bastian darüber geredet, noch mich in aller Form um

Verzeihung gebeten. Und ich hatte weiter an der Ehe festgehalten. Jahr für Jahr.

Ich wollte die Familie zusammenhalten, für die Kinder, für mich, für uns alle. Natürlich dachte ich dabei auch an meine Mutter. Es wäre ein gefundenes Fressen für sie, wenn ausgerechnet meine Ehe in die Brüche ginge. Aber das war nicht der eigentliche Grund für mein Festhalten an der Ehe mit Robert. Ich wollte mir einfach nicht eingestehen, dass ich mich getäuscht hatte. In ihm und in mir selbst.

Was ich mir zum Vorwurf machte, war meine Leichtgläubigkeit. Ich hatte zu schnell geglaubt, dass er mich wirklich liebte, und mich zu sehr gefreut, einen Menschen gefunden zu haben, der mir sagte, dass ich etwas Besonderes für ihn sei. Bis dahin hatte ich mich stets mit den Augen meiner Mutter gesehen. Und die wurde nicht müde, mir zu sagen, wie dumm, hässlich, verlogen und egoistisch ich war.

Als ich wach lag und in mich hineinhorchte, wurde mir klar, dass ich in all den Jahren der Ehe mit Robert nie aufgehört hatte, mich mit den Augen meiner Mutter zu betrachten. Ich hatte nie wirklich glauben können, was er mir gesagt hatte. Seine Komplimente taten mir gut, aber im Grunde meines Herzens hatte ich sie nicht annehmen können. Jedes Mal, wenn er etwas zu mir gesagt hatte, was mir schmeichelte, hatte ich mir hinterher den Kopf darüber zerbrochen, warum er es gesagt hatte. Hatte er es nicht vielleicht doch aus einem bestimmten Grund gesagt? Mit den Geschenken, die er mir machte, war es genau dasselbe. Ich sagte ihm, wie sehr ich mich freute, und zeigte ihm, so gut ich konnte, meine Dankbarkeit, aber im Stillen befürchtete ich, er könnte kommen und eine Gegenleistung von mir verlangen, so wie meine Mutter es in solchen Fällen tat. Immer rechnete ich damit, dass er mir Vorhaltungen machen würde, wenn ich nicht dankbar genug war. Er tat es nicht, aber die Befürchtung war da. Weil meine Mutter es immer so gemacht hatte und noch immer machte. Sie hielt einem Tag für Tag vor, was man von ihr geschenkt bekommen hatte.

Ich war nicht so. Schon immer habe ich anderen gerne Geschenke gemacht. Nicht, weil ich selber gut dastehen wollte, sondern einfach nur, um anderen eine Freude zu machen. Zu sehen, dass ich andere glücklich machen kann, ist mir wichtiger als alles andere. Ich erwarte keine Gegenleistung dafür. Das habe ich noch nie getan.

Eines Nachts musste ich an eine Unterhaltung mit meiner Mutter denken. Es ging um Organspenden. Ich wusste nicht mehr, wie wir auf das Thema gekommen waren. Ich erinnerte mich nur noch, dass die Rede auf uns Kinder kam. Meine Mutter war eigentlich strikt dagegen, sich ihre Organe »stehlen« zu lassen, nur damit ein Fremder davon profitieren konnte. »Aber bei Tony ist das natürlich etwas anderes. Ihm würde ich sogar eine meiner Nieren geben. So etwas macht man doch als gute Mutter, oder etwa nicht?«, fragte sie mich. »Das würdest du für deine Kinder doch auch tun?« – »Natürlich!«, bestätigte ich. »So was ist doch selbstverständlich. Ich würde auch Tony eine von meinen Nieren geben, wenn ich ihm damit helfen könnte.« Meine Mutter sah mich an, als hätte ich eine Dummheit gesagt. »Der braucht doch keine Niere von dir. Tony bekommt meine, wenn es nötig ist«, sagte sie hochmütig und lächelte mich herablassend an. Da fragte Robert plötzlich, ob sie auch mir eine Niere spenden würde, falls ich krank würde. »Natürlich nicht! Wie soll das denn gehen? Ich habe nur zwei Nieren. Eine ist für Tony, und eine brauche ich selber.« Ich schloss die Augen und versuchte, das Gespräch zu vergessen.

Je öfter ich über mich und mein Leben nachdachte, desto mehr wurde mir bewusst, dass Robert nicht die Wahrheit sagte. Ich war nicht wie meine Mutter. Ich hatte viele Fehler gemacht, keine Frage, aber ich hatte mich nie dazu hinreißen lassen, Dinge zu tun, die für sie typisch waren. Wenn ich einen Fehler gemacht hatte und noch immer machte, dann den, zu glauben, es gäbe eine Möglichkeit, den Streit mit Robert zu beenden. Es war sinnlos, den Fehler immer nur bei mir zu suchen und immer noch mehr Beleidigungen und Gemeinheiten klaglos hinzunehmen in dem Irrglauben, dadurch etwas besser machen zu können. Das sagte ich auch einer Bekannten, als ich die Streitereien mit meinem Mann einfach nicht mehr aushalten konnte. Sie war meiner Meinung und riet mir, mich von Robert zu trennen. »Es ist nicht deine Schuld, du hast alles getan, um die Ehe zu retten, aber ihr liebt euch nicht mehr. Es hat keinen Sinn, das noch länger zu leugnen«, sagte sie. Ich nickte. Sie hatte ja recht.

36

SPOTT

Aber zu wissen, dass meine Bekannte recht hatte, war eine Sache, es offen zuzugeben, etwas vollkommen anderes. Vor allem dann, wenn es darum ging, meiner Mutter zu sagen, dass meine Ehe gescheitert war. Die Umarmung an meinem 40. Geburtstag war wie das Versprechen am Tag von Tonys Beerdigung nicht ehrlich gemeint gewesen. Das, was ich an Silvester 2004 hatte erleben müssen, war die Realität, die sich hinter diesen schönen Worten und Gesten verbarg. Meine Mutter hatte es seither bei jeder sich bietenden Gelegenheit unter Beweis gestellt. Ich hatte mich oft gefragt, warum sie es überhaupt getan hatte. Warum hatte sie mich in den Arm genommen? Warum dieses Versprechen unter Tränen? Diese scheinbare Reue? Hatte sie mich verspotten wollen?

Lange Zeit glaubte ich wirklich, sie habe es nur getan, um sich über mich lustig zu machen. Sie wusste, wie sehr ich mich danach sehnte, mit ihr Frieden zu schließen. Wie viele Jahre hatte ich vergeblich auf eine solche Umarmung gewartet? Und nach 40 Jahren kam sie auf mich zu und nahm mich in den Arm, als wäre es das Selbstverständlichste auf der Welt. Als wäre es schon immer so gewesen. Im ersten Moment hatte ich damals geglaubt, sie tue es nur wegen der Leute.

Die anderen sollten sehen, wie sie mich in den Arm nahm. Alle sollten erkennen, welch gute Mutter sie war. Es war aber auch ein einfaches Mittel, um mich unter Druck zu setzen. Wie hätte ich jemandem, der diese Umarmung beobachtet hatte, anschließend erklären können, dass dieselbe Frau mich verleumdete und in einem fort beleidigte? Wem hätten sie geglaubt? Das war es, worum es in Wirklichkeit ging. Glaubwürdigkeit. Meine Mutter wollte mit aller Macht verhindern, dass ich die Wahrheit sagte. An meinem Geburtstag war ihr auf erschreckende Art und Weise klar geworden, dass sie nicht immer in der Lage war, zu verhindern, dass ich unseren Verwandten begegnete. Also musste sie meine Glaubwürdigkeit erschüttern, und zwar noch ehe ich den Mund aufmachen konnte.

Ein weiterer Grund für die Umarmung und den tränenreichen Schwur, zu dem sie sogar Gott als Zeugen angerufen hatte, war zweifellos ihre Absicht gewesen, mich zu verunsichern. Sie wusste, dass ich bereit war, ihr zu glauben. Ich wollte ihr glauben. Diesen Glauben hat sie einmal mehr ausgenutzt und zu ihrem Vorteil missbraucht. Sie hatte nie vor, ihr Verhalten mir gegenüber zu ändern. Aber sie wollte sicher sein, dass ich so etwas wie Hoffnung empfand. Nur wenn ich hoffte, konnte sie mich enttäuschen. Je mehr ich daran dachte, desto deutlicher traten mir all die Momente vor Augen, in denen sie ein Lächeln im Gesicht gehabt hatte, als sie sah, wie tief sie mich getroffen hatte.

Es machte ihr Spaß, mich zu verletzen. Ich verstand zu dieser Zeit noch nicht, warum es für sie so wichtig war, mir seelische Schmerzen zuzufügen. Aber ich hatte begriffen, dass es etwas in ihr geben musste, was sie dazu trieb. Als Kind hatte ich oftmals geglaubt, sie würde sich überhaupt nicht für mich interessieren, sondern sich immer nur um Tony kümmern. Aber das war falsch. Sie hatte mich sehr genau beobachtet und wusste nur zu gut, wie es in mir aussah. Deswegen war es für sie auch so einfach, mich immer an der Stelle zu treffen, wo es am meisten wehtat. Egal, ob es um meine Einschulung, um meine Liebe zu Tieren oder um meine beste Freundin ging, sie war immer ganz genau im Bilde. Ich hatte das vielleicht gefühlt in all diesen Jahren, aber so richtig begriffen hatte ich es nie, vielleicht weil ich es nicht hatte begreifen wollen.

Denn die Erkenntnis, dass meine eigene Mutter nichts anderes im Sinn hatte, als meine Gefühle zu verletzen, und sich nur mit mir beschäftigte, weil sie mein Glück zerstören wollte, war schmerzhafter als alles andere. Einfach deswegen, weil sie mir alle Hoffnung nahm. Zu wissen, dass dieses Versprechen, unter Tränen gegeben, nichts als ein absichtlich inszeniertes Theater gewesen war, das einzig dazu diente, mich in die Position zu bringen, in der sie mich haben wollte, um mich besser attackieren zu können, war niederschmetternd.

Ebenso belastend war für mich die Einsicht, dass ich tatsächlich noch immer auf ihre Manipulationen »hereinfiel«. Wobei »hereinfallen« das falsche Wort war. Es ging nicht darum, dass ich naiv oder kurzsichtig gewesen wäre. Ich habe nicht auf dem Friedhof vor ihr gestanden und mir nichts, dir nichts geglaubt, dass sie es wirklich ernst meinte. Mir waren von Anfang an Zweifel gekommen. Aber ich hatte all meine schlechten Erfahrungen und Erinnerungen zu verdrängen versucht, nur um mir die Illusion zu erhalten, es könnte dieses Mal wirklich mehr sein als ein Traum.

So war es schon immer gewesen. Wenn ich als Kind zum Beispiel zu den Englischen Fräulein statt in den Kindergarten gegangen war, dann hatte ich einen Traum gehabt, einen Wunschtraum. Das war keine Rebellion gegen meine Mutter gewesen oder ein Akt von Trotz und Auflehnung. Ich hatte davon geträumt, meiner Mutter zu beweisen, dass ich es doch schaffen konnte. Ich hatte meinen »Fehler« bei der Schuleinschreibung wiedergutmachen wollen. Das war es, was mir damals durch den Kopf gegangen war. Wiedergutmachung. Ich wollte den Zorn meiner Mutter besänftigen, indem ich die Enttäuschung, die ich ihr zugefügt hatte, durch mein »Versagen«, vergessen machte. Man könnte sagen, ich wollte es ihr recht machen.

Ich hatte natürlich keine Ahnung, dass dies gar nicht möglich war. Ich tat etwas ohne böse Absicht und versuchte, es wiedergutzumachen. Aber nie war es gut genug. Immer war es das Falsche, zum falschen Zeitpunkt oder am falschen Ort. Wenn sie erfuhr, was ich plante, noch ehe ich es versuchen konnte, nahm sie mir allen Mut, indem sie mir erklärte, ich sei zu nichts fähig. So wie sie es mit meiner Ehe getan hatte. Vom ersten Tag an stand für sie fest, dass sie scheitern musste. Seit meiner Kindheit hatte sie mir eingetrichtert, dass man einen Menschen wie mich unmöglich gern haben und ein Leben lang an seiner Seite ertragen könne. Sie hat mir alles vorgeworfen, was man einer Frau nur vorwerfen kann.

Sie nannte mich Flittchen und Hure, wusste schon lange, bevor Bastian geboren wurde, dass ich nicht in der Lage sein würde, Kinder zu erziehen, und war selbstverständlich von Beginn an überzeugt davon, dass ich und mein Mann uns nur streiten würden. Erst jetzt, als ich unzählige Nächte wach in meinem Bett gelegen und die Jahre meiner Ehe mit Robert hatte Revue passieren lassen, erkannte ich, was hinter all diesen bösen Worten und Verleumdungen steckte. Es waren nicht bloß Beleidigungen und Gehässigkeiten, es war nicht nur üble Nachrede oder Provokation. Dahinter steckte etwas, was mir schon oft aufgefallen war und mich in maßlose Wut versetzt hatte. Meine Mutter projizierte ihr eigenes Fehlverhalten auf mich und verurteilte mich für ebendieses Verhalten anschließend auf das Allerschärfste.

Jede Ungeheuerlichkeit, die sie je begangen hatte, wurde so zu einem festen Bestandteil meines schlechten Charakters, den sie natürlich in allen Einzelheiten kannte. Sie hatte mich durchschaut und wusste alles über mich. Wie hatte sie doch immer gesagt? »Ich muss nur in deine Augen schauen, dann weiß ich, was in dir vorgeht.« Sie wusste es auch, ohne dass sie mir in die Augen sehen musste. Sie sah in meinen Augen, was sie sehen wollte. Und das waren vor allem ihre eigenen Fehler und Schwächen. Sie hasste mich für das, was sie tat. Sie hat meinen Vater betrogen und mir vorgeworfen, ich sei ein Flittchen, weil ich mich schminkte und Schuhe mit hohen Absätzen tragen wollte. Sie hat meinem Vater das Leben zur Hölle gemacht, und mir prophezeite sie, kein Mann könne es mit einer so streitsüchtigen und egoistischen Frau wie mir aushalten. Sie hielt mir ständig vor, ich sei unfähig, meine Kinder zu erziehen. Ich hatte am eigenen Leib erfahren, wie sie mit Kindern umging.

Aber all das war bedeutungslos, solange ich den Mund hielt und diejenigen, die Bescheid wussten, taten, was meine Mutter wollte. Wer aus der Reihe tanzte, wurde notfalls mit Druck zum Schweigen gebracht oder aus dem Kreis der Familie ausgestoßen. So wie ich. Sie wollte mich bei keiner Feier mehr dabeihaben, bei keinem Geburtstag und keinem Jubiläum. So bestrafte sie mich für meine angebliche Falschheit, denn natürlich wusste sie auch jetzt schon im Voraus, dass ich nur unverschämte Lügen erzählen würde, sollte ich Gelegenheit haben, mit meinen Verwandten zu reden. Wobei »lügen« bedeutete, dass ich womöglich Dinge sagen könnte, die nicht ganz mit dem übereinstimmten, was sie zuvor erzählt hatte. In diesem Zusammenhang musste ich an den Brief denken, den ich an Tony geschrieben hatte. Bei dem Gedanken, dass er gestorben sein könnte, ohne meinem Vater vergeben zu haben, stiegen mir die Tränen in die Augen. Dachte ich an die Rolle, die meine Mutter dabei gespielt hatte, wurde mir übel.

So übel, wie mir wurde, wenn ich jetzt daran dachte, wie sie spotten und lästern würde, wenn sie erfuhr, dass meine Ehe gescheitert war. Ich hörte sie jetzt schon aufheulen vor Freude und sah ihr Gesicht vor mir, dieses schadenfrohe Grinsen und dieses Funkeln in den Augen. Je mehr sie merken würde, wie sehr ich litt, desto intensiver würde sie den Triumph genießen. Ich wusste, dass ich ihr irgendwann die Wahrheit sagen musste. Man konnte es nicht ewig vor ihr geheim halten, aber ich wollte es wenigstens so lange wie irgend möglich hinauszögern. Und sei es nur, um mich selbst darauf vorbereiten zu können. Denn nun hatte ich erkannt, wie es in meiner Mutter aussah. Und dieses neu gewonnene Wissen gab mir die Kraft, zu tun, was getan werden musste.

37

CHRISTIAN

Einfach war es dennoch nicht für mich. Die Enttäuschung über das endgültige und unvermeidbare Scheitern meiner Ehe saß tief. Ich hatte große Mühe, meine Trauer vor den Kindern zu verbergen. Die beiden Jungen waren zu dieser Zeit schon erwachsen und hatten längst gemerkt, was vor sich ging. Jessica mit ihren sieben Jahren ahnte es mehr, als dass sie es wusste. Aber natürlich war auch ihr nicht verborgen geblieben, dass Robert und ich uns nichts mehr zu sagen hatten. Es war ihr anzusehen. Ich gab ihr all meine Liebe und Zuwendung und tat alles, um ihr zu verstehen zu geben, dass ich immer für sie da sein würde. Meine Einsamkeit verbarg ich vor ihr. Sie sollte nicht spüren, wie allein und verlassen ich mich fühlte.

Ich saß immer öfter vor dem Computer, wenn Jessica nicht in meiner Nähe war. Zuerst surfte ich nur wahllos durch das Internet, suchte Zerstreuung und Ablenkung auf allen möglichen Seiten, las Artikel und Kurzgeschichten, Blogs und Ratgeberseiten zu den unterschiedlichsten Themen. Bis ich eher zufällig auf eine Flirt- und Datingseite stieß. Es war eine der Seiten, bei denen man sich nicht sofort anmelden musste, um einige Inhalte sehen zu können. Ich sah mir die Beiträge und Kommentare an, die allen zugänglich waren, und wechselte wieder auf eine andere Homepage.

Aber das, was ich gelesen hatte, ging mir nicht mehr aus dem Kopf. Bis jetzt waren solche Flirtseiten für mich nicht viel mehr gewesen als »Schmuddelkram«. Ich hatte mich eher darüber lustig gemacht und mich nie dafür interessiert, was dort so geschrieben wurde. Wenn im Fernsehen Werbung für solche Plattformen gemacht wurde, hatte ich stets den Sender gewechselt. Doch nun hatten die Beiträge einiger User meine Neugier geweckt. Ich las sie mir noch einmal durch, weil ich sicher sein wollte, dass ich nicht doch vielleicht etwas falsch verstanden hatte. Es war kein Irrtum möglich. Mit klopfendem Herzen und nassen Händen saß ich vor dem Display meines PC und überlegte mir, ob ich es riskieren sollte, mich einzuloggen und an dem Chat teilzunehmen. Ich las ein Dutzend Mal die AGB des Forums durch. Ich verpflichtete mich zu nichts, und meine Identität blieb so lange geheim, wie ich es wollte. Also meldete ich mich an.

Mein Pseudonym und der Profiltext mussten zu mir passen. Ich hatte mich für topolino entschieden und feilte an meinem Text. *Bin auf der Suche nach Strickanleitungen, wenn du genauso gestrickt bist wie ich, dann können wir Erfahrungen austauschen, gerne auch in Italienisch. Meine Maschen lauten humorvoll, schlagfertig, temperamentvoll, ein bisschen verrückt. Ich liebe das Land, aus dem die Spaghetti kommen, den See voller Salz, die Wärme vom Himmel und den Smiley in deinem Gesicht. Neugierig geworden? Dann ran an die Tastatur! Liebe Grüße Nicoleta*

Die ersten Mails ließen nicht lange auf sich warten. Am Anfang wusste ich nicht so recht, was ich schreiben sollte. Die Männer begrüßten mich mit meinem neuen Namen. Nicoleta. Sie stellten Fragen und forderten mich auf, etwas über mich und meine Interessen zu verraten. Im Gegenzug verrieten sie mir etwas über sich. Ich saß vor der Tastatur und fragte mich, wie viel von dem, was ich da las, der Wahrheit entsprach und wie viel frei erfunden war. Je länger ich darüber nachdachte, desto belangloser wurde diese Frage. Ich hatte schließlich nicht vor, mich mit einem dieser Männer zu treffen.

Also schlüpfte ich in die Haut von Nicoleta. Sie war witzig und selbstbewusst, schlagfertig und verspielt und nie um eine Antwort verlegen. Die Männer mochten sie. Die Komplimente, die ich für das bekam, was ich unter dem Namen Nicoleta schrieb, taten mir gut. Nicoleta war eine begehrenswert Frau, die schon bald eine beträchtliche Zahl von Verehrern und Bewunderern hatte. Mit jedem Tag nahm die Zahl der Nachrichten zu, und mit jeder Mail, die ich erhielt, wurde ich ein bisschen mehr zu der Frau, die ich verkörperte. Es dauerte nicht lange, bis ich mich wie Nicoleta fühlte, wenn ich schrieb.

Ich begann, so zu denken wie sie, und wurde eins mit ihr. Es war ein berauschendes Gefühl. Mit einem Mal war ich nicht mehr die Frau, die ständig an ihre Mutter denken musste und von der Last ihrer Erinnerungen niedergedrückt wurde. Nicoleta befreite mich von allem, was ich in meiner Kindheit hatte erleben müssen, und machte mich zu einem unbeschwerten Menschen ohne Sorgen und Ängste. Zum ersten Mal fühlte ich mich wirklich frei. Nicoleta machte mich glücklich. Es war zwar nicht mein wirkliches Leben, und ich konnte mir auch gar nicht vorstellen, dass es einmal tatsächlich so sein würde, aber es lenkte mich von all dem ab, was mich belastete, und gab mir die Kraft, die ich brauchte in dieser schwierigen Zeit. Doch dann geschah etwas, womit ich nicht gerechnet hatte. Am 25. Dezember 2007 fand ich eine Mail in meinem Postfach, die mein Leben verändern sollte.

Ciao topolino, buon natale ... mehr Italienisch kann ich leider nicht mehr, hatte nur einen Kurs bei der VHS. Du hast mich neugierig gemacht. Liebe Grüße Christian. Schmunzelnd las ich die Nachricht und antwortete sofort. *Ciao mein kleiner VHS-Italiener, Grazie mille, dann werde ich mein bestes Deutsch auspacken und dir auch schöne Weihnachten wünschen. Neugierig auf was? Liebe Grüße Nicoleta.*

Diese beiden unscheinbaren Mails waren der Auftakt zu einer wahren Flut von Nachrichten. In nur fünf Wochen tauschten wir über 3.000 Mails aus. Dann begannen wir, miteinander zu telefonieren. Ich hatte mir nie vorstellen können, in persönlichen Kontakt mit einem Mann zu treten, den ich über das Internet kennenlernen würde. Aber bei Christian war irgendwie alles anders. Dieser Kontakt hatte von der ersten Minute etwas, was nie zuvor da gewesen war. Es herrschte vom ersten Moment an eine Vertrautheit zwischen uns, die ich mir nicht erklären konnte. Es war, als würden wir uns seit Ewigkeiten kennen. Wir konnten stundenlang miteinander reden, ohne dass es einem von uns zu viel geworden wäre. Mit Christian wurde es nie langweilig. Ich konnte mich gar nicht mehr daran erinnern, wann ich zuvor je so viel gelacht hatte. Vielleicht in meiner Jugend, wenn ich mit meiner Clique unterwegs gewesen war. Christian gab mir meine Lebensfreude zurück.

Doch jedes Mal, wenn er den Hörer auflegte, verflog die gute Laune und machte einer Nachdenklichkeit Platz, die ich nur schwer in Worte fassen konnte. Ich war hin- und hergerissen zwischen dem Wunsch, ihn zu treffen, und der Furcht davor, dass er mich um ein Treffen bitten würde. Christian war längst schon der wichtigste Mensch in meinem Leben geworden. Ich wollte ihn nicht mehr missen. So wie er Nicoleta. Doch ich war nicht Nicoleta. Ich war nicht so selbstbewusst und witzig wie sie. Ich war Gabi, die Frau, die schüchtern und zurückhaltend war und sich in Gegenwart von Fremden eher unbehaglich fühlte. Wie sollte er mich mögen, wenn er sich mit Nicoleta auf Anhieb verstanden hatte? Lieber telefoniere ich ein Leben lang mit ihm und bin glücklich, als dass ich mich einmal mit ihm treffe und mitansehen muss, wie er bei meinem Anblick entsetzt die Augen aufreißt und das Weite sucht, dachte ich mir. Wenn er mich hässlich findet und den Kontakt abbricht, würde mir das Herz brechen.

Also schob ich das erste Treffen immer weiter vor mir her und erfand ständig neue Ausreden, um mich davor zu drücken. Er nannte mich »mein kleiner Feigling« und nahm es mit Humor. Aber er ließ nicht locker. Am 14. März 2008 gab ich auf und stimmte einem Treffen zu. Ich fuhr mit dem Auto die 120 Kilometer zu ihm. Die Fahrt war ein einziges Wechselbad der Gefühle. Über eine Stunde lang saß ich hinter dem Steuer meines Wagens und schwankte zwischen Hoffnung und Angst. Im einen Moment stellte ich mir vor, wie er mich in den Arm nahm, und fühlte mich dabei wie im siebten Himmel, aber schon im nächsten Augenblick sah ich ihn vor mir, wie er mir mit gequältem Lächeln die Hand drückte, und schon war ich den Tränen nahe. Als ich ankam, war ich so aufgeregt, dass ich mich kaum traute, aus dem Wagen zu steigen.

Christian war noch attraktiver als auf den Fotos, die er mir geschickt hatte. Ich stand vor ihm wie ein verliebter Teenager und brachte kein Wort heraus. Am Telefon war ich nie um eine Antwort oder einen Scherz verlegen gewesen, und nun brachte ich kaum mehr zustande als ein schüchternes Nicken, wenn er mir etwas sagte. Auf Fragen antwortete ich so leise, dass er mich kaum verstehen konnte. Die Angst schnürte mir die Kehle zu. Er konnte mich nicht mögen. Das war unmöglich. Ich war das genaue Gegenteil von Nicoleta. Doch er scherzte und lachte ohne Unterbrechung, so lange, bis ich nicht mehr anders konnte, als mit ihm zu lachen.

Nun war der Bann gebrochen. Die Angst war verflogen. Ich wusste, dass er mich liebte. Ich war seine Nicoleta. Für Christian gab es keinen Unterschied. »Du bist genauso wie die Nicoleta, die ich kennengelernt habe«, sagte er und sah mich an. »Und mein kleiner Feigling.« Er lachte. In diesem Moment wusste ich, dass Christian der Mann war, nach dem ich mein Leben lang gesucht hatte. Es war ein Gefühl, als würde ich nach einer mehr als 40-jährigen Irrfahrt endlich zu Hause ankommen. Christian schien zu ahnen, was mir durch den Kopf ging. »Es ist schon unheimlich, wie viel wir gemeinsam haben, findest du nicht?«, fragte er. Ich sah ihn nur an und nickte. Er wartete darauf, dass ich etwas sagte. »Erinnerst du dich …«, begann ich und musste lachen. Christian hatte im selben Moment zu sprechen begonnen und genau dieselben Worte gesagt. Er schüttelte den Kopf. »Das ist schon fast unheimlich. Gedankenübertragung.« Ich liebte ihn vom ersten Augenblick an. Beim Abschied nahm er mich in den Arm, küsste mich zärtlich und sah mir tief in die Augen. »Bringst du das nächste Mal dein Mädchen mit? Ich würde Jessica gerne kennenlernen. Natürlich nur, wenn sie einverstanden ist.«

Als ich mit Jessica am Ostersonntag 2008 zu Christian fuhr, hatte ich dieselben Befürchtungen wieder, die ich schon bei unserer ersten Begegnung gehabt hatte. Jessica war Fremden gegenüber sehr schüchtern und redete nur ungern mit Leuten, die sie nicht kannte. Es würde schwierig werden. Ich hatte nicht die geringste Ahnung, wie sie auf Christian reagieren würde. Und er wusste nichts davon. Ich hatte es ihm nicht sagen wollen. Jetzt hing alles von meinem kleinen Mädchen ab.

Als wir den vereinbarten Treffpunkt erreichten und ausstiegen, kam Christian freudestrahlend auf Jessica zu, die ihm mit großen Augen entgegensah, und nahm sie in die Arme. »Hallo Jessica, schön, dass ich dich endlich kennenlerne, ich bin der Christian.« Jessicas Augen leuchteten plötzlich. Nie zuvor hatte ich so etwas erlebt. Es war, als hätte sie nur darauf gewartet, dass er das sagte. »Ich bin die Jessi.« Ohne zu zögern stieg sie in sein Auto ein. Ich war sprachlos. Christian schmunzelte nur und gab mir wortlos zu verstehen, ich solle auch einsteigen. Ich hatte mich noch nicht von dieser ersten großen Überraschung erholt, da bereitete mir meine Tochter schon die nächste. »Christian?«, fragte sie. »Ja, Jessi, was gibt's?« – »Darf ich ›Papa‹ zu dir sagen?«

Jetzt wusste sogar Christian für einen Moment nicht mehr, was er sagen sollte. Ich traute meinen Ohren nicht. Am liebsten hätte ich mich zu meinem Mädchen umgedreht und sie gefragt, wie sie denn dazu kam, Christian so eine Frage zu stellen. Aber ich beherrschte mich. Ich wollte ihr nicht das Gefühl geben, dass sie etwas Falsches gesagt hatte. Christian hatte seine anfängliche Überraschung schnell abgelegt und nickte. »Na klar!«, antwortete er lächelnd. »Wenn du willst, sehr gerne.«

Wir fuhren zusammen in den Tierpark. Ich hatte meine Tochter lange nicht mehr so glücklich und unbeschwert gesehen wie an diesem Tag. Sie hatte nur Augen für Christian und genoss es, ihn »Papa« zu nennen. Jessica liebte Christian vom ersten Moment an. Ich kann mich nicht daran erinnern, sie jemals so glücklich gesehen zu haben, wenn sie mit Robert zusammen war. Christian spielte mit ihr den ganzen Tag. Wenn man die beiden sah, konnte man glauben, er sei ihr richtiger Vater.

Vier Wochen später feierte Christian seinen 40. Geburtstag. Es war eine große, prächtige Feier mit 40 Gästen, bei der ich seine ganze Familie kennenlernte. Mutter Melli, Stiefvater Ralf, Bruder Marco, Schwägerin Clarissa und deren Kinder Michael und Lilli. Seine Verwandten begrüßten mich mit großer Herzlichkeit, nahmen mich in die Arme, drückten mich wie eine liebe Verwandte an sich und küssten mich. Solch eine Begrüßung war ich nicht gewohnt. Ich wurde verlegen und hatte Mühe, mir nichts anmerken zu lassen, schließlich wollte ich niemanden vor den Kopf stoßen oder einen falschen Eindruck erwecken. Sie sollten nicht glauben, dass ich mich in ihrer Mitte unwohl fühlte.

Denn das Gegenteil war der Fall. Ich genoss es sehr, so selbstverständlich von ihnen akzeptiert und aufgenommen zu werden. In meiner Familie war so etwas unvorstellbar. Aber in Christians Familie schien es ganz normal zu sein. Die Umarmungen seiner Verwandten hatten nichts Erzwungenes oder Künstliches an sich.

Ihre Freundlichkeit war echt und kam von Herzen. Sie stellten keine peinlichen Fragen und trieben mich nicht mit Beleidigungen und demütigenden Äußerungen in die Enge. Sie waren völlig anders als meine Mutter. Ich schämte mich für meine Mutter, als ich daran denken musste, wie sie sich in so einer Situation benehmen würde. Aber ich verdrängte die Gedanken sofort wieder und ließ mich von Christians guter Laune anstecken. Bis tief in die Nacht wurde gefeiert und gelacht. Ich weiß nicht mehr, wie spät es war, als ich mich endlich auf den Weg in unser Schlafzimmer machte.

Christian folgte mir mit zwei Sektgläsern in der Hand. Im ersten Moment fühlte ich mich etwas unwohl, als ich ihn hinter mir auftauchen sah mit dem Sekt in den Händen. Ich wollte mich schon entschuldigen, weil ich nicht selber auf die Idee gekommen war, mit ihm unter vier Augen noch einmal auf seinen Geburtstag und die gelungene Feier anzustoßen. Christian schenkte den Sekt ein und reichte mir mit zittrigen Händen das Glas. Ich erhob mein Glas und sagte mit feierlicher Stimme: »Alles Gute zu deinem 40. und noch ganz viele so schöne Geburtstage«, setzte das Glas an meine Lippen und wollte gerade trinken, als Christian mit verlegenem Lächeln flüsterte: »Willst du mich heiraten?«

Mir fiel beinahe das Sektglas aus der Hand. Ich stand da und war zu keinem Wort fähig. Ich zitterte und schwitzte, ich lächelte und war den Tränen nahe, ich hörte mein Herz pochen und befürchtete, es könnte jeden Augenblick stehen bleiben vor lauter Glück. Ich hatte Schmetterlinge im Bauch und die einzige Antwort auf den Lippen, die es auf diese Frage geben konnte. »Ja!«, hauchte ich atemlos und ließ mich in seine Arme fallen. Er hielt mich fest und küsste mich voller Leidenschaft. »Ich werde dich nie wieder loslassen, mein Schatz«, flüsterte er mir ins Ohr.

»Ich weiß«, sagte Jessica freudestrahlend, als wir ihr am nächsten Morgen sagten, dass wir heiraten würden. Christian und ich sahen uns fragend an und mussten lachen. »Sag mal, hast du etwa gelauscht?«, fragte Christian scherzhaft und drohte ihr mit gespielter Entrüstung mit dem Zeigefinger. »So was macht man nicht.« Jessica lachte. »Nein, aber das war doch klar. Heiße ich dann genauso wie du?« – »Ja, wenn du willst.« – »Oh jaaaa!« Sie wünschte sich ebenso sehr, Christian zum Vater zu haben, wie ich mir wünschte, seine Frau zu werden.

38

SCHEIDUNG

Als ich im März 2008 die Scheidung einreichte, legte Robert mir keine Steine in den Weg. Auch er hatte sich offensichtlich schon seit Langem mit der Tatsache abgefunden, dass unsere Ehe nicht mehr zu retten war. So gingen wir wie zwei vernünftige erwachsene Menschen ohne unnötigen Streit auseinander und beschlossen, dass nur ich einen Anwalt nehmen sollte, um Kosten zu sparen. Wir teilten unser Eigentum gütlich unter uns auf und vereinbarten, dass Benny und Bastian bei Robert bleiben und Jessica zu mir und Christian ziehen sollte. Sie würde Robert alle 14 Tage besuchen und ihm bei dieser Gelegenheit die 260 Euro Ehegattenunterhalt zurückbringen, die er laut Scheidungsvertrag für mich zahlen musste. Ich wollte das Geld nicht haben, auf dessen Zahlung der Anwalt so hartnäckig bestanden hatte, und so regelten wir diese Angelegenheit eben in dieser ungewöhnlichen Weise. Robert und ich hegten zu diesem Zeitpunkt keinen Groll gegeneinander und wollten nur noch, dass die Scheidung rechtskräftig wurde. Im November 2008 war es dann so weit.

Zuvor hatte ich aber noch etwas zu erledigen. Ich musste meine Mutter anrufen und ihr sagen, dass ich mich scheiden lassen und zu meinem neuen Lebenspartner ziehen würde. Um dieses Gespräch hätte ich mich liebend gerne gedrückt. Aber andererseits wollte ich auf gar keinen Fall, dass sie es von jemand anderem erfuhr und den Eindruck bekam, ich hätte mich aus Angst vor ihrer Reaktion oder aus Scham nicht bei ihr gemeldet.

Ich suchte in diesen Tagen wieder mehr die Einsamkeit, so wie ich es schon zuvor getan hatte, wenn ich etwas klären musste, was mit meiner Mutter zu tun hatte. Nur dass ich dieses Mal nicht allein sein wollte, weil niemand da war, der mich verstand, sondern weil ich Christian nicht damit belasten wollte. Er hatte längst gemerkt, dass zwischen mir und meiner Mutter etwas grundsätzlich im Argen lag. Er hatte mich auch schon danach gefragt, aber immer Rücksicht auf mich genommen, wenn ich ihn hatte spüren lassen, dass mir das Thema unangenehm war. Ich war ihm unendlich dankbar. Nicht nur dafür, dass er mich nicht dazu zwang, mit ihm zu reden, wenn ich es nicht wollte, sondern mehr noch dafür, dass er mir wortlos zu verstehen gab, dass er immer für mich da sein würde, wenn ich jemanden brauchte, dem ich mein Herz ausschütten konnte.

Christian würde mich nie im Stich lassen, dessen war ich mir sicher. Meine Mutter hatte ihn zu diesem Zeitpunkt noch nie gesehen. Sie wusste nicht, was für ein Mensch er war, und hatte nicht die geringste Ahnung davon, was uns miteinander verband. Es wäre auch sinnlos gewesen, es ihr erklären zu wollen. Nicht nur, weil sie es mir nicht geglaubt hätte. Meiner Mutter waren solche Gefühle wie die, die Christian und mich zueinandergeführt hatten, völlig fremd. Würde ich ihr davon erzählen, sie würde lachen. Ich konnte mir lebhaft vorstellen, wie sie darüber spotten würde. Es wäre ja nicht das erste Mal. Mit meiner Mutter über so etwas zu reden wäre sinnloser als irgendetwas sonst.

Also nahm ich mir vor, so wenig wie möglich über mich und Christian zu sagen und mich darauf zu beschränken, sie vom Ende der Ehe mit Robert in Kenntnis zu setzen. »Du schaffst das schon!«, ermunterte mich Christian. »Ich bin bei dir.« – »Das weiß ich, und ich bin dir auch unendlich dankbar dafür.« Ich lehnte meinen Kopf gegen seine Brust und atmete tief durch. Christians Herzschlag wirkte irgendwie beruhigend auf mich. Er war so gleichmäßig und stark, so unerschütterlich. Wenn ich sein Herz schlagen hörte, empfand ich ein Gefühl der Sicherheit und Geborgenheit, das ich zuvor nur selten empfunden hatte. Es erinnerte mich an die Augenblicke, in denen ich als Kind auf dem Schoß meines Vaters oder meiner Großmutter gesessen und mich an sie geschmiegt hatte. Damals hatte ich etwas Ähnliches gefühlt. Ich hob meinen Kopf, sah Christian in die Augen und lächelte. »Danke«, flüsterte ich. Er nickte nur und streichelte sanft mein Haar. »Mach dir keine Sorgen. Es wird alles gut werden, das verspreche ich dir«, sagte er.

»Tatsächlich?« Die Stimme meiner Mutter klang eiskalt. Dann schwieg sie erst einmal. »Ja«, fügte ich leise hinzu. »Wir haben uns schon einen Anwalt genommen, der alles regelt. Wir sind uns einig.« – »Das wurde auch Zeit. Du hättest dich schon viel eher scheiden lassen sollen. So wie der dich behandelt hat. Das haben alle gesagt.« Ich wusste nicht so recht, was ich dazu sagen sollte. Ich hatte mit einer Flut von Beleidigungen und einem Sturzbach voller Gehässigkeiten und Spötteleien gerechnet, aber nicht mit so einer Reaktion. Ich wartete. »Und jetzt?« – »Was meinst du, Mama?« – »Was wird aus den Kindern?«

Ich erklärte meiner Mutter, dass Benny und Bastian bei Robert bleiben und Jessica zu mir und Christian ziehen würde. »Und was ist mit der neuen Frau von Robert?« – »Ich weiß nicht, ich denke, sie wird zu Robert und den beiden Jungs ziehen. Es ist ja genug Platz vorhanden. Außerdem sind die beiden ja fast die ganze Woche unterwegs. Benny ist beim Bund und Bastian ist beruflich viel unterwegs.« – »Dann ist ja alles bestens.« Sie schien nicht reden zu wollen. Ich auch nicht. Ich war froh, dass es so einfach gewesen war. Doch das sollte sich schon bald ändern.

Im Mai 2008 zogen Jessica und ich zu Christian. Mein Auszug aus dem gemeinsamen Haus wurde überschattet durch einen heftigen Streit mit Benny, der sich nicht damit abfinden konnte, dass ich einen neuen Mann an meiner Seite hatte. Er beschimpfte mich und warf mir indirekt vor, dass ich mich nicht mehr für ihn interessieren würde. Er stellte sich demonstrativ auf die Seite meines Mannes und suchte die Schuld für das Scheitern der Ehe einzig und allein bei mir. Ich versuchte, mit ihm zu reden, doch er wollte nicht. Es tat mir weh, mich so von ihm zu trennen, doch in diesem Moment war es sinnlos, mit ihm sprechen zu wollen.

Ohne Christian hätte ich die ersten Tage nach dem Auszug wahrscheinlich nicht überstanden. Die Art und Weise, wie mein Auszug über die Bühne gegangen war, machte mir sehr zu schaffen. Auch Jessica bemerkte, wie traurig und niedergeschlagen ich war, und kam immer wieder zu mir und sagte mir, wie sehr sie mich lieben würde. Ich hatte mit den Tränen zu kämpfen, wenn ich mein kleines Mädchen vor mir stehen sah, mit großen Augen und einem Blick, der nichts als Sorge und Mitleid ausdrückte. Sie war erst acht Jahre alt, aber sie wusste im Gegensatz zu ihrem großen Bruder sehr genau, wie es in mir aussah.

39

ERSTE BEGEGNUNG

Als meine Mutter mir am Telefon sagte, sie wolle meinen »Neuen« kennenlernen, hatte sie keine Vorstellung davon, wer Christian war. Wahrscheinlich dachte sie an einen Mann wie Robert, oder womöglich erinnerte sie sich in diesem Moment auch an Joe. Sie hatte erstaunlich ruhig und nüchtern auf meine Mitteilung reagiert, dass meine Ehe mit Robert gescheitert sei. Zu meiner großen Überraschung hatte es weder Häme noch Beleidigungen gegeben. Aber ich war mir sicher, dass sie sich in allem, was sie über mich dachte und schon immer gesagt hatte, bestätigt fühlte. Ihr Wunsch, Christian kennenzulernen, hatte nichts zu tun mit dem, was sie über Robert gesagt hatte.

Es war nicht das Aufatmen einer besorgten Mutter, die froh war, dass ihre Tochter endlich eingesehen hatte, dass sie sich von einem Mann trennen musste, der ihr nichts als Kummer und Sorgen bereitete. Sie wollte sich auch nicht vergewissern, dass ich nicht schon wieder den »Falschen« erwischt hatte, und mich gegebenenfalls warnen. Ganz im Gegenteil. Es war eher so, dass sie sich davon überzeugen wollte, dass ich wieder an den Falschen geraten war. Nachdem sie mit Robert recht behalten hatte, war es ihr wichtig, zu wissen, dass alles so weiterging, wie sie sich das vorstellte.

Zu diesem Zeitpunkt, Mitte Mai 2008, hatte ich Christian noch nicht viel über meine Mutter erzählt. Er wusste also nicht, mit wem er es zu tun haben würde, und entsprechend unsicher und aufgeregt war ich, als wir uns auf den Weg zur Dult machten, auf der wir uns mit meiner Mutter verabredet hatten. Christian wunderte sich sehr über mein Verhalten an diesem Tag. Ich hatte ihm natürlich von meiner Begeisterung für die Dult erzählt, und deswegen war er überrascht, mich so schweigsam und nachdenklich zu sehen. Jessica dagegen strahlte so, wie ich es als Kind getan hatte, und war kaum zu bremsen.

Um uns herum herrschten Trubel und Heiterkeit, junge und alte Paare flanierten zwischen den Buden umher und standen Arm in Arm vor den Fahrgeschäften und Verkaufsständen. Familienväter schoben Kinderwagen vor sich her, und Mütter versuchten, mit ihren Kleinen Schritt zu halten, die jauchzend vor Begeisterung zu entkommen versuchten. Alles um uns herum erinnerte mich an meine Kindheit, an meine Großmutter und an jene Dult, die ich zusammen mit meiner Mutter und Tony besucht hatte. Die Bilder der Vergangenheit stiegen in mir auf, so klar und deutlich, als wäre es gestern gewesen. In meiner Erinnerung und meinem Empfinden waren keine drei Jahrzehnte seit diesem Tag vergangen. Ich war 43 Jahre alt, als ich mit Christian Hand in Hand über die Dult ging, und dennoch fühlte ich mich wieder wie das kleine Kind, das ich damals war. Nur fehlte mir die Freude, mit der ich damals der Dult entgegengefiebert hatte. Ich wusste, dass ich meiner Mutter begegnen würde. Und ich befürchtete, dass sie mir wie damals eine böse Überraschung bereiten wollte. Ich war auf alles gefasst.

»Was ist denn mit dir los?«, fragte Christian und sah mich lächelnd an. »Nichts«, sagte ich. »Es ist alles in Ordnung.« – »Dann drück nicht so fest zu. Ich spüre meine Finger kaum noch.« Er schmunzelte. Es war kein Vorwurf, eher ein Versuch, mich aufzuheitern. Erst als er es sagte, merkte ich, dass ich mich an seiner Hand festhielt wie ein Ertrinkender an einem Stück Treibholz. »Oh, entschuldige!« Ich wollte ihn loslassen, doch er hielt meine Hand fest. Man sah, dass er sich Gedanken machte. Aber er sagte nichts und stellte mir keine Fragen. Doch mit jeder Minute wuchs auch seine Neugier. Er war gespannt auf die Frau, die es schaffte, aus mir einen anderen Menschen zu machen, noch ehe sie überhaupt vor mir stand.

Dann sah ich sie. Mein Herzschlag beschleunigte sich, kalter Schweiß trat auf meine Stirn, und ein flaues Gefühl breitete sich in mir aus. Schon von Weitem fixierte sie Christian mit versteinerter Miene und betrachtete ihn voller Argwohn und Geringschätzung.

Ich rechnete mit dem Schlimmsten. Mit irgendeiner Bosheit oder Beleidigung. Nicht gegen ihn. Gegen mich. Aber es geschah erst einmal nichts dergleichen. Sie gab ihm die Hand und begrüßte ihn mit einem eiskalten Lächeln. Ich erinnerte mich an den Tag, als ich Christians Familie kennengelernt hatte. Alle waren so herzlich und fröhlich gewesen. Meine Mutter zeigte keinerlei Freude. Sie fasste Christian ins Auge wie einen Störenfried, den man schnellstmöglich loswerden musste. Jessica sagte brav »Hallo!« und nahm die Hand meiner Mutter, die sie ihr gereicht hatte. Albert wirkte angespannt und lächelte verlegen. Nun reichte sie auch mir die Hand. Dabei wirkte sie so kühl und distanziert, dass man hätte glauben können, wir seien Fremde und hätten uns eben erst kennengelernt.

Während Christian mit Jessi einige Fahrgeschäfte testete, fragte mich meine Mutter über Christian aus. »War er schon einmal verheiratet, und hat er Kinder?« Sie behielt Christian im Auge, während ich ihre Fragen verneinte. Ihre Neugier kannte aber keine Grenzen. Sie wollte immer noch mehr Einzelheiten wissen. Hilfesuchend sah ich zu Christian, der gerade mit Jessica im Autoscooter saß. Er musste es gespürt haben, denn er steckte die letzten beiden Chips in Jessis Tasche und meinte augenzwinkernd zu ihr: »Damit kannst du später noch mal fahren.« Dann wandte er sich meiner Mutter und mir zu. »Ich habe Hunger bekommen, lasst uns etwas essen!«, sagte er und strahlte mich an. Er legte seinen Arm um meine Schulter und lächelte meiner Mutter ins Gesicht.

Wir setzten uns in eine Fischbraterei und unterhielten uns über Belangloses. Als Christian zur Toilette ging, sah meine Mutter ihm kurz nach und wollte alles über die Hochzeit wissen. Ich erzählte ihr von unserem Plan, in Italien zu heiraten. Sie legte sofort ihr Besteck nieder, warf mir einen vorwurfsvollen Blick zu und schüttelte energisch den Kopf. »Da kann ich auf gar keinen Fall mitkommen. Wenn du unbedingt in Italien heiraten willst, dann musst du auf mich verzichten. Ich vertrage die Hitze nicht. Außerdem ist mir die Fahrerei da hinunter einfach zu viel. Da sitzt man ja stundenlang im Auto. Könnt ihr nicht wie ganz normale Leute in Deutschland heiraten? Ihr seid doch keine Italiener, und außerdem machst du mich zum Gespött der Verwandten, wenn die davon erfahren.« Ich sah sie an und wollte gerade etwas sagen, als sie hastig weiterredete: »Ohne mich! Wie gesagt, wenn ihr in Italien heiraten wollt, dann ohne mich.« Als sie sah, wie Christian auf unseren Tisch zusteuerte, verstummte sie sofort. Auch ich schwieg. Ich wollte keinen Streit.

Christian hörte eine Stunde lang meiner Mutter zu, gab sich höflich und aufmerksam und ließ sich zu keinem Zeitpunkt anmerken, was er dachte. Sie hatte im Verlauf des Gesprächs wohl ihre Meinung über ihn geändert. Bei der Begrüßung hatte ich noch geglaubt, sie habe gemerkt, dass Christian kein Mann war wie jene, mit denen ich bisher zu tun gehabt hatte. Als sie sich von uns verabschiedete, kam es mir aber so vor, als würde sie auf ihn herabsehen. Sie wirkte hochmütiger als je zuvor und sah Christian herausfordernd an. Er hatte sie mit seiner souveränen, ruhigen Art provoziert und verwirrt. Sie konnte mit jemandem wie ihm nichts anfangen.

Am meisten hatte sie die Art und Weise irritiert, mit der er mich ansah und mit mir sprach. Sie war mehrere Male ins Stocken geraten und hatte zum Teil mitten im Satz aufgehört zu sprechen, nur weil ihr aufgefallen war, dass Christian meine Hand berührt oder mir zugelächelt hatte. Dachte sie etwa, wir würden uns über sie lustig machen? Ich glaube nicht. Ich war viel zu angespannt und nervös, um mich über irgendwen oder irgendwas lustig machen zu können. Erst recht nicht über meine Mutter. Ich saß da und hörte auf jedes Wort, das sie sagte. Aus Erfahrung wusste ich, wie gut man bei ihr zuhören musste. Oftmals kamen ihre Bosheiten versteckt, sozusagen zwischen den Zeilen. Sie konnte mich beleidigen oder demütigen, ohne es in Worte fassen zu müssen. Sie machte Andeutungen und überließ es dem Zuhörer, sich eine eigene Meinung zu bilden. Gerade bei Fremden, die sie nicht richtig einschätzen konnte, bediente sie sich gerne solcher Kunstgriffe. Doch nichts dergleichen geschah.

Das war auch schon an und für sich schlimm genug, hatte ich doch den Eindruck, dass sie damit weniger die Hochzeit meinte als vielmehr mich. Es war ein versteckter Vorwurf gegen mich und hörte sich an, als wollte sie mir vorwerfen, immer nur an mich zu denken. Sie redete nur von sich und ging mit keiner Silbe auf uns ein. Christian ließ alles über sich ergehen und wartete geduldig, bis sie außer Hörweite war. Dann sah er mich an. »Puh!«, sagte er und atmete geräuschvoll aus. »Das war ja was. Meine Herren!« Ich brachte kein Lächeln zustande. Mit trauriger Miene sah ich meiner Mutter hinterher, die zwischen den anderen Dult-Besuchern verschwand. »Du hast kein besonders gutes Verhältnis zu deiner Mutter, stimmt's?«

Es war die Frage, die er in den Wochen und Monaten zuvor nie gestellt hatte, obwohl sie ihm Hunderte von Malen auf der Zunge gelegen hatte. Aber nun musste er sie einfach stellen. Er sah mich fragend an. »Wie kommst du darauf?«, wollte ich wissen. »Na ja, welche Mutter gibt schon ihrer eigenen Tochter die Hand wie einer Fremden und redet mit ihr wie mit einem ungeliebten Nachbarn?« Ich blieb die Antwort schuldig. Christian war nichts entgangen. Er hatte eine Stunde aufmerksam zugehört und mich und meine Mutter ganz genau beobachtet. »Du hast dich gerade wie ein schüchternes kleines Mädchen benommen. Verstehst du, was ich meine? Irgendwie warst du gar nicht du selbst. Ich hatte manchmal das Gefühl, dass du gar nicht anwesend warst. Es kam mir so vor, als befändest du dich irgendwo weit weg. Ich weiß, es hört sich jetzt komisch an, aber ich habe keine Ahnung, wie ich es sonst formulieren soll.« – »Ich verstehe dich schon. Du hast ja recht. Es ist so, wie du sagst.« – »Willst du darüber reden?«

An diesem Tag erzählte ich Christian zum ersten Mal ausführlich von meinen Sorgen und Ängsten. Ich erzählte ihm, dass ich mich jedes Mal, wenn ich meiner Mutter begegnete, wie ein kleines Mädchen fühlte. Wenn sie vor mir stand oder wenn ich auch nur ihre Stimme hörte, wurde ich wieder das Kind, das ich einmal gewesen war. In solchen Momenten war ich wieder hilflos und klein und fühlte mich ihren Bosheiten schutzlos ausgeliefert. Ich beschrieb Christian, wie viel Überwindung und Kraft es mich kostete, meiner Mutter zu widersprechen. Ich machte ihm deutlich, wie schlecht ich mich fühlte, wenn ich ihr die Meinung sagte, selbst wenn ich wusste, dass ich im Recht war. Christian hörte mir zu und nickte. Er verstand mich, er hatte mich schon immer verstanden, und nun wusste er auch, warum ich immer wieder an mir zweifelte und nie mit mir zufrieden sein konnte.

Noch am selben Abend rief meine Mutter bei uns an. »Seid ihr gut nach Hause gekommen?«, fragte sie. »Jessica mag Christian sehr, das konnte man sehen. Ach ja, es gibt da noch etwas, was ich dich fragen wollte.« Ich schluckte und wusste, dass jetzt bestimmt irgendeine Gemeinheit kommen würde. »Was denn?«, fragte ich vorsichtig. »Christian ist doch vier Jahre jünger als du und hat keine Kinder«, begann sie mit einem gehässigen Unterton in der Stimme. »Hast du da nicht Angst, dass er noch Kinder will und du ihm diesen Wunsch nicht erfüllen kannst? Stell dir nur mal vor, wie enttäuscht er ist, wenn er merkt, dass er mit dir keine eigenen Kinder mehr haben kann!« Ich atmete tief durch. Auf diesen Gedanken war ich bisher noch gar nicht gekommen. »Dieses Thema haben wir noch nicht besprochen. Aber ich denke, dass es kein Problem ist«, hauchte ich leise ins Telefon. Als meine Mutter merkte, wie sehr mich diese Frage verunsicherte, ließ sie nicht mehr locker. »Ach Kind, ich meine es doch nur gut mit dir. Ich will doch nur dein Bestes. Stell dir doch nur vor, wenn ihr heiratet und zwei Jahre später sucht er sich eine Jüngere, mit der er Kinder haben kann. Du weißt ja, Männer können bis ins hohe Alter Kinder zeugen, aber für uns Frauen ist das ab einem gewissen Alter nicht mehr möglich. Deshalb haben so viele alte Männer junge Frauen.« Ich überlegte fieberhaft, was ich ihr darauf antworten sollte, aber es fiel mir nichts ein, und so sagte ich nur: »Gut, dass du alles für mich durchdacht hast, aber ich muss Jessi fürs Bett fertig machen, schließlich ist morgen wieder Schule.« Ich legte auf, noch ehe sie antworten konnte.

Ich setzte mich auf die Couch und dachte über ihre Worte nach. Eigentlich hatte sie recht mit dem, was sie sagte. Alle Freundinnen von Christian waren zum Teil über zehn Jahre jünger als er. Ich war die älteste Frau, die er je als Freundin gehabt hatte. Der Floh, den meine Mutter mir ins Ohr gesetzt hatte, raubte mir die Ruhe. Ich war nicht mehr in der Lage, einen einzigen vernünftigen Gedanken zu fassen.

Als Christian mich stumm und teilnahmslos so dasitzen sah, merkte er sofort, dass etwas nicht stimmte. Er fragte mich direkt: »Was ist mit dir los? Erzähl mir, was deine Mutter am Telefon zu dir gesagt hat. Du bist ja kreidebleich. Wieso sitzt du hier herum und grübelst?« Erschrocken sah ich ihn an. Ich konnte nicht länger an mich halten und fing zu weinen an. Christian nahm mich in den Arm und tröstete mich. Schluchzend berichtete ich ihm alles, auch das, was sie auf der Dult über unsere Hochzeit gesagt hatte, als er nicht anwesend war.

Christian nickte und meinte mit ruhiger Stimme: »Schatz! Ich liebe dich als meine zukünftige Frau und nicht als Mutter meiner ungeborenen Kinder. Du bist alles, was ich will. Jessica ist für mich wie ein eigenes Kind.« – »Aber …« Mehr konnte ich nicht sagen. Christian küsste mich und meinte: »Ich konnte es doch gar nicht besser treffen, denn mir bleibt das Babygeschrei erspart. Ich fange gleich mit einem größeren Kind an, das passt auch besser zu meinem Alter.« Dabei zwinkerte er mir zu, und wir fingen beide an zu lachen.

»So und jetzt lass uns die richtige Location für unsere Hochzeit in Italien finden!« Christian sprang auf und holte den Laptop.

40

ZWEITE HOCHZEIT

»Es ist unsere Hochzeit«, sagte Christian, als wir vor dem PC saßen.
»Lass uns mal schauen, ob wir das Richtige für uns finden, das lenkt
dich ab, und ich kann meinen Sparstrumpf plündern.«

Ich erinnerte mich, wie Christian strahlte, als ich seinen Antrag angenommen und er erklärt hatte, wie er sich unsere Hochzeit
vorstellte. »Wenn wir schon heiraten, dann richtig. Ich will nicht
einfach im nächstbesten Restaurant feiern. Das macht doch jeder.
Ich will etwas, was zu uns passt; ein kleines Schlösschen, eine ro-
mantische alte Burg, ein Herrenhaus oder eine herrliche Villa. So
was in dieser Art. Wenn ich es sehe, kann ich dir zeigen, was ich
meine.« Er lachte. Noch. Zwei Stunden später war auch ihm das
Lachen vergangen. Die Auswahl im Internet war riesig. Doch die
Objekte, die uns gefielen, waren so teuer, dass wir noch nicht einmal darüber nachdenken mussten, ob sie für uns infrage kamen.
»2.500 Euro Saalmiete?«, rief Christian entsetzt. »Haben die sie
noch alle?« – »Ohne Essen und Trinken«, fügte ich frustriert hinzu.
»Da schau, das günstigste Menü kostet 96 Euro pro Person.« – »Immerhin: Wir kriegen die Hochzeitssuite zum Sonderpreis von nur
248 Euro, selbstverständlich ohne Frühstück. Na herzlichen Dank
auch!«, stieß er kopfschüttelnd hervor und klickte die nächste Seite
an. Doch es war überall dasselbe.

Aus Frust und Blödelei kam Christian auf die Idee, es einmal anders zu versuchen. »Weißt du was?«, sagte er zu mir. »Jetzt schauen
wir uns mal hier um.« – »Italien?«, fragte ich überrascht. »Die sind
garantiert auch nicht billiger.« Anfangs sah es so aus, als ob ich recht
behalten sollte. Die Fotos waren beeindruckend, die Objekte traum-
haft, die Preise ein Albtraum. »Oje!«, seufzte ich. »Das wird wohl
auch wieder nichts.« – »Noch ist nicht aller Tage Abend. So schnell
gebe ich nicht auf.« Trotzig klickte Christian die nächste Seite an.

Und wurde fündig. »Bingo!«, rief er gut gelaunt und klatschte vor Freude in die Hände. »Schatz, sieh dir das an!« Er hatte eine Seite gefunden, auf der Unmengen von günstigen Objekten aufgeführt waren. »Wir müssen uns nur noch überlegen, was wir genau wollen.« Christian speicherte den Link ab.

Am nächsten Tag öffnete Christian die gespeicherte Internetseite erneut. Es waren über 100 Angebote. Eines besser als das andere. Wir fingen an, auszusortieren, und so blieben am Ende nur noch drei übrig, die unseren Wünschen entsprachen. Nach über zwei Stunden hatten wir uns endlich entschieden. Das Objekt war einfach perfekt.

Es war ein kleines, aber feines Weingut in der Toskana, nur 30 Kilometer südlich von Florenz. Ein richtiger Geheimtipp. Die Pfingstferien standen vor der Tür, und so beschlossen wir spontan, einen Kurzurlaub dort zu verbringen. Wir wollten uns alles in Ruhe vor Ort ansehen und dann entscheiden, ob es für uns überhaupt infrage kam.

Die Entscheidung fiel bereits eine Stunde nach unserer Ankunft. Christian und ich waren einfach überwältigt von der Schönheit und Eleganz des Anwesens. Von der gut 200 Quadratmeter großen, mit Terrakotta gefliesten Terrasse hatte man einen fantastischen Blick über das Arnotal. Das Haupthaus war eine alte Villa mit acht Schlafzimmern, jedes mit eigenem Bad. Im Erdgeschoss befanden sich ein großes Wohn-/Esszimmer mit riesigem offenen Kamin und eine große, komplett ausgestattete Küche. Das direkt angrenzende ehemalige Speichergebäude war mit vier Apartments ausgebaut, jedes mit eigener Küche.

Wir sprachen mit Priscilla, der Verwalterin des Gutes und Tochter des Besitzers, über unsere Hochzeitspläne. Priscilla war begeistert. Sie erzählte, dass sie schon ein paar Hochzeiten ausgerichtet hatten, allerdings bisher nur für italienische Gäste. Umso mehr freute sie sich darüber, dass jetzt auch Deutsche hier heiraten wollten. Das Anwesen besaß eine vollwertige Gastroküche im Keller sowie einen kleinen Speisesaal. Kochen würde sie selbst, zusammen mit ihrer Mutter, ihrer Schwester und ihrer Tante. Priscilla bot uns spontan an, für uns ein Probeessen am darauffolgenden Abend zu kochen, dann könnte man weitersehen. Tags drauf hatten ihre Kochkünste uns überzeugt. Also buchten wir, denn so gut und günstig hätten wir in Deutschland kein Restaurant gefunden. Wir mieteten das gesamte Anwesen exklusiv für uns und unsere Gäste, somit hatten wir auch den Pool und den großen Garten eine Woche lang für uns allein.

Priscilla half uns auch bei der Auswahl des Standesamtes und den nötigen Behördengängen. Mitte der Woche saßen wir mit Priscilla, ihrer Mutter und ihrer Schwester auf der Terrasse und besprachen alles Notwendige: Zeitlicher Ablauf, Dekoration, Prosecco-Empfang und vor allem natürlich das Menü. Die Italienerinnen strahlten fast noch mehr als wir. Nicht »Hochzeitsplanung« war das Thema, sondern vielmehr – ganz italienisch – »Allora, WIR machen Hochzeit! Italienische Hochzeit«. La Mamma fragte, welche Farbe wir denn gerne für die Blumen-Deko hätten. »Fischfarben« antwortete der VHS-Italiener Christian. Verdutzte Gesichter, dann lachten alle. Priscilla verstand als Erste, was er meinte. Christian hat schlicht »Pesca« (Pfirsich) und »Pesce« (Fisch) verwechselt. Pfirsichfarben oder Apricot hatte er eigentlich gemeint.

Da alles so wunderbar klappte und wir uns um nichts kümmern mussten, machten wir einen Abstecher nach Florenz. Dort entdeckten wir unsere Eheringe. Christian legte auch hier sehr großen Wert darauf, dass die Ringe etwas Besonderes sein sollten. Mir war damals noch nicht klar, wie wichtig ihm das alles war. Erst bei der Suche erzählte er mir alles.

Als er 20 Jahre alt war, ging er auf eine Mineralienbörse und wollte sich nur umsehen, als er einen Saphir entdeckte, der ihm gefiel. Er hielt ihn lange in den Händen und sah ihn schon vor sich in einen goldenen Ehering eingearbeitet. Tatsächlich kaufte er ihn und verwahrte ihn 22 Jahre lang auf. Jede Freundin, die er hatte, wollte diesen Stein haben. Aber er blieb hart und sagte: »Dieser Stein ist einzig und allein für die Frau, die ich einmal heirate.« Dass es dann so lange dauern würde, hatte aber auch er nicht geahnt.

Die Suche nach den Ringen erwies sich als schwierig, denn keiner der über 100 Ringe, die wir uns ansahen, war nach unserem Geschmack. Ich wäre zu einer Alternative bereit gewesen, aber Christian sagte immer wieder: »Ich habe auch nicht irgendeine Frau genommen, nur damit ich eine habe. Ich wollte das Beste für mich, und jetzt will ich das Beste für dich.«

Daran musste ich denken, als wir über die Ponte Vecchio gingen und uns die Auslagen der Juweliere ansahen. Plötzlich blieben wir stehen. Beide riefen wir gleichzeitig: »Das ist er, das ist er!« Gemeint war ein Ring, der im Florentiner Stil gearbeitet war. Das Preisschild war das Einzige, was mir nicht gefiel, deswegen versuchte ich, es Christian auszureden. Christian nahm mir das Versprechen ab, dass wir ihn kaufen, wenn wir keinen vergleichbaren finden sollten. So schlenderten wir weiter über die Brücke und bogen in das nächste Gässchen ein, wo wir nach wenigen Schritten wieder vor einem kleinen Juwelierladen standen. Auch er hatte diese Ringe in seiner Auslage, und wir bewunderten ihn wieder. Als wir das Preisschild sahen, leuchteten unsere Augen, denn hier kosteten die Ringe gerade einmal halb so viel wie auf der weltberühmten Ponte Vecchio.

Die Verkäuferin, eine ältere Dame, erzählte uns die Geschichte dieser Ringe. Die Vorlage für diese Ringe war ein Verlobungsring von Lorenzo de Medici. Man konnte diese Ringe nur in Florenz kaufen. Der sechs Millimeter breite Ring besitzt oben und unten einen ein Millimeter breiten, gemusterten Rand aus Weißgold. Die Mitte ist vier Millimeter breit und mit filigranen Ornamenten aus Gelbgold gearbeitet. Wir hatten uns ein zweites Mal verliebt. Nun stellte sich die Frage, ob in meinen Ring überhaupt der Saphir eingesetzt werden konnte. Die Ladenbesitzerin rief ihren Mann an, der in der Nähe seine Werkstatt hatte. Nach nur fünf Minuten stand dieser vor uns und strahlte uns an. Er sagte immer wieder: »Nessun problema!«

Und so fasste er den Stein in den Ring ein, und wir konnten ihn zwei Tage später bei unserer Heimfahrt mitnehmen. Die Ringe sind für uns bis heute ein Symbol für unsere einzigartige Liebe zueinander.

Glücklich fuhren wir über die Landstraße von Florenz zurück zu unserer Unterkunft, als wir ein Outlet entdeckten. Wir hatten Zeit, und Christian war sowieso noch auf der Suche nach seinem Hochzeitsanzug. Also sahen wir uns in den Geschäften um. Besonders optimistisch war Christian nicht, denn zum einen haben die Italiener einen eher extravaganten Geschmack, und zum anderem ist Christian doch deutlich größer als der Durchschnittssüdländer. Und doch, Christian wurde wider Erwarten fündig. Der Anzug war von Armani und saß auf Anhieb perfekt. Da alles so wunderbar geklappt hatte, sahen wir es als eine Art Zeichen.

Eigentlich hatte ich in Italien mit bürokratischen Hürden gerechnet. Man hört ja nicht immer das Beste über italienische Ämter. Tatsächlich aber lauerten die größten Schwierigkeiten in Deutschland auf uns. Die Ausstellung der notwendigen internationalen Ehefähigkeitszeugnisse gestaltete sich umständlicher als erwartet. Die zuständigen Standesämter – das eine mit dem Geburtsregister von Christian, das nächste mit dem Geburts- und dem Eheregister für mich und das dritte in unserem Wohnort –, waren sich nicht so richtig einig, was die benötigten Formulare betraf. Am Ende kosteten uns die Unterlagen nicht weniger als 170 Euro und jede Menge Nerven. »Na, da bin ich ja mal auf Italien gespannt«, meinte Christian skeptisch. »Wenn das hier schon so ein Theater ist.«

Aber dort erwartete uns eine gewaltige Überraschung. Der Standesbeamte sah sich nur kurz die Ehefähigkeitszeugnisse und die Personalausweise an. Die Registerauszüge interessierten ihn nicht einmal. »Steht ja alles da drin«, meinte er nur und tippte auf die Zeugnisse. Dass der Ausweis von Christians Bruder, einer der beiden in Italien vorgeschriebenen Trauzeugen, abgelaufen war, spielte auch keine Rolle. Zur Trauung müsse er halt einen neuen haben. Vorschriften wurden ebenso großzügig ausgelegt.

Eigentlich schreibt das italienische Recht bei Eheschließungen mit Ausländern einen gerichtlich zugelassenen Dolmetscher vor. Eigentlich. Unser Dolmetscher hatte uns beim standesamtlichen Vorgespräch versetzt. Priscilla erklärte dem Beamten die Situation, sie wechselten ein paar Worte und waren sich offensichtlich rasch einig geworden. »Hier an der Schule unterrichtet eine Deutsche«, erklärte Priscilla. »Wenn ihr einverstanden seid, wird der Standesbeamte sie als Dolmetscherin anerkennen.« Natürlich waren wir einverstanden. Abschließend entschuldigte sich der Beamte noch dafür, dass er 50 Euro verlangen musste. Für Ortsfremde seien die Gebühren leider 20 Euro höher als für Einheimische. Die Ausstellung eines internationalen Trauscheines nach der Hochzeit würde weitere »unverschämte« 23 Cent kosten.

Am 29. Mai 2010 um 04.00 Uhr trafen wir uns mit einem großen Teil unserer Gäste auf dem Rastplatz Vaterstetten und fuhren von dort im Konvoi in die Toskana. In Deutschland war es kühl und regnerisch bei zehn Grad. Bei Verona hatte es schon 20 Grad und die ersten Kleidungsstücke verschwanden im Kofferraum. Als wir an Florenz vorbei waren, schien die Sonne, und wir hatten 30 Grad. Es schien, als würden unsere Gäste mit der Sonne um die Wette strahlen.

Gegen 11.30 Uhr waren wir am Ziel, und alle waren sprachlos. Keiner hatte das Anwesen zuvor gesehen. Sie waren überrascht und begeistert zugleich. Die Kinder waren als Erste im Pool, während wir Erwachsenen noch die Koffer ausluden. Da wir das gesamte Anwesen zur alleinigen Verfügung hatten, konnte man jederzeit den Pool und den Garten nutzen. Den Samstag verbrachten wir mit Auspacken, Einkaufen und Schwimmen. Am Sonntag kamen der Rest unserer Gäste und unser Fotograf mit Familie. Einige machten einen Ausflug nach Florenz, die anderen blieben am Pool oder sahen sich die Umgebung an.

Am Montag fuhren wir zum Standesamt und gaben die restlichen Papiere ab. Danach schlenderten wir über den Wochenmarkt und kauften frisches Obst und Gemüse ein. Am Abend grillten wir im Garten und saßen bis Mitternacht auf der Terrasse, redeten und lachten. Ich habe an diesem Abend Tränen gelacht und war vollkommen entspannt, denn meine Mutter konnte mir diese Hochzeit nicht verderben mit ihrer ständigen Kritik. Es tat gut, Menschen um sich zu haben, die nicht ständig kritisierten und nörgelten. Ich liebe Christians Familie unendlich, denn zum ersten Mal in meinem Leben fühlte ich mich zu Hause angekommen.

Als wir heirateten, schien die Sonne vom blauen Himmel, und wir strahlten mit ihr um die Wette. Da die Trauung erst um 16.00 Uhr war, hatten die Gäste den ganzen Vormittag Zeit, den Pool zu nutzen. Christian besorgte unterdessen den Blumenschmuck, während ich von der Friseurin die Haare gemacht bekam. Danach wurde ich von ihr geschminkt. So verging für mich der Vormittag mit Schönheitspflege.

Gegen 14.00 Uhr wurde es still, denn alle waren mit Ankleiden beschäftigt. Bis zu diesem Zeitpunkt waren Christian und ich noch sehr entspannt, aber als Christian mich mit seinem Hochzeitsanzug verließ und zum Ankleiden ins Apartment seines Bruders verschwand, wurde ich nervös. Jetzt nur nichts falsch machen und nichts vergessen! Zuerst half ich Jessica in ihr langes cremefarbenes Seidenkleid. Dann lackierte ich seelenruhig meine Fingernägel, nur um dann festzustellen, dass frisch lackierte Nägel wenig geeignet sind, um ein Brautkleid anzuziehen. Nächstes Problem: Wie sollte ich allein die Schnürung am Kleid schließen? Als Clarissa, meine Schwägerin, am Abend zuvor gefragt hatte, ob sie mir helfen solle, hatte ich leichtfertig verneint. So musste Jessy mir helfen, und das machte sie sehr gut mit ihren zehn Jahren.

Beim Anziehen wurde ich immer unruhiger. Christian ging es offensichtlich auch nicht besser. Er tigerte ruhelos auf der Terrasse hin und her und ging allen mit seiner ständigen Plapperei auf die Nerven. Dann ging es los. Christian fuhr mit dem Fotografen voraus zum Standesamt.

Fünf Minuten später klopfte es an der Tür. »Bist du so weit?« rief meine Schwägerin herein. Ich war erleichtert, dass es endlich losgehen würde. Alle Anwesenden bewunderten mein Kleid und lobten, wie schön es mir stand. Als wir zum wunderschön geschmückten Brautauto gingen und die Besitzerin des Anwesens mit ihrer Familie klatschte und immer wieder »Auguri« (Glückwunsch) und »che bella sposa« (was für eine schöne Braut) riefen, war mir das etwas peinlich.

Meine Freundin Ute öffnete grinsend mit einer leichten Verbeugung die Tür und half mir ins Auto. Sie trug eine schwarze Hose und eine weiße Bluse. Mit ihren weißen Lederhandschuhen sah sie aus wie ein richtiger Chauffeur. Sie war genauso nervös wie ich und spielte an der Klimaanlage herum. »Kann es losgehen?«, fragte sie mich unsicher. Ich nickte nur. Jessica, die neben mir auf dem Rücksitz saß, steckte sich den Seidenschal in die Haare, damit sie aussah wie eine Braut.

Auf der Hälfte der Strecke lauerte dann die Katastrophe. Zwischen zwei Ortschaften war die Straße wegen eines Radrennens gesperrt. Die ausgeschilderte Umleitung hätte einen Umweg von 20 Kilometer bedeutet, über schmale, kurvenreiche und teilweise unbefestigte Straßen. Wie sollte ich jemals rechtzeitig ankommen? Zwei Polizisten kamen in schnellen Schritten auf das Brautauto zu und fragten, wo wir denn hin müssten. Ich erklärte ihnen in schlechtem Italienisch, wo die Hochzeit stattfinden sollte und dass ich nur noch knapp 20 Minuten Zeit hätte. Die Beamten reagierten typisch italienisch. Einer der Polizisten setzte mit hochamtlicher Miene energisch seinen Helm auf, schwang sich auf sein Motorrad und eskortierte uns durch die Absperrung; mit Blaulicht und allem Drum und Dran. In Deutschland undenkbar! Die Passanten am Straßenrand applaudierten und riefen im Chor »Auguri!«

Gerade noch pünktlich kam ich am Standesamt an. Christian wartete schon auf mich. Er hatte Glück gehabt und die Straße noch kurz vor der Sperrung passieren können. Aufgeregt lief Christian zum Brautauto, öffnete die Tür und half mir beim Aussteigen. Bewundernd betrachtete er seine Braut, denn natürlich hatte er das Kleid vorher nicht sehen dürfen. Das elfenbeinfarbene Kleid war tief ausgeschnitten, unter der Brust gerafft und tailliert. Darüber trug ich einen durchsichtigen Mantel aus feiner Spitze, der hinten in eine Schleppe überging. Mein Haar war zum Teil hochgesteckt und fiel seitlich in langen schwarzen Locken herab. Ich trug ein Strassdiadem und einen Schleier. Mein Dekolletee schmückte ein Strasscollier. Christian strahlte von einem Ohr zum anderen.

Nachdem wir vollzählig waren, ging es in den Sitzungssaal des Rathauses. Dort wurden wir bereits erwartet. Die Bürgermeisterin stand mit einer Schärpe hinter einem großen Schreibtisch. Daneben Heike, die deutsche Lehrerin, die als Übersetzerin fungierte. Hinter ihnen waren die italienische Flagge und eine Standarte mit dem Stadtwappen aufgestellt. Als wir den Festsaal betraten, spielte Ivonne, Clarissas Schwester, mit ihrer Geige den Hochzeitsmarsch, und wir schritten im Gleichklang bis zu unseren Stühlen.

Die Bürgermeisterin begrüßte uns und die Gäste. Als alle saßen, begann sie mit der Zeremonie. Heike übersetzte, so gut sie konnte, auch die Paragrafen aus dem Eherecht, die vorgelesen wurden. Christian und ich bekamen jedoch kaum ein Wort mit, wir schwebten auf unserer eigenen Wolke und strahlten um die Wette. So wurde Christian eiskalt erwischt, als er gefragt wurde, ob er die hier anwesende »Gabri-älla Tscho-anna« (Gabriele Johanna auf Italienisch) zur Frau nehmen wolle. Verwirrt zuckte er zusammen und stammelte: »Ja! … Äh, si, si!« Dabei nickte er heftig. Mir ging es trotz längerer Bedenkzeit nicht viel besser: »Si – Ja – si, si!«, stotterte ich und nickte ebenfalls ständig. Heike und die Bürgermeisterin mussten grinsen, genau wie alle anderen im Saal. Vor lauter Nervosität bekam ich die Schleife fast nicht auf, mit der Christians Ring am Ringkissen festgebunden war. Der Fotograf wühlte bereits nach seinem Taschenmesser. Nach dem Ringtausch durften wir uns zum ersten Mal als Mann und Frau küssen. Dann ging's ans Unterschreiben. Eines der beiden Dokumente war so groß wie ein Handtuch. Zum Abschluss bekamen wir die Heiratsurkunde ausgehändigt: ein kalligrafisch gestaltetes wunderschönes DIN A3 großes Pergament mit dem Stadtwappen und den wichtigsten Paragrafen der Ehepflichten (Fremdgehen ist in Italien übrigens unter Strafe gestellt). Zusätzlich bekam ich einen schönen Blumenstrauß überreicht. Christians Bruder betrachtete die Urkunde. »Na das ist mal ein Trauschein«, meinte er anerkennend.

Nach der Gratulationsrunde folgte eine Fotosession in diesem wunderschönen alten Ort. La strada dei Sette Ponti, die Straße der sieben Brücken, wurde ebenfalls in Szene gesetzt. Immer wieder riefen die Leute »Auguri!« aus den Fenstern.

Dann ging es in Kolonne zurück. Es wurde viel gehupt, Jessi winkte aus dem Auto, als wäre sie selbst die Braut, und die Leute blieben am Straßenrand stehen, winkten dem Brautauto zu und riefen Glückwünsche. Christian und ich strahlten uns die ganze Zeit an. Am Weingut angekommen, war alles festlich in Apricot und Bordeaux geschmückt. »Fischfarben«, zog ich Christian auf. Im Garten war ein Prosecco-Empfang mit Häppchen aufgebaut. Die Stimmung war fröhlich und entspannt; alle genossen den Ausblick, den Duft der Olivenhaine und natürlich die angebotenen Leckereien. Als das Vorspeisen-Buffet angerichtet war, gingen wir die Treppe zur Terrasse hinauf. Beim Essen konnten wir den Fernblick über das Valdarno genießen. Der Sonnenuntergang war spektakulär. Die Hochzeitsfeier dauerte bis spät in die Nacht.

Den Brautwalzer tanzten wir zu dem Lied *Se bastasse una canzone*.

Wenn ein schönes Lied genügen würde,
um Liebe regnen zu lassen,
könnte man es eine Million Mal, eine Million Mal singen,
das würde schon reichen,
und man bräuchte dann nicht mehr viel, um zu lieben,
noch mehr zu lieben.

Alles passte hundertprozentig. Wir fühlten uns wie in einem Traum. Es kam uns so unwirklich vor. Die Zeit schien einerseits stillzustehen und andererseits dahinzueilen. Es wurde weit nach Mitternacht, ohne dass es einer von uns gemerkt hätte.

Unsere Gäste waren überwältigt von der Hochzeit. »Ihr habt die Messlatte für künftige Hochzeiten sehr hoch angelegt«, schrieb einer der Gäste in das ausgelegte Hochzeitsgästebuch.

41

HOCHZEITSREISE

Als Christian mir das Kuvert überreichte, wusste ich nicht, was mich erwarten würde. Vorsichtig öffnete ich den hellblauen Umschlag und holte einen Gutschein heraus. Was darauf stand, ließ mir die Tränen in die Augen steigen. Ich küsste Christian und wollte wissen, woher er wusste, dass mir so etwas gefiel. Christian schmunzelte und meinte: »Du hast mir ganz am Anfang unserer Beziehung erzählt, dass du mit mir eine Kreuzfahrt machen willst.« Ich kniff die Augen zusammen und überlegte. »Ja, das habe ich gesagt, aber ich habe auch gesagt, wenn wir reif für die Rente sind.« Christian schmunzelte und meinte verschmitzt: »Willst du, dass ich sie meiner Mutter schenke? Sie hat das richtige Alter.« – »Nein, nein ... ich will natürlich diese Reise machen!«, protestierte ich sofort.

Er hatte eine Junior-Suite gebucht auf der »Adventure of the Seas«. Die Route klang sehr interessant. Wir würden in Málaga starten, dann nach Cagliari fahren und von dort weiter nach Civitavecchia, Korsika, Palma de Mallorca und zurück nach Málaga. Ich konnte es nicht glauben, dass Christian sich gemerkt hatte, was ich vor fast zwei Jahren gesagt hatte. Nun fieberte ich dem Tag der Abreise entgegen.

Endlich war es so weit. Ich würde gleich zwei Premieren erleben. Ich war nie zuvor geflogen, geschweige denn auf einem Schiff gewesen. Ich hatte feuchte Hände, als wir in der riesigen Abflughalle standen und unser Gepäck abgeben mussten. Ohne Christian, für den das Fliegen schon zur Routine geworden war, hätte ich mich mit Jessica verlaufen. In meiner Aufregung hatte ich nicht gefrühstückt, was sich beim Start als böser Fehler erwies. Bis das Essen kam, konnte ich den Flug nicht genießen, denn ich war voll und ganz damit beschäftigt, meinen Magen unter Kontrolle zu halten. Doch dann gefiel mir, was ich sah, und ich entspannte mich. Vom Flughafen wurden wir mit einen Shuttlebus zum Hafen gebracht.

Mit ihren 300 Metern Länge und knapp 50 Metern Breite überragte das Kreuzfahrtschiff die vor Anker liegenden Fähren und Frachtschiffe um ein Vielfaches. »Wie viele Decks hat sie denn?«, wollte ich wissen, als ich am Hafen stand und an dem Giganten empor sah. »15«, antwortete Christian. »Aber das sagt noch gar nichts. Du musst sie dir mal ansehen.« – »Jetzt tu nicht so, als ob du schon mal auf dem Schiff gewesen bist«, erwiderte ich lachend. »War ich auch nicht. Aber ich habe mir die Bilder angesehen.«

Als Christian das Schiff betrat, war aber auch er erst einmal sprachlos. Wir passierten die Sicherheitsschleuse und gingen zu einem der gläsernen Aufzüge, der uns nach oben zu unserer Suite bringen sollte. Alles um uns herum war unbeschreiblich elegant und luxuriös. Wir fühlten uns wie in einem dieser sündhaft teuren Luxushotels, die man sonst nur im Fernsehen sieht. Jessica traute sich kaum, etwas anzufassen.

Auf dem Weg nach oben kamen wir aus dem Staunen nicht mehr heraus. Am eindrucksvollsten war das Atrium, das vom 5. bis zum 12. Deck offen war und ein Gefühl von Größe und Weite vermittelte, das uns den Atem verschlug. Vorbei am Casino und der Shoppingpassage erreichten wir unser Deck. Die Suite befand sich nicht weit von den Aufzügen entfernt, sodass wir sie schnell gefunden hatten. In diesem Teil des Schiffes war nicht mehr so viel Betrieb wie auf den andern Decks. Zumindest nicht im Moment. »Wo sind die denn alle?«, wollte Jessica wissen. »Vorhin am Hafen waren doch so viele Leute da, die alle auf das Schiff wollten.« Christian schmunzelte. »Die stehen noch immer an den Schaltern an. Das sind die Passagiere, die Kabinen gebucht haben.« – »Stimmt!«, rief Jessica. »Wir haben ja eine Suite gebucht.« – »Genau.« – »Angeber«, sagte ich leise und boxte Christian in die Seite. »Wieso? Stimmt doch«, rief Jessica, die es gehört hatte. »Wir mussten nicht anstehen. An dem Schalter, an dem wir waren, stand doch was.« – »Suite guests only«, sagte Christian. »Nur für die Passagiere der Suiten. Man gönnt sich ja sonst nichts.« Ich schüttelte den Kopf. »Mach endlich die Tür auf«, sagte ich. »Der Englischunterricht ist zu Ende.«

Die Suite hatte einen eigenen Balkon, auf dem zwei Stühle, ein Tischchen und ein Liegestuhl standen. Die Aussicht war atemberaubend, wie alles auf diesem Schiff. Christian pfiff anerkennend, als er das Marmorbad betrat. »Wahnsinn!«, sagte er. »Schatz, das musst du dir mal … Schatz?« Ich versteckte mich in dem begehbaren Kleiderschrank. Jessica lachte und versuchte, den Fernseher einzuschalten, der in die Schrankwand integriert war. Sie verzweifelte beinahe, weil das Gerät nicht angehen wollte. Da klopfte es an der Tür.

»Hallo, mein Name ist David, ich bin Ihr Kabinensteward«, sagte der große, dunkelhäutige Angestellte, der vor der Tür stand und höflich darum bat, einen Moment hereinkommen zu dürfen. Er erklärte uns, wie der Fernseher und die Klimaanlage funktionierten und wo sich unsere Rettungswesten befanden. Dann überreichte er uns seine Karte und sagte, dass wir ihn jederzeit anrufen könnten, falls wir Fragen hätten. 24 Stunden am Tag. »Ich hatte noch nie einen Diener«, sagte Christian, als David gegangen war. »Jetzt fühle ich mich richtig reich.« – »Schwachkopf«, sagte ich.

»Warum?«, protestierte Christian und zog eine Schnute. »Jetzt bin ich wirklich beleidigt.« – »Mann, Papa!«, rief Jessica lachend, als er mit verschränkten Armen schmollend vor dem »Adventure

Ocean Kids Club« stand und mit dem Kopf auf das Schild am Eingang deutete. »Keine Erwachsenen erlaubt« stand dort in großen Buchstaben an der Tür. »Das ist ungerecht! Und wo soll ich jetzt spielen?« Jessica bekam vor lauter Lachen Schluckauf. »Schwachkopf!« – »Jessica!«, rief Christian mit gespielter Empörung. »Die Mama sagt dauernd ›Schwachkopf‹ zu dir.« Wir lachten in einem fort. Christian schaffte es einfach nicht, auch nur einen Moment ernst zu bleiben. Egal, ob wir die Kletterwand, die Eislaufbahn, den Minigolfplatz oder das Pool-Deck besichtigten, immer schaffte er es, uns zum Lachen zu bringen. Bis um 17 Uhr der Alarm ertönte und alle Passagiere zur obligatorischen Sicherheitsübung rief.

Die Mitglieder der Crew zeigten den Passagieren den Weg zu den Rettungsbooten. »Wir müssen da jetzt aber nicht einsteigen?«, fragte ich mit einem mulmigen Gefühl im Magen. »Ich fürchte doch«, sagte Christian. »Schau, die von der Crew haben schon die Schwimmwesten angelegt. Oh Mann, da geht's aber tief runter.« Ich erschrak. »Müssen wir das wirklich machen?« – »Übung für den Ernstfall. Seit der dummen Geschichte mit der Titanic sind die vorsichtig geworden. Da müssen wir jetzt durch.« Ich sah Christian an. Er mied meinen Blick und sah todernst zu dem Mann hinüber, der uns erklärte, wie wir uns im Unglücksfall zu verhalten hatten. »Du nimmst mich doch auf den Arm?« Er schüttelte den Kopf, ohne mich anzusehen. »Du kennst das ja. Frauen und Kinder zuerst.« Dann hielt er es nicht länger aus. Ein Lächeln huschte über sein Gesicht. »Schwachkopf!« Er lachte und gab mir einen Kuss.

Kurz danach legte das Schiff ab und fuhr auf das offene Meer hinaus. Wir standen auf dem Balkon unserer Suite und sahen auf die Menschen, Autos und Busse am Ufer hinab. »Die sehen aus wie Ameisen!«, rief Jessica begeistert und winkte den Schaulustigen am Ufer zu. Sie hatte recht. Von dort, wo wir standen, wirkten selbst die großen Lkw an der Mole wie Spielzeugautos. Alles war klein und unbedeutend im Vergleich zu diesem Ozeanriesen, der seinem Namen wirklich alle Ehre machte.

Wie in den Hollywood-Filmen gab es auch auf der »Adventure of the Seas« einen sogenannten »formellen Abend«. Im Hauptrestaurant des Schiffes wurde zu diesem Anlass Wert auf Abendkleidung gelegt. Christian wollte unbedingt an so einem Abendessen teilnehmen, weswegen Jessica und ich uns noch vor der Abreise entsprechende Kleider besorgt hatten. Christian trug seinen Armani-Anzug, ich ein knöchellanges schwarzes Abendkleid und Jessica ein schulterfreies weinrotes Ballkleid. So brauchten wir uns zwischen all den nobel gekleideten Herrschaften nicht zu schämen. »Wehe, ihr schmatzt!«, raunte Christian uns zu, als wir von einem Kellner zu unserem Tisch geführt wurden. »Papa!«, zischte Jessica leise. Der ganze Luxus um uns herum wirkte nun doch etwas unheimlich auf sie.

Ein Kellner schob ihr den Stuhl zurecht und legte ihr die Serviette in den Schoß. »Prinzessin Jessica!« – »Papa!« – »Pst!« Eine weitere Familie wurde zu unserem Tisch geführt. Auch sie kamen aus Deutschland. Später stießen noch zwei Damen aus China zu uns. Wir fühlten uns wie Prominente und genossen jeden Augenblick dieses Abends. Wir unterhielten uns mit unseren Tischnachbarn, sahen uns unauffällig die anderen Gäste im Saal an und waren begeistert von dem 5-Gänge-Menü, das die Köche für uns gezaubert hatten. Als wir in unsere Suite zurückkehrten, waren wir um ein unvergessliches Erlebnis reicher.

Mein neues Leben hätte nicht besser beginnen können. Diese Kreuzfahrt zeigte mir, dass an Christians Seite meine Träume nicht länger Träume waren, sondern Wirklichkeit wurden. Erst die Hochzeit in Italien, dann diese Kreuzfahrt durch das Mittelmeer. All der Luxus und die vielen neuen Eindrücke. Und ich war mittendrin, erlebte alles hautnah mit, ohne Gewissensbisse, ohne Angst, ohne Zweifel. Christian sorgte dafür, dass ich gar keine Zeit hatte, an meine Mutter zu denken. Mit ihm war es nie langweilig. Selbst wenn er nichts sagte und nur neben mir auf seinem Liegestuhl lag oder mit mir auf dem Deck spazieren ging, fühlte ich mich so wohl wie nie zuvor in meinem Leben. Allein seine Nähe zu spüren oder zu wissen, dass er da war, machte mich glücklich.

Als er meiner Mutter gesagt hatte, ich sei die Liebe seines Lebens, hatte er es ernst gemeint. Er bewies es mir jeden Tag. Nicht mit Worten, sondern mit Taten. Wenn ich etwas sagte, einen Wunsch äußerte oder ihm von einem lange gehegten Traum erzählte, konnte ich sicher sein, dass er alles tat, um ihn mir zu erfüllen. Anfangs hatte ich ein schlechtes Gewissen dabei. Ich kam mir wie ein Erpresser vor. Unzählige Male entschuldigte ich mich bei ihm, wenn er mir eine Freude machte, und versuchte, ihm zu erklären, dass ich es so nicht gemeint habe. Ich wollte nicht, dass er mir meine Wünsche erfüllte. Ich wollte nicht wie meine Mutter meine Liebe von der Erfüllung gewisser Gefälligkeiten abhängig machen. Der Gedanke, dass er das glauben könnte, machte mir lange Zeit zu schaffen. Doch dann wurde mir klar, dass er es tat, weil er es tun wollte. Christian wollte mich glücklich machen, weil es ihn glücklich machte, wenn er sah, wie ich aufblühte. Er wollte keine Gegenleistung und hat nie Dank oder Anerkennung verlangt. »Dich glücklich zu machen, ist alles, was ich will«, hatte er mir nicht nur einmal gesagt.

»Ich danke dir«, sagte ich ihm, als wir am letzten Abend der Kreuzfahrt auf dem Balkon unserer Suite standen. »Du hast einen Traum wahr werden lassen. Ich weiß nicht, wie ich dir dafür danken soll.« – »Das tust du doch schon die ganze Zeit«, erwiderte er und legte seinen Arm um meine Schultern. »Wie meinst du das?« – »Du bist bei mir.« Er küsste mich zärtlich. Ich legte meinen Kopf an seine Schulter und blickte zum sternenübersäten Himmel empor. »Mit dir ist alles so anders als vorher«, sagte ich leise. »Ich fühle mich wie ein neuer Mensch. Es ist, als ob eine Last von mir abgefallen wäre. Wenn nicht meine …« Ich hielt inne. »Deine Mutter wäre?« – »Ja.« – »Du möchtest dich mit ihr versöhnen, habe ich recht?« – »Es wäre schön. Gerade jetzt. Alles ist so perfekt. So wunderbar. Verstehst du? Wenn der Streit ein Ende hätte, dann gäbe es nichts Negatives mehr in meinem Leben. Es würde mein Glück vollkommen machen.« Christian sagte nichts. Er nickte nur. »Du glaubst nicht, dass sie sich mit mir versöhnen will?« – »Ich wünschte, sie würde es tun. Ich weiß doch, wie viel dir daran liegt.« – »Hältst du es für falsch, wenn ich noch einmal auf sie zugehe?« – »Du musst tun, was für dich das Beste ist. Egal, was immer du machst, ich stehe hinter dir. Du kannst dich immer auf mich verlassen.«

42

VON GANZEM HERZEN

Leider konnte ich mich auch in einer anderen Hinsicht voll und ganz auf Christian verlassen. Seine Menschenkenntnis hatte ihn noch nie im Stich gelassen. Die Zweifel an der Bereitschaft meiner Mutter, sich mit mir zu versöhnen, erwiesen sich erst einmal als berechtigt.

Seit unserer Rückkehr von der Kreuzfahrt waren etwa drei Monate vergangen. In dieser Zeit hatte ich ebenso wenig Kontakt zu meiner Mutter wie in den eineinhalb Jahren zuvor. Ich dachte viel darüber nach, wie ich den ersten Schritt machen könnte, ohne dass es von Anfang an wieder zum Scheitern verurteilt war. Natürlich konnte ich die Vorkommnisse der letzten Jahre nicht einfach ausblenden und so tun, als hätte es die Spannungen im Mai 2008 und danach nicht gegeben. Aber im Grunde hatten wir ja nichts getan, Christian am allerwenigsten. Er hatte nur gesagt, dass ich die Frau seines Lebens sei, und von Anfang an klargestellt, dass er eine Hochzeit nach seinen Wünschen wollte.

Natürlich war genau das zum Problem geworden. Man musste nur an meine erste Hochzeit zurückdenken, und schon wusste man, warum meine Mutter so wütend auf uns war. Damals hatte sie auch ablehnend auf meine Hochzeitspläne reagiert und sogar gespottet und geschimpft. Ich erinnerte mich noch gut daran, wie sie von Robert als einem »Dummen« gesprochen hatte, der mich heiraten wollte. Erst das großzügige Angebot von Roberts Vater hatte dazu geführt, dass sie ihre Einstellung geändert hatte. So hatte es zumindest den Anschein gehabt. Sie hatte uns Geld versprochen und sich bereit erklärt, die Hochzeitsfeier auszurichten. Am Ende haben Robert und ich die Feier bezahlt, und sie stand im Mittelpunkt des Geschehens.

Christian hatte ihr von Beginn an keine Gelegenheit gegeben, sich in unsere Hochzeitsvorbereitungen einzumischen. Sie war willkommen als Gast. Mehr nicht. Das war ihr zu wenig. Sie wollte im Vordergrund stehen. Die Ankündigung, sie werde unter keinen Umständen nach Italien fahren, war nur ein Versuch, uns ihren Willen aufzuzwingen. Sie hatte allen Ernstes erwartet, dass wir nachgaben und die Hochzeit nun doch in Deutschland feiern würden. Es war ein Kräftemessen. Eine Demonstration von Macht und Einfluss, die sie nicht gewinnen konnte. Nicht gegen Christian.

Er blieb höflich und ruhig, aber unnachgiebig. Bei unserer zweiten Begegnung hatte er ihr erneut bewiesen, dass er nicht bereit war, sich von ihr übertölpeln oder benutzen zu lassen. Als er sich demonstrativ an meine Seite gestellt hatte, war meiner Mutter endgültig klar geworden, dass nichts mehr so sein würde wie zuvor. Das Telefonat im Februar 2009, als sie mir gedroht hatte, Jessica vom Jugendamt abholen zu lassen, war der Tropfen gewesen, der das Fass endgültig zum Überlaufen gebracht hatte.

Nun war ich in Gedanken täglich bei diesem Vorfall, der mir immer noch wehtat.

Es war ein paar Monate nach meinem Auszug, da verließ Benny die Bundeswehr. Als Robert davon erfuhr, setzte er ihn kurzerhand vor die Tür. Wegen seines Zerwürfnisses mit mir wollte Benny sich nicht bei uns melden und zog es vor, zu meiner Mutter zu gehen. Die nahm ihn natürlich mit offenen Armen bei sich auf und griff sofort zum Telefon und gab mir die Schuld an dem, was geschehen war. Nun kam es also doch noch so, wie ich schon immer befürchtet hatte.

Doch dieses Mal hatte sie die Rechnung ohne Christian gemacht. Sie waren sich zuvor erst einmal begegnet, und das Treffen hatte bei meiner Mutter deutliche Spuren hinterlassen, dennoch versuchte sie immer wieder, mich anzugreifen. Direkt oder indirekt. In diesem Fall erfuhr ich über meinen Exmann, was sie gesagt hatte. Robert rief mich an und sagte mir, meine Mutter hätte sich bei ihm gemeldet und ihn wegen Benny zur Rede gestellt. Dabei sei sie auch auf Jessica zu sprechen gekommen und habe gedroht, das Jugendamt einzuschalten und dafür zu sorgen, dass Jessica ins Heim käme. Diese Nachricht traf mich wie ein Blitzschlag aus heiterem Himmel.

»Gabi? Bist du noch da?«, rief Robert ärgerlich ins Telefon. Dann legte er auf. Ich hatte das Telefon beiseitegelegt und war niedergesunken. Mit dem Rücken gegen die Wand gelehnt, saß ich da, bedeckte mein Gesicht mit den Händen und weinte. Ich weiß nicht, wie lange ich so verharrte, ehe ich mich erhob und ruhelos durch die Wohnung ging. Warum hatte sie das getan? Was hatte ich mit der Sache zu tun? Was hatte Jessica damit zu schaffen? Aber meine Erfahrung lehrte mich, dass meine Mutter keinen wirklichen Grund brauchte. Ihr ging es nur darum, mich zu verletzen, und wie ich schon richtig erkannt hatte, wusste sie sehr genau, wie sie mich treffen konnte. Meine enge Bindung zu Jessica war ihr ein Dorn im Auge. Sie sah voller Abscheu, wie sehr ich meine Tochter liebte und wie stark das Band war, das uns miteinander verknüpfte. Nichts würde uns je trennen können. Auch sie nicht. Aber sie konnte mir Angst machen. Und das tat sie.

Als Christian nach Hause kam und mich so verweint und aufgelöst vorfand, ahnte er bereits, dass meine Mutter damit zu tun haben musste. Als er gehört hatte, was geschehen war, nahm er mich erst einmal in den Arm und beruhigte mich. »Pst!«, sagte er sanft. »Ganz ruhig.« – »Sie will uns Jessi wegnehmen«, schluchzte ich. »Das kann sie gar nicht, beruhige dich. Erzähl mal, was hat sie denn gesagt?« Ich erzählte ihm von dem Telefonat mit Robert. Christian hörte mir zu. Je länger ich redete, desto grimmiger wurde sein Gesichtsausdruck.

Er biss die Zähne aufeinander. Man konnte sehen, wie seine Wangen-knochen zitterten. Sein Gesicht rötete sich und immer wieder hörte ich, wie er tief ein- und ausatmete. Als ich fertig war, sagte er nur, er müsse sich jetzt mal ganz dringend mit meiner Mutter unterhalten.

Die wollte aber nicht mit ihm reden. Ich hörte ihre Stimme. Je mehr Christian sich weigerte, sich mit billigen Phrasen abspeisen zu lassen, desto schriller und aggressiver wurde ihr Ton. Doch Christian ließ sich weder von ihr beeindrucken noch den Mund verbieten. Als ihm die ständigen Unterbrechungen zu viel wurden, herrschte er sie an und forderte sie auf, ihn gefälligst ausreden zu lassen. »Jetzt rede ich!« Meine Mutter verstummte auf der Stelle. »Das ist eine Sache zwischen Robert und dir. Es geht um Benny und nicht um Jessica. Also lass das Mädchen und Gabi aus der Angelegenheit raus. Und deine Drohung mit dem Jugendamt kannst du dir in Zukunft sparen. Das gilt auch für deine Hetzerei und deine Lügen. Du solltest besser über das nachdenken, was du sagst. Sonst könnte es nämlich passieren, dass du so schnell eine Anzeige wegen Rufmord am Hals hast, dass du denkst, du träumst. Also, wenn du keinen Wert darauf legst, den Strafrichter persönlich kennenzulernen ...« Meine Mutter beendete das Gespräch, ohne ein Wort zu sagen. Sie wusste, dass es keinen Sinn gehabt hätte, sich mit Christian anzulegen. Das war ihr schon bei der ersten Begegnung mit ihm klar geworden.

Ich kann mich nicht erinnern, jemals zuvor gehört zu haben, dass jemand meiner Mutter mit der Polizei gedroht hat. Es gab Proteste, Unverständnis, Mitleid mit mir, mehr nicht. Schwester Trixi, die Lehrer, der Arzt, die Eltern meiner Freundinnen, sie alle haben meine Mutter nicht gemocht. Aber keiner hat meiner Mutter je gedroht. Deutlicher als Frau Gärke ist nie jemand geworden. Bis Christian zum Telefon gegriffen hat.

Das lag nun schon mehr als eineinhalb Jahre zurück, aber ich war mir sicher, dass meine Mutter es nicht vergessen hatte. Und noch viel weniger dachte sie daran, die Sache einfach auf sich beruhen zu lassen. Sie erwartete eine Entschuldigung von Christian. Schon immer mussten sich die anderen bei ihr entschuldigen. Wobei »entschuldigen« kaum der richtige Ausdruck ist für das, was meine Mutter in solchen Fällen erwartete. »Zu Kreuze kriechen« ist weitaus zutreffender. Wollte jemand den Streit mit ihr beenden, musste er sich ihrem Willen unterwerfen. Anders war eine Wiederherstellung des Kontakts gar nicht möglich. Ich hatte es als Kind oft genug erlebt, wenn Oma Resi genau das getan hatte, nur um mich wiedersehen zu dürfen.

Aber ich wollte mich nicht ihrem Willen unterwerfen, und noch viel weniger war ich bereit, Christian dazu zu drängen, so etwas zu tun. Ich wollte dem Streit ein Ende bereiten und ihr die Hand reichen. Die Vergangenheit hinter mir lassen und ganz von vorne beginnen. Doch das war eben leichter gesagt als getan, da meine Mutter kein Mensch war, der anderen verzeihen konnte. Und so saß ich nach unserer Rückkehr aus dem Mittelmeer über Monate zu Hause und habe mir überlegt, wie ich vorgehen sollte.

Christian sagte nichts dazu. Später hat er mir einmal gesagt, dass er sich oft gewundert hat, warum ich nicht selber gemerkt habe, wie ungewöhnlich das war, was ich in diesen Wochen getan habe. »Andere Leute greifen einfach zum Hörer und rufen zu Hause an, wenn sie mit ihrer Mutter reden wollen«, sagte Christian. »Du zerbrichst dir wochenlang den Kopf darüber, was du sagen sollst, aus Furcht, sie könnte dir Vorwürfe machen und irgendein falsches Wort von dir zum Vorwand nehmen, um den Kontakt wieder über Jahre hinaus abzubrechen.« Genau so war es. Was mich zögern ließ, waren die Erfahrungen der Vergangenheit und das Wissen, dass meine Mutter sich nicht geändert hatte.

Ende 2010 klingelte dann völlig überraschend das Telefon. Meine Mutter teilte mir kurz und knapp mit, dass mein Sohn Benny, der noch immer bei ihr wohnte, einige Unterlagen benötigte. Sie schickte mir ein Formular, das ich ausfüllen musste. Ich tat es natürlich und schickte es so schnell wie möglich an sie zurück. Von meiner Mutter kam nicht das geringste Signal, das mir Hoffnung hätte machen können. Sie war so ablehnend und feindselig wie eh und je. Sie wollte nichts von uns wissen und redete nicht über sich. Selbst wenn ich mich erkundigte, bekam ich nur spärliche Auskünfte. Aber ich ließ mich nicht entmutigen. Der Anfang war gemacht. Ich war bereit, mir Zeit zu lassen. Bloß nicht mit der Tür ins Haus fallen!, sagte ich mir. Steter Tropfen höhlt den Stein. Christian wich nicht von meiner Seite. Er mischte sich nicht ein, war aber bereit, sofort einzugreifen, falls die ganze Angelegenheit eine Wendung nehmen sollte, die ihm nicht gefiel.

Bis Weihnachten lief alles so weiter. Ich kam nicht wirklich voran, aber es gab auch keinen Streit zwischen meiner Mutter und mir. So weit war ich zufrieden. Dann schickte ich ihr mein Weihnachtsgeschenk. Einen Gutschein für einen Brunch für zwei Personen in einem sehr guten Regensburger Restaurant. Ich war mir sicher, dass ich den Geschmack meiner Mutter getroffen hatte. Auch Albert würde seine Freude daran haben. Es war das perfekte Weihnachtsgeschenk. Nicht zu viel und nicht zu wenig.

»Mama, spinnst du?«, fragte Jessi mich ungläubig, als ich ihr von dem Geschenk erzählte. »Von Oma bekommst du doch nie was, nicht mal eine Karte.« Ich war sprachlos und sah meine Tochter mit offenem Mund an. Jessi merkte es nicht einmal, so sehr war sie in Fahrt. »Wir sind ihr doch völlig egal. Sie will mich ja nicht mal sehen!«, rief sie, aufgeregt hin und her rennend. »Oder hast du das schon wieder vergessen?« – »Ich weiß, Jessi«, sagte ich, verzweifelt um Worte ringend. »Aber sieh mal, einer muss doch den Anfang machen …« – »Du lernst nie dazu. Die wird sich nie ändern«, meinte Jessi kopfschüttelnd und lief in ihr Zimmer. Damit war die Diskussion für sie beendet. Ungläubig sah ich ihr nach. »Tja, scheint so, als hätte deine Tochter mehr Menschenkenntnis als du«, meinte Christian und hatte Mühe, nicht zu grinsen.

Die beiden behielten recht. Der Gutschein kam postwendend zurück. »Gabriele, du brauchst mir nichts zu schenken, von mir bekommst du auch nichts«, stand in der Antwort. Ich war fassungslos. Christian saß da, sah mich an und schüttelte den Kopf. »Das gibt es doch nicht«, meinte er und nahm meine Hand. Wortlos streichelte er meinen Handrücken. Wir saßen da. Keiner sagte etwas. Ich war ratlos und Christian wütend, weil er nicht wusste, wie er mir helfen sollte.

Wieder vergingen mehrere Monate, in denen ich kein Wort mit meiner Mutter wechselte. Dann kam wie aus dem Nichts ein erneuter Anruf. Wieder ging es um irgendwelche Unterlagen für Benny. Wieder half ich, so gut ich konnte. Wieder war ich es, die versuchte, den Kontakt erneut aufleben zu lassen. Ich erkundigte mich nach ihr und Benny und fragte, wie es Albert gehe. »Komm doch am Wochenende mit deiner Familie zum Kaffee vorbei, dann können wir reden«, sagte sie. Es klang so selbstverständlich, als hätte es nie einen Streit zwischen uns gegeben. »Ja … klar … gerne«, stotterte ich. Ich wusste nicht, was ich sonst hätte sagen sollen. Die Frage, die mir auf der Zunge lag, konnte ich ihr unmöglich stellen. »Warum?«

Woher dieser plötzliche Sinneswandel? Das musste doch einen Grund haben. War etwas mit Benny? Unwahrscheinlich. Darüber hätte sie auch am Telefon mit mir gesprochen. Es musste etwas sein, was mit ihr und mir zu tun hatte. Böse Erinnerungen wurden wach. Alberts 50. Geburtstag. Das Video der Feier. Ihre höhnischen Kommentare. Das alles lag viele Jahre zurück, aber es war das Erste, was mir in den Sinn kam, nachdem ich den Hörer aufgelegt hatte. Hatte es wieder eine Familienfeier gegeben, zu der man mich nicht eingeladen hatte? Sollte das die Antwort sein auf unsere Weigerung, die Hochzeit in Italien abzusagen?

Ich war auf alles gefasst, als ich zusammen mit Christian und Jessica die Wohnung meiner Eltern betrat. Für Christian war es der erste Besuch bei ihr zu Hause. Meine Mutter empfing uns mit ungewohnter Freundlichkeit. Natürlich ließ sie sich nicht dazu hinreißen, uns in den Arm zu nehmen, aber statt des für sie üblichen eiskalten Lächelns schenkte sie uns einige nette Worte und bat uns, Platz zu nehmen. Sogar für Christian hatte sie dieses Mal mehr als nur abschätzige und feindselige Blicke übrig. Er nahm es mit der für ihn typischen Höflichkeit zur Kenntnis und sah mich fragend an, als meine Eltern gerade einmal nicht hersahen. Ich zuckte mit den Schultern. Mir kam das Ganze seltsam vor. Es lag etwas in der Luft.

Meine Mutter füllte unsere Tassen, bot uns etwas zu essen an und setzte sich neben Albert. Der vermied es, irgendetwas zu sagen, was uns Aufschluss darüber hätte geben können, worum es eigentlich ging. Meine Mutter genoss sichtlich die Spannung. Zweifellos hatte sie diesen Moment in allen Einzelheiten sorgfältig vorbereitet. Ich wusste nur nicht, welche Rollen für uns in ihrem Drehbuch vorgesehen waren. Sie nahm einen Schluck Kaffee, stellte die Tasse ganz langsam wieder ab, drehte sie so lange hin und her, bis der Henkel in der von ihr gewünschten Position war, und legte dann ganz vorsichtig den kleinen Löffel daneben. Es herrschte atemlose Stille. Alle Blicke waren auf meine Mutter gerichtet. So wie sie es wollte. Sie hob den Kopf, sah uns an und nannte den Grund für die Einladung.

»Vor vier Wochen habe ich erfahren, dass ich eine Leberzirrhose habe. Keiner kann mir sagen, wie lange ich noch zu leben habe«, sagte sie mit tonloser Stimme und sah mir fest in die Augen. »Sie wollen mich erst einmal gründlich untersuchen. Frühestens in drei Monaten wird sich zeigen, ob die Medikamente wirken.« Ich saß da wie versteinert. Christian riss die Augen auf. Auch er war überrascht. Wie sollte man auf so eine Nachricht reagieren? »Das ist ja furchtbar«, sagte er.

Meiner Mutter schien es zu gefallen, uns so ratlos und betroffen zu sehen. Anders als sonst, fing sie nicht an, zu klagen und zu jammern, sondern ging dazu über, mir und Christian vorzurechnen, was ich alles einmal erben würde, wenn sie nicht mehr am Leben wäre. Sie führte Christian durch die Wohnung und zeigte ihm jedes einzelne Stück ihrer Figurensammlung. »Die sind alle für Gabi«, sagte sie. »Und nächste Woche lasse ich meine Lebensversicherung auf dich übertragen.« Ich wusste nicht mehr, wo mir der Kopf stand. Die Nachricht, dass meine Mutter sterben würde, hatte mich wie ein Blitz aus heiterem Himmel getroffen. Und nun stand sie vor mir und redete über mein Erbe. Wollte sie tatsächlich ihren Frieden mit mir machen, nun, da sie erfahren hatte, dass ihr nicht mehr viel Zeit blieb? Christian hatte sich alles angesehen und zugehört und fragte mich auf der Heimfahrt: »Warum gibt es in der ganzen Wohnung kein einziges Foto von dir und den Kindern? Das Esszimmer gleicht einem Museum für ihre Volksmusikgruppe. Das sagt viel über sie aus.« Ich sah ihn mit großen Augen an und meinte: »Mir fällt das schon nicht mehr auf, so war es schon immer.«

Mitte Oktober 2011 besuchten sie und Albert uns in unserem neuen Haus. Als wir zusammen im Esszimmer saßen, fiel meiner Mutter der digitale Bilderrahmen auf, der Bilder von unserer Kreuzfahrt zeigte. Sie wandte immer wieder den Kopf und betrachtete sich aufmerksam die Fotos. »Die haben wir während unserer Hochzeitsreise gemacht«, sagte ich. »So etwas würde ich auch gern machen. Der ganze Luxus und dass man überall so vornehm bedient wird auf dem Schiff, das wär schon genau das Richtige für mich«, fing sie zu schwärmen an. »Und einen türkischen Basar würde ich auch gerne mal sehen, mit dem vielen Goldschmuck. Geflogen bin ich auch noch nie … Wenn ich schon sterben muss, dann will ich noch was erleben.«

Ich musste an unseren »formellen Abend« denken. An unserem Tisch hatte eine chinesische Studentin mit ihrer Mutter gesessen. Die ältere Dame hatte kein Wort Deutsch oder Englisch verstanden, weswegen die Studentin alles für sie übersetzen musste. Ich hatte die beiden beobachtet und an meine Mutter denken müssen. Schon an diesem Abend hatte ich das Bild von mir und meiner Mutter vor Augen gehabt, zusammen an diesem Tisch, festlich gekleidet, bedient von lautlos umhereilenden Kellnern, die uns mit edlen Weinen und kostbaren Speisen aus der Gourmet-Küche des Schiffes bewirteten.

Ich stellte mir vor, wie ich mit meiner Mutter redete, so wie es die Studentin mit ihrer Mutter getan hatte. Leise, mit einem Lächeln auf den Lippen und einem Funkeln in den Augen. Aller Ärger und alle Unstimmigkeiten der Vergangenheit waren ausgeräumt, alle Tränen und alle Wut vergessen. Wir saßen nebeneinander und plauderten so zwanglos wie ich es damals mit Jessica und Christian getan hatte. Eine wundervolle Vorstellung. »Es würde mein Glück vollkommen machen«, hatte ich auf dem Schiff zu Christian gesagt. Wenn ich dieses Bild vor mir sah, wusste ich, dass es wirklich so war.

Noch am selben Abend setzte ich mich zu Christian auf die Couch und warf ihm einen treuherzigen Blick zu. Er sah mich an, legte die Stirn in Falten und lächelte. »Was hast du vor?«, fragte er mich. »Christian?« – »Was?« – »Also ich habe da eine Frage.« – »Mach es nicht so spannend. Worum geht es?« – »Ich würde gerne meiner Mutter eine Kreuzfahrt zu Weihnachten schenken.« Christian hob die Augenbrauen. »Büddeeee!«, sagte ich mit treuherzigem Blick und zog eine Schnute. »Schau mich nicht so an!«, beschwerte er sich. »Das ist gemein.« Er grinste und schüttelte den Kopf. »Sie hat doch noch nichts von der Welt gesehen«, redete ich weiter auf ihn ein, seinen Protest missachtend. »Vielleicht baut sie so eine Reise wieder auf.« Christian atmete tief durch. »Büddeeee!« – »Hör auf, mich so anzuschauen, du weißt, dass ich nicht Nein sagen kann, wenn du mich so ansiehst.« Ich küsste ihn und sprang auf. »Danke!« – »Ich habe nicht Ja gesagt!«, rief er mir scherzhaft hinterher. Aber da saß ich bereits vor dem PC.

Es dauerte nicht lange, bis ich ein passendes Angebot gefunden hatte. Ich buchte für meine Mutter und Albert eine Kabine mit Balkon auf der »Navigator of the Seas«, die am 27. Mai 2012 zu einer Mittelmeer-Kreuzfahrt in See stechen würde. Reiseverlauf: Rom, Messina, Athen, Kuşadasi, Kreta, Rom. Die Reise bot alles, was sich meine Mutter wünschte: Anreise per Flugzeug, ein riesiges Luxusschiff mit edlen Restaurants, noblem Wellnessbereich, Shoppingcenter, Theater und sogar einer Eislaufshow. Auch ein türkischer Basar würde in Kuşadasi vorhanden sein. Für Christian, Jessica und mich hatte ich eine Suite gebucht. Wir würden zusammen reisen und so dafür sorgen, dass die fehlenden Englischkenntnisse meiner Eltern nicht zum Problem wurden. Ich hatte an alles gedacht. Wenn ich das Gesicht meiner Mutter vor mir sah, strahlte ich vor Freude. In diesen Tagen war ich so auffallend guter Laune, dass Christian und Jessica aus dem Staunen nicht mehr herauskamen. Christian ließ sich von meiner Euphorie anstecken und alberte herum wie damals auf dem Schiff, als er keine Gelegenheit ausgelassen hatte, mich und Jessica zum Lachen zu bringen.

Mitten im Winter fühlte ich mich wie an jenem Tag, als Christian und ich am Pool gelegen und das herrliche Leben an Bord des Ozeanriesen in vollen Zügen genossen hatten. Über uns der blaue, wolkenlose Himmel, in der Hand einen kühlen Drink, um uns herum Hunderte von glücklichen Passagieren aus allen möglichen Ländern. Wir rekelten uns auf unseren Liegestühlen, ließen uns bräunen und belauschten die anderen Gäste. »Norwegisch?«, fragte ich. Christian schüttelte den Kopf. »Nie im Leben. Schwedisch.« – »Wieso Schwedisch?« – »Weil sich Schwedisch so anhört.« Christian ahmte die Sprechweise der Gäste nach. Es war ein wahrhaft babylonisches Kauderwelsch. Mir liefen die Tränen die Wangen hinab, so sehr musste ich lachen. »Erinnerst du dich an Italien? Fischfarben?« Christian verschluckte sich an seinem Cocktail und versuchte hustend und prustend, wieder zu Atem zu kommen, während ich ihm auf den Rücken klopfte und kicherte wie ein Schulmädchen. Die Leute sahen uns an und konnten sich ein Schmunzeln nicht verkneifen. Auf sie wirkten wir wie ein frisch verliebtes, junges Ehepaar.

Die Kreuzfahrt hatte einen neuen Menschen aus mir gemacht. Sie würde auch meine Mutter verändern. Ich war mir dessen so sicher, dass ich es kaum noch erwarten konnte, ihr das Geschenk zu überreichen. Es war die Gelegenheit, auf die ich all die Monate seit der Rückkehr von unserer Hochzeitsreise gewartet hatte. Meine Mutter wollte den Streit beilegen, und ich hatte den passenden Ort für unsere Versöhnung gefunden. Über 40 Jahre hatte ich auf diesen Moment gewartet.

Zehn Tage vor Weihnachten besuchte ich meine Mutter, um ihr zum Geburtstag zu gratulieren. Ich betrat freudestrahlend mit einem Blumenstrauß in der Hand die Wohnung meiner Eltern und hatte mir fest vorgenommen, nichts von der großen Weihnachtsüberraschung zu verraten. Als ich ins Wohnzimmer kam, war meine Mutter gerade am Telefon. Sie legte auf, notierte etwas und begrüßte mich. Ich trat zu ihr und warf einen Blick auf den Zettel, der vor ihr auf dem Tisch lag. »Was ist das?«, fragte ich neugierig, als ich eine lange Liste mit Namen sah. »Das sind die Namen von denen, die mich anrufen und mir gratulieren.« – »Wieso schreibst du dir die Namen auf?« – »Damit ich weiß, wem ich gratulieren muss. Wer mir nicht gratuliert, dem gratuliere ich auch nicht.« Dann klingelte das Telefon erneut.

»Hallo Zenta!«, sagte sie zu meiner Tante. »Ich wünsche dir alles Gute zum Geburtstag! Wie geht's dir, Leni?« – »Frag nicht!«, stöhnte meine Mutter und lehnte sich auf der Couch zurück. »Das willst du nicht wissen.« Sie wartete. Wie gewünscht, fragte Zenta, was denn los sei. »Meine Leber! Mein Gott, sind das Schmerzen! Du kannst dir nicht vorstellen, was ich durchmachen muss. Ich schlucke jeden Tag ein Dutzend Tabletten, und für was? Für nichts und wieder nichts! Ich kann trotzdem nicht schlafen. Mir tut alles weh. Egal, wie ich mich auch hinlege, ich spüre jeden einzelnen Knochen im Leib. Und diese Krämpfe. Direkt unter den Rippen auf der rechten Seite. Es fühlt sich an, als hätte mir einer ein Messer in den Leib gerammt. Ich kann kaum noch gehen. Kannst du dir das vorstellen? Schon der Gang zur Toilette ist eine einzige Tortur. Jeder Schritt. Ich weiß nicht, wie lange ich das noch aushalten kann. Und die Ärzte können nichts mehr für mich tun.« So ging es fünf Minuten lang. Ohne Unterbrechung. Meine Tante kam gar nicht zu Wort. Am Ende des Gesprächs fragte meine Mutter noch höflichkeitshalber, wie es Zenta gehe. »Ich bin erst aus dem Krankenhaus entlassen worden. Herzinfarkt«, sagte Zenta, als wäre es das Normalste der Welt. »Ach Leni, wir beide sind eben schon alt, da ist das halt so.« – »Weißt du, ich bete jeden Tag dafür, dass es unseren Kindern gut geht. Das ist das Wichtigste«, antwortete sie. In diesem Augenblick schämte ich mich für meine Mutter. Sie beendete das Gespräch und notierte sich den Namen meiner Tante. Meine anfängliche Freude war verflogen. Mich beschlich ein ungutes Gefühl, wenn ich an Weihnachten dachte. Ich war mir plötzlich überhaupt nicht mehr sicher, ob meine Mutter so begeistert sein würde, wenn sie mein Geschenk bekam.

Also fragte ich Albert, was er davon halte. Der war erst einmal sprachlos. »Eine Kreuzfahrt?« Ich nickte. »Denkst du, das Geschenk wird Mama gefallen?« Das Lächeln auf seinem Gesicht verschwand. »Ich denke schon«, sagte er vorsichtig. »Und dir? Würde dir eine Kreuzfahrt gefallen?« – »Ja, also, im Grunde hätte ich nichts dagegen«, druckste er herum. Ihm war anzusehen, dass er sich freuen würde, aber er wollte nichts sagen, ehe er nicht mit meiner Mutter geredet hatte. Also stellte ich keine weiteren Fragen und fuhr nach Hause.

Christian bemerkte, wie niedergeschlagen ich war. »Was ist passiert?«, wollte er wissen. »Eigentlich nichts. Aber meine Mutter ist wieder nur am Jammern und Klagen. Ich weiß nicht, ob sie die Kreuzfahrt annimmt. Vielleicht war es doch etwas voreilig. Ich hätte mit ihr reden sollen. Wenn sie mir das jetzt übel nimmt?« Christian war überrascht. »Wieso sollte sie dir das übel nehmen? Du hast es doch nur gut gemeint. Da kann sie doch nicht wütend werden.« – »Ich weiß nicht, ich habe so ein komisches Gefühl. Irgendwas wird passieren.« – »Jetzt warte doch erst mal ab. Es wird schon nicht so schlimm werden.«

Es wurde so schlimm. Sogar noch schlimmer, als ich gedacht hatte. Albert rief mich an. »Ich soll dir von deiner Mutter ausrichten, dass sie die Kreuzfahrt nicht will.« – »Aber warum?«, rief ich. »Sie hat doch gesagt, dass sie so gerne eine solche Reise machen würde. Als sie bei uns war …« – »Der Arzt hat es ihr verboten«, sagte Albert kleinlaut. In dem Moment wusste ich, dass es gelogen war. Und das machte mich wütend. »Und mit welcher Begründung?«, hakte ich nach. »Sie ist doch so schlecht zu Fuß und braucht jeden Tag ihre Medikamente. Und außerdem …« – »Ja?« – »Der Arzt hat gesagt, sie bekommt eine Gelbsucht.« – »Der Arzt hat gesagt, sie bekommt eine Gelbsucht? Wie kann er im Dezember wissen, dass sie im Mai eine Gelbsucht bekommt?« – »Also so hat er das auch nicht ge…« – »Wer weiß schon, ob ich im Mai überhaupt noch lebe?«, rief meine Mutter aus dem Hintergrund ins Telefon. »Es ist wirklich eine Unverschämtheit, einer todkranken Frau wie mir eine Reise schenken zu wollen. Das hast du mit Absicht gemacht, um mich zu ärgern, weil du ganz genau weißt, dass ich die Kreuzfahrt nicht mitmachen kann.« – »Aber Mama! Ich …« Albert beendete das Gespräch ohne ein weiteres Wort.

Mir war zum Heulen zumute. Es war noch schlimmer als nach der Umarmung an meinem 40. Geburtstag und dem tränenreichen Schwur auf dem Friedhof. Denn dieses Mal hatte ich wirklich geglaubt, wir könnten uns versöhnen. Ich hatte den Gedanken daran, dass sie mich wieder nur betrogen und belogen hatte, vollständig zu verdrängen versucht. Christian tat alles, um mich zu trösten. Aber ich war so wütend und enttäuscht, dass es ihm schwerfiel, mich zu beruhigen. »Warum tut sie so was? Was hat sie davon? Kannst du mir das mal sagen? Das ergibt doch alles keinen Sinn.« – »Doch. Leider schon«, sagte Christian und zeigte mir auf seinem Laptop einen Bericht, auf den er zufällig gestoßen war. »Lies dir mal den Artikel durch. Dann weißt du, was ich meine.« – »Das Schneewittchen-Syndrom?«, las ich und sah ihn fragend an.

43

SCHNEEWITTCHEN

Zuerst verstand ich nicht, was dieser Artikel mit mir und meiner Mutter zu tun haben sollte. Ich las etwas von der neidischen Stiefmutter und dem wunderschönen Mädchen. Ich kannte das Märchen und natürlich auch die berühmte Stelle mit dem Zauberspiegel. Aber inwiefern sollte das eine Erklärung dafür sein, was meine Mutter dazu trieb, mich immer wieder so zu enttäuschen? »Willst du damit sagen, dass meine Mutter mich hasst, weil sie neidisch auf mich ist?«, fragte ich Christian. »Das glaubst du doch selber nicht. Gewiss, sie reagiert wütend, wenn ich etwas habe, was sie gerne hätte, und hat schon oft versucht, alles zu zerstören, was mir wichtig war, aber ich weiß wirklich nicht, ob man so weit gehen kann, zu behaupten, dass sie das alles aus Neid macht?«

»Das ist sicher nicht der Fall«, sagte Christian. »Aber lies weiter, der für dich interessante Teil des Artikels sind die letzten zwei oder drei Absätze. Aber lies alles von Anfang an durch, damit du auch verstehst, was der Autor da schreibt. Ich finde, das passt sehr gut auf deine Situation. Vor allem das, was er in seiner Zusammenfassung über die Königin aussagt. Das dürfte dich interessieren.« Also las ich weiter.

Der Autor, ein Mann, der als international anerkannter Psychologe bezeichnet wurde, beschrieb in dem Artikel einen Mutter-Tochter-Konflikt, bei dem eine weitestgehend liebesunfähige Mutter unbedingt ihre Tochter beherrschen will. Zentrales Thema war der Egoismus dieser Mutter, der sie dazu trieb, ihre eigenen Interessen über das Wohl des Kindes zu stellen. Ihr eigenes Glück war ihr wichtiger als das Kind. Die Mutter respektierte in keiner Weise die Persönlichkeit des Kindes und tat alles, um dessen Selbstwertgefühl herabzusetzen. Sie war diejenige, die wusste, was gut war für ihr Kind, und sprach der Tochter das Recht auf eine eigene Meinung ab.

Sie bestimmte nach eigenem Gutdünken und zum eigenen Vorteil über das Leben des Mädchens und verbarg ihren Hass auf die eigene Tochter hinter »gut gemeinten« Ratschlägen und Anordnungen. Mir war das zum Teil ziemlich fremd, und ich verstand immer noch nicht so recht, was das alles mit mir zu tun haben sollte. So hatte ich meine Mutter nie erlebt, und ich sah auch keine Parallelen zu mir und meiner Vergangenheit. Ich konnte mich nicht daran erinnern, dass meine Mutter es schon mal besonders »gut« mit mir gemeint hätte. »Deine Mutter meinte es nicht wirklich gut mit dir, aber sie sagte öfter in meiner Gegenwart, wenn sie ihren Willen durchsetzen wollte: ›Ich meine es ja nur gut mit dir‹, oder ›Ich will doch nur dein Bestes‹«, erinnerte mich Christian. Ich nickte, denn mir wurde nun klar, was er meinte. Es war ein Befehl statt ein gut gemeinter Rat. Verpackt in einen Ratschlag.

Als Nächstes war von den Reaktionen der Töchter die Rede, die auf ihre neidzerfressenen Mütter mit Verständnis und Nachsicht reagierten. Das kam mir sofort bekannter vor, obgleich ich noch immer den direkten Zusammenhang nicht erkennen konnte. Erst als ich las, dass die Mädchen bedingungslos ihren Müttern glaubten, wenn diese ihnen von klein auf predigten, sie hätten nur ihr Wohl im Sinn, horchte ich auf. Das kam mir allerdings bekannt vor. Die Töchter reagierten auf den Neid und die Hassliebe der Mütter mit Selbstverleugnung und Unterwürfigkeit. Der Autor beschrieb ausführlich, wie die Mädchen alles taten, nur um die Mütter nicht zu kränken oder traurig zu machen, auch wenn das hieß, die eigenen Interessen zu verleugnen und Dinge zu tun, die sie eigentlich ablehnten.

Mein Interesse war geweckt. Nun verstand ich auch, warum Christian darauf bestanden hatte, dass ich den Artikel bis zum Ende durchlas. Ich kam zu den letzten drei Absätzen, auf die er mich ganz besonders aufmerksam gemacht hatte. Dort stand, die Hassliebe dieser Mütter vergifte die Seelen ihrer Töchter, die ganz langsam dahinwelkten wie Schnittblumen in einer Vase, wenn sie mit dem Gift einer Narzisse in Berührung kamen. »Das Gift, das langsam wirkt, ist nicht weniger schädlich als das Gift, dessen Folgen man sofort spürt«, stand dort geschrieben.

Ich schaltete den Laptop aus und musste an etwas denken, was ich vor langer Zeit selbst erlebt hatte. Ich war mit den beiden Jungs in einem Blumengeschäft gewesen, um Blumen für meine Mutter zu kaufen. Benny hatte Narzissen haben wollen. Die Verkäuferin hatte ihm davon abgeraten und erklärt, dass die Narzissen giftig seien, für andere Blumen ebenso wie für kleine Kinder. Der Autor des Artikels meinte natürlich etwas anderes, aber auch er hatte diese Blume erwähnt, um das, was er sagen wollte, zu verdeutlichen. Ganz am Ende erfuhr man auch, warum er gerade diesen Vergleich gewählt hatte. Er schrieb, das sogenannte Schneewittchen-Syndrom sei eine besondere Form einer narzisstisch gestörten Persönlichkeit, die sich vor allem in eifersüchtigem Verhalten von Müttern gegenüber ihren Töchtern zeigt. Solche Mütter dächten nur an sich selbst und seien sehr erfolgreich darin, andere Menschen zu ihrem eigenen Vorteil auszunutzen und emotional auszubeuten.

Als wir abends zusammen auf der Couch saßen, sprach ich ihn auf den Artikel nochmals an. »Du glaubst, meine Mutter hat auch so eine Persönlichkeitsstörung?« Christian zuckte mit den Schultern. »Ich weiß es nicht, Schatz. Ich bin kein Psychologe. Aber ich habe im Internet ein wenig recherchiert. Du musst nur den Begriff ›Narzissmus‹ eingeben: Du wirst dich wundern, was du da alles findest. Vieles von dem, was da steht, hat mich sehr an deine Mutter erinnert.« Er machte ein ernstes Gesicht. Etwas schien ihn zu beunruhigen. »Was hast du?«, fragte ich. »Ich glaube, dass es schwer für dich sein wird, zu lesen, was da steht.« – »Wie meinst du das?« – »Nun, Narzissmus ist eine Persönlichkeitsstörung …« – »Du meinst eine seelische Krankheit?« – »Ich weiß nicht, ob man es so nennen kann, aber ich denke, es geht in diese Richtung.« Jetzt verstand ich, was er mir sagen wollte. »Heißt das, ich werde mich nie mit meiner Mutter versöhnen können?« – »Ich kann es dir nicht sagen. Aber ich verspreche dir, wenn es eine Möglichkeit gibt, dann finden wir sie. Gemeinsam.«

44

DIE MACHT DER MÜTTER

In den Tagen, die nun folgten, verbrachte ich sehr viel Zeit am PC und las einen Beitrag nach dem anderen. Wie Christian gesagt hatte, wurde es für mich immer schwieriger, mich dem zu stellen, was ich auf den einzelnen Seiten an Informationen fand. Zuerst schaute ich mich nach Definitionen des Begriffs um. Die Narzisstische Persönlichkeitsstörung wurde demnach bei Männern und Frauen diagnostiziert, die an einem Mangel an Einfühlungsvermögen litten, überempfindlich auf Kritik reagierten und sehr egoistisch veranlagt waren. Das traf hundertprozentig auf meine Mutter zu. Doch ich wollte nicht bei so oberflächlichen Charakterisierungen stehen bleiben. Ich musste es genauer wissen, ehe ich mir ein Urteil bilden konnte. Also begann ich, die Seiten anzuklicken, die sich speziell mit diesem Thema beschäftigten.

Auf einer Seite, auf der ausführlich über »Töchter narzisstischer Mütter« berichtet wurde (www.narzissmus.org), stieß ich im Anhang auf eine Liste mit 25 weiteren Merkmalen, an denen man einen Narzissten erkennen konnte. Ich nahm Stift und Papier zur Hand und fing an, mir die einzelnen Stichworte aufzuschreiben, damit ich später mit Christian darüber reden konnte. An oberster Stelle stand:

Sie streitet alles ab

Alles, was sie tut, ist bestreitbar. Es gibt immer eine einfache Ausrede oder Erklärung. Grausamkeiten sind immer in liebevolle Worte gebettet. Aggressive und ablehnende Handlungen werden als Rücksichtnahme präsentiert. Selbstsüchtige Manipulationen werden als Hingabe dargestellt. Kritik und Verleumdung werden listig als Sorge getarnt. Sie will nur dein Bestes. Sie will dir nur helfen.

So lauteten die ersten Sätze, und ich musste nicht lange überlegen, sofort fielen mir wieder ihre Lügen ein, die sie anlässlich ihres eigenen 50. Geburtstags gebrauchte, nur um mich nicht dabeihaben zu müssen. Danach stritt sie alles wieder ab und stellte es so dar, als wüsste ich nicht, was ich reden würde. Es machte mich traurig, denn ich als Tochter war auf keiner ihrer oder Alberts Feiern eingeladen. Ich notierte mir diesen Punkt und las weiter.

Sie überschreitet deine Grenzen

Ich starrte ins Leere, und mir wurde wieder einmal bewusst, dass ich nichts hatte, was mir wirklich gehörte. Egal ob es meine Schuhe waren, die sie einfach in den Müll geworfen hatte, oder dass sie mein Tagebuch suchte und es las. Ich musste an mein Bettelarmband denken, das ich so sehr liebte, weil es von Oma war und schon 18 Anhänger daran baumelten, die ich von meinem Taschengeld gekauft hatte. Sie schenkte es einfach Gertrud, ohne es mir zu sagen. Ich dachte lange, dass Gertrud es mir gestohlen hatte. So etwas machte sie mit Tonys Sachen nicht, ganz im Gegenteil. Sie nahm von meinem Teller die Stücke, die mein Bruder am liebsten mochte, und gab sie ihm. Wenn ich mich beschwerte, meinte sie: »Ich dachte, du magst das nicht. Zudem bist du schon dick genug. Schau dir Tony an, der ist so mager, und du bist so selbstsüchtig, schäme dich.« Dazu passte die nächste Überschrift vortrefflich.

Sie bevorzugt

Das Goldene Kind kann nichts falsch machen. Was auch immer der Sündenbock tut, ist falsch. Sie erschafft eine Trennung zwischen den Kindern, für eines der Kinder ist es wichtig, dass es die narzisstische Mutter für weise und wundervoll hält, und das andere hasst sie.

Diese zwei Sätze trafen mich mitten ins Herz. Ich erkannte mich als Sündenbock wieder. Egal was ich tat, es war immer falsch. Mein

Aufsatz, mit dem ich auf einem Wettbewerb den 4. Platz bayernweit belegte, zählte nicht, und ich wurde auch nicht gelobt. Da hatte mein Bruder mehr Glück, denn er wurde immer mit Süßigkeiten belohnt, egal wie die Note ausfiel. Ich unterstrich diese Überschrift dick und las weiter.

Sie sabotiert

Deine Leistungen werden nur so weit anerkannt, wie sie sich damit brüsten kann. Jeglicher Erfolg oder jede Leistung, bei der sie nicht im Zentrum der Aufmerksamkeit stehen kann, wird ignoriert oder herabgesetzt. Sie wird versuchen, all die Ereignisse zu vermeiden, bei denen du im Mittelpunkt stehen könntest und bei denen sie keine Möglichkeit sieht, selbst im Rampenlicht zu stehen.

Wie gut diese Autorin doch meine Mutter kannte, dachte ich mir. Als ich mich in einem Karatekurs angemeldet hatte, befahl sie mir, es niemandem zu erzählen, denn sie müsse sich für mich schämen. Als ich nach dem Grund fragte, bekam ich Folgendes zu hören: »Warum kannst du nicht wie Andrea, deine Cousine, Ballett machen, sie macht ihre Mutter stolz. Was machst du? Ziehst wieder nur das durch, was du willst, und schlägst dich lieber. Alle werden mich schief ansehen.« Ich schwieg, genau wie Jahre später, als sie meine Bastelkurse als lächerlich darstellte. Ich hörte sie nie ein positives Wort über mich sagen. Nun brauchte ich dringend eine Tasse Kaffee, dabei dachte ich an die nächste Überschrift.

Sie erniedrigt, kritisiert und macht dich schlecht

Sie lässt dich auf allen möglichen Wegen wissen, dass sie von dir weniger hält als von deinen Geschwistern oder generell anderen Menschen. Wenn du dich darüber beschwerst, von jemand anderem schlecht behandelt zu werden, wird sie sich auf dessen Seite stellen, auch wenn sie ihn gar nicht kennt. Sie interessiert sich nicht für diese Leute oder für die Richtigkeit deiner Beschwerden. Sie will dich einfach nur wissen lassen, dass du nie im Recht bist.

Der erste Abschnitt beschrieb sehr gut, wie meine Mutter tickte und wie sie mir so das Leben schwer machte. Wie war das damals? Wir kamen am ersten Weihnachtstag zu ihr, und ich schenkte ihr das gewünschte Beistelltischchen in Mahagoni, das sie sich gewünscht hatte. Sie stellte es ab und holte zwei weiße Figürchen aus Porzellan aus der Vitrine und zeigte sie mir mit den Worten: »Schau dir diese Figuren genau an, die hat mir Tony geschenkt, die sind ein Vermögen wert, das sind echte Göbelfiguren. Er würde sein letztes Hemd für mich geben.« Ich schwieg, obwohl ich genau wusste, dass diese Figuren aus dem 1-Euro-Shop waren, denn da hatte ich sie gesehen. Ich musste schmunzeln bei dieser Erinnerung und stellte mir vor, was wohl andere gedacht haben, als sie ihnen diese Story erzählte. Lächelnd las ich weiter und machte auf meinem Blatt einen Smiley.

Sie lässt dich verrückt wirken

Wenn du versuchst, sie mit etwas, was sie getan hat, zu konfrontieren, entgegnet sie »du hast aber eine sehr lebhafte Fantasie« (eine Phrase, die häufig von Missbrauchern aller Art benutzt wird, um deine Erfahrung mit Missbrauch nichtig zu machen). Sie sagt, dass du keine Ahnung hast, wovon du eigentlich sprichst, oder dass sie nicht weiß, wovon du redest. Sie gibt vor, sich an nichts zu erinnern, auch nicht, wenn es sehr maßgebliche Ereignisse waren, sie wird abstreiten, dass etwas je stattgefunden hat, und nicht mal die Möglichkeit erlauben, dass sie etwas vergessen haben könnte.

Dies ist eine extrem aggressive und ärgerliche Taktik, genannt »gaslighting«, die häufig von Missbrauchern aller Art genutzt wird. Deine Wahrnehmung der Wirklichkeit wird fortwährend untergraben, sodass du am Ende ohne Vertrauen in deine Intuition, deine Erinnerung oder deinen Verstand dastehst. Dies macht dich zu einem viel besseren Opfer für den Missbraucher.

Ich schloss die Augen. In Gedanken sah ich meinen Vater wieder vor mir, wie er in der Küche auf dem Boden saß, mit dem Messer in der Brust, die Augen geschlossen, als würde er schlafen. Kein Blut. Kein Durcheinander. Nur die Schreie meiner Mutter und mein Entsetzen. Die Übelkeit in meinem Magen und der Schwindel in meinem Kopf. Er hat sich umgebracht, weil sie ihm das Leben zur Hölle machte. Sie hat ihn gedemütigt und betrogen. Als ich ihr das an den Kopf geworfen habe, als ich sie vier Monate nach dem Tod meines Vaters in flagranti erwischt hatte, drohte sie mir, mich in die Psychiatrie einweisen zu lassen. Den Leuten erzählte sie lächerliche Geschichten von Hirntumoren und Herzinfarkten. Und ich hatte zu schweigen, wenn ich schon nicht gehorchen und ihre Lügen bestätigen wollte. Nun brauchte ich etwas Süßes, um meine Nerven zu beruhigen. Nach ein paar Minuten konnte ich weiterlesen.

Sie ist neidisch

Sie arbeitet ständig daran, Möglichkeiten zu finden, das zu kriegen, was andere Menschen haben. Sie kritisiert das Aussehen der Töchter oder Schwiegertöchter. Dieser Neid weitet sich auch auf Beziehungen aus. Narzisstische Mütter versuchen, die Ehen ihrer Kinder zu beschädigen, und mischen sich in die Erziehung ihrer Enkel ein.

Einmal lernte sie ein Ehepaar kennen, die mit ihnen einen Fanclub gründeten. Sie rief mich an und schwärmte mir von ihren Bekannten vor. In einem Nebensatz ließ sie anklingen, dass ich nie solche Freunde haben werde, denn keiner würde vor mir Respekt haben. Beim nächsten Anruf waren es schon ihre besten Freunde. Doch nachdem sie einmal bei ihnen in ihrer Eigentumswohnung war, sprach der Neid aus ihr: »Mit denen will ich nichts mehr zu tun haben, denn die sind eingebildet und geben mit ihren Habseligkeiten an.«

Nun fiel mir auch wieder ihr säuerlicher Gesichtsausdruck ein, als sie unser neues Haus zum ersten Mal betrat. Albert sollte zumindest die Malerarbeiten unseren angleichen. Ich fragte mich, ob andere ihren Neid auch bemerkten haben. Vermutlich nicht, denn den konnte sie sehr gut mit dem nächsten Punkt kaschieren.

Sie lügt auf unzählige Arten

Die Narzisstin ist sehr vorsichtig damit, wie sie lügt. Gegenüber Außenstehenden lügt sie umsichtig und bewusst, immer so, dass sie sich herausreden kann, sollte sie mit ihrer Lüge konfrontiert werden. Sie verdreht, was du gesagt hast, statt etwas komplett zu erfinden. Sie gibt unehrliche Interpretationen deiner Handlungen wieder. Wenn sie vor Kurzem etwas Ungeheuerliches gemacht hat, wird sie vielleicht anfangen, präventiv zu lügen: Sie lügt im Vorfeld, um etwas zu diskreditieren, was du vielleicht sagen könntest, noch bevor du es gesagt hast. Dann, wenn du erzählst, was sie getan hat, wirst du unterbrochen: »Ich hab schon gehört, deine Mutter hat mir's erzählt … (Selbst-Rechtfertigungen und Lügen)«. Weil sie so sorgsam auf ihre Abstreitbarkeit achtet, kann es sehr schwer sein, sie beim Lügen zu erwischen, und wenn ihre Freunde leichtgläubig sind, werden sie vielleicht niemals herausfinden, wie unehrlich sie eigentlich ist.

Dir gegenüber lügt sie unverhohlen. Sie gibt vor, sich an negative Dinge nicht erinnern zu können, auch wenn sie etwas gerade erst vor Kurzem getan hat oder es äußerst erinnerungswürdig war.

Ob das auf meine Mutter passte, brauchte ich mich erst gar nicht zu fragen. Ich musste nur daran denken, was sie mit Albert machte.

Da war zum Beispiel die Sache mit der Einladung zu seinem 50. Geburtstag. Sie hatte ihn gezwungen, zu lügen. Normalerweise tat er das auch. An diesem Tag hatte er es nicht gekonnt und offen zugegeben, was passiert war. In den meisten Fällen schwieg er, so wie es auch Tony in der Vergangenheit getan hatte. So wie ich es oftmals getan hatte.

Christian durchschaute ihre Lügen sehr schnell; es reichte ihm, wenn sie sagte: »Gell, Albert.« Da wusste er sofort, was los ist. Mir ist das zuvor nie aufgefallen. Ich war immer damit beschäftigt, die Wahrheit zu suchen, was mir natürlich nicht gelingen konnte, denn sie verdrehte diese einfach zu ihren Gunsten und brachte dann Albert mit diesen Worten als Zeuge.

Ich dachte mit Wehmut an Albert, den ich eigentlich vom ersten Augenblick an mochte und als Stiefvater respektierte. Er musste doch auch unter ihr gelitten haben, ganz besonders unter dem Aspekt, dass sie wie im nächsten Punkt sein wollte.

Sie muss jederzeit im Mittelpunkt der Aufmerksamkeit stehen

»Sie will immer im Mittelpunkt der Aufmerksamkeit stehen.« Dem war nichts hinzuzufügen. Die beiden Hochzeiten sprachen für sich. Die erste Hochzeit hatte sie in die Hände genommen und dafür gesorgt, dass es etwas wurde, was ich garantiert nie wieder vergessen würde. Ich, die Braut, war davongelaufen, während sie sich bestens amüsiert hatte. Beim zweiten Mal hatte Christian dem einen Riegel vorgeschoben. Von Anfang an. Mit der Folge, dass sie nicht erschienen war. In dem Text stand zur Erklärung, dass die narzisstisch veranlagte Person dazu neige, wütend zu werden, falls man ihren Wunsch nach uneingeschränkter Aufmerksamkeit nicht erfülle. Betroffene hätten die Angewohnheit, zu schmollen und sich abzusondern, wenn das passierte. Ich war versucht, den Autor dieser Liste anzuschreiben und ihn zu fragen, ob er zufällig von meiner zweiten Hochzeit gehört habe. Es hörte sich an, als ob er über meine Mutter reden würde. Sie hatte ja auch schon früher solche Sachen gemacht, etwa an Silvester vor vielen Jahren, als sie sich geweigert hatte, zusammen mit Albert zu uns an die Bar zu kommen.

Sie manipuliert Gefühle

Was nun kam, war eine exakte Wiedergabe dessen, was ich fühlte und dachte. Der Autor führte anhand einiger Beispiele aus, wie Narzissten, vor allem narzisstische Mütter, sich am seelischen Leid ihrer kindlichen Opfer laben. In deutlichen Worten zeigte er, wie viel Spaß sie an der emotionalen Quälerei ihrer Schutzbefohlenen hatten. Und nie hinterließen sie irgendwelche äußerlich sichtbaren Spuren. Wollte das Opfer sich wehren, trat Punkt drei in Kraft. Im Text wurden Narzissten auch als »emotionale Vampire« bezeichnet, weil sie sich ähnlich wie diese Blutsauger verhalten. Nur ernähren sie sich nicht vom Blut ihrer Opfer, sondern vom seelischen Schmerz, den sie diesen zufügen. Mit derselben diabolischen Freude, mit der ein Vampir sein Opfer bei lebendigem Leibe aussaugt, sehen Narzissten ihren Opfern dabei zu, wie sie seelisch leiden. Wie oft hatte ich das schon erlebt. Immer wenn was nicht so lief, wie sie wollte, fing sie zu weinen an und jammerte, dass sie keiner versteht und sie keiner lieben würde. Dann sah sie mich an und sagte: »Ihr werdet es alle noch bereuen, wenn ich gestorben bin. Dann ist es zu spät.« Das Grinsen meiner Mutter, wenn sie bemerkte, dass ich tief getroffen war, das Funkeln in ihren Augen, wenn mir die Tränen über die Wangen liefen, werde ich nie vergessen. Ich nahm einen kräftigen Schluck Kaffee.

Sie ist selbstsüchtig und stur

Als ich diesen Satz las, hätte ich mich beinahe verschluckt. Eine fast universelle Eigenschaft von Narzissten: Weil sie so selbstsüchtig und ichbezogen sind, sind sie sehr schlechte Geschenke-Geber.

Dieser Satz traf den Nagel auf den Kopf. Sie verlangte von mir immer besondere Geschenke wie diesen nicht gerade billigen digitalen Bilderrahmen. Mein Geschenk war ein Tischläufer mit Rentieren und Weihnachtsbäumen in Pink. Erst dachte ich, sie hätte das Preisschild vergessen zu entfernen, doch als ich es ihr sagte, meinte sie: »Der war auf 3,99 Euro heruntergesetzt, weil ich ihn einen Tag vor Weihnachten gekauft habe. So mache ich das immer, da bekommt man wirkliche Schnäppchen.«

Zuletzt hat sie mir ein Werbegeschenk von ihrem Lieblingsversandhaus geschenkt. Ich las mich gerade erst warm und fragte mich, ob die Verfasserin meine Mutter kannte.

Sie ist egozentrisch

Erst konnte ich mit dieser Definition nichts anfangen, aber als ich dann weiterlas, stellte ich fest, dass auch dieser Punkt auf sie zutraf.

Ihre Gefühle, Bedürfnisse und Wünsche sind sehr wichtig; deine sind unbedeutend bis zu dem Punkt hin, dass nur die kleinste ihrer Launen Vorrang vor deinen Grundbedürfnissen hat. Ihre Probleme verdienen deine sofortige und volle Aufmerksamkeit; deine werden beiseitegestellt. Ihre Wünsche haben immer Vorrang; wenn sie etwas für dich tut, erinnert sie dich ständig an ihre Freigiebigkeit und versucht oft, eine Art von Bezahlung dafür zu bekommen. Sie beschwert sich ständig, auch wenn deine Situation viel schlimmer ist als ihre.

Spontan fielen mir die Geschenke nach dem Tod meines Bruders ein. »Denk daran, was ich dir alles geschenkt habe.« Wenn sie krank war, glich dies einem Weltuntergang, und man sollte sie bemitleiden. Meine Krankheiten waren nicht der Rede wert.

Sie ist defensiv und reagiert empfindlich auf Kritik

Auch hier erkannte ich meine Mutter auf Anhieb. Kritik von anderen steckte sie mit einem kühlen Lächeln weg. Die Wut über die Kritik bekam ich zu spüren. Irgendeine Gemeinheit fiel ihr immer ein. Entweder meine Oma durfte mich nicht mehr besuchen, oder ich bekam kein Taschengeld mehr, ich musste peinliche Dinge tun oder Arbeiten verrichten. Eigene Kritik an anderen war immer richtig und unbestritten.

Ich überflog die nächste Überschrift und stockte.

Sie terrorisiert

Terrorisieren schien mir im ersten Moment doch ein wenig übertrieben. Unter Terror stellte ich mir etwas anderes vor. Körperliche Gewalt vor allem. Aber als ich die Erklärungen las, verstand ich, dass es auch so etwas gab wie seelischen Terror, Psychoterror, der mit subtilen Mitteln die Widerstandskraft des Opfers bricht, ohne dieses so zu verletzen, dass sichtbare Spuren zurückbleiben. Der Autor erklärte, dass es vor allem darum gehe, einem Kind in frühester Jugend Angst einzujagen.

Ich musste an die Löwen und Äffchen denken, an das Loch im Bauch und das schwarze Pferd. »Du bringst mich noch ins Grab«, hatte sie immer gesagt. Später musste sie es gar nicht mehr sagen. Da genügte ein Blick, und ich erinnerte mich an ihre Worte. Genau so beschrieb der Autor »Terror«. Narzissten bekommen immer, was sie wollen, weil ihre Opfer Angst vor Strafen haben, wenn sie nicht tun, was von ihnen erwartet wird.

Sie ist infantil und kleinlich

Diesen Satz las ich immer und immer wieder, weil er mir so vertraut war. Wenn du ihre Gefühle verletzt, wird sie aggressiv jammern, dass du ihre schlechte Behandlung noch bereuen wirst, wenn sie einmal tot ist. Die babyhaften Beschwerden klingen vielleicht lächerlich, aber die Narzisstin ist todernst.

Dazu braucht es keine Erklärung, und ich schrieb den Satz zu meiner Liste und unterstrich das Wort »todernst«.

Sie zwingt dich in die Erwachsenenrolle

Sie übertrug dir ihre Verantwortung, so früh sie nur konnte, und überließ es dir, dich so gut um dich selbst zu kümmern, wie du nur konntest. Sie verweigerte dir medizinische Versorgung, passende Kleidung, notwendigen Transport oder grundlegende Annehmlichkeiten, die sie selbst nicht in Betracht gezogen hätte aufzugeben. Sie veranstaltete nie eine Geburtstagsfeier für dich oder erlaubte dir nie, Freunde übernachten zu lassen.

Genauso habe ich meine Kindheit und Jugendzeit erlebt. Ich musste nur die einzelnen Stichpunkte lesen und hatte alles wieder vor mir. Angefangen von der notwenigen ärztlichen Versorgung, ohne meine Großmutter wäre ich vermutlich verblutet oder wegen des hohen Fiebers gestorben. Keine Geburtstagsfeiern und keine Hygieneartikel, alles verweigerte sie mir, nur nicht die Aufsicht auf meinen Bruder. Ich musste ab meinem zehnten Lebensjahr seine Hausaufgaben kontrollieren und mit ihm lernen. Wehe, er brachte eine schlechte Note nach Hause, dann bekam ich den Ärger. Die nächste Überschrift weckte mein Interesse.

Sie beutet aus

Manchmal wälzt die Narzisstin die Bestrafungen, die ihr galten, etwa durch einen missbrauchenden Partner, auf das Kind ab. Der Ehemann kommt in betrunkener, rasender Wut nach Hause, und sofort beschwert sich die Mutter über das Verhalten des Kindes, sodass sich die Wut nun gegen das Kind wendet. Manchmal benutzt die narzisstische Mutter das Kind, um eine kaputte Ehe zusammenzuhalten.

Wenn ich nur daran dachte, wie sie meinem Vater gedroht hatte, im Falle einer Scheidung dafür zu sorgen, dass er uns nie wiedersehen würde, drehte sich mir der Magen um. Aber so offen und aggressiv war sie nur selten. Im Internet stand unter diesem Punkt ein Beispiel-Satz, damit man wusste, was gemeint war. »Wenn du mich liebst, dann tust du das für mich.« Mein Vater hatte sich hoch verschuldet, nur um sie zufriedenzustellen. Auch bei meinem Bruder Tony gebrauchte sie diesen Satz, wenn er nicht ihrer Meinung war. Später hörte Albert diesen Satz wahrscheinlich jeden Tag. Jedes Mal, wenn ich meine Mutter besuchte, hörte ich, wie sie diesen Satz sagte, wortwörtlich. Ob das wohl alle Narzissten so oder so ähnlich machen, fragte ich mich, doch da weckte die nächste Überschrift mein Interesse.

Sie projiziert

Sie projiziert. Das klingt ein bisschen nach Psycho-Blabla, aber es ist etwas, was alle Narzissten tun. Projektion bedeutet, dass sie ihr eigenes schlechtes Verhalten, ihre negativen Eigenschaften und Gewohnheiten in dir zu sehen glaubt, sodass sie sie bei ihr selbst ableugnen und dich dafür bestrafen kann.

Dazu fielen mir als Erstes meine Schuhe aus Italien ein. Und ein gewisses Kleid mit Leopardenmuster. An das andere wollte ich gar nicht denken. An Joachim und meine Schuldgefühle, wenn ich vor dem Spiegel im Bad gestanden hatte und mich hatte schminken wollen, so wie es damals alle Mädchen in der Clique getan hatten. Sie nannte mich »Nutte« und »Flittchen« und warf mir vor, mich jedem Jungen an den Hals zu werfen, den ich zu fassen bekäme. Dabei hatte ich Joe jahrelang zappeln lassen. Meine Mutter war da weniger zimperlich gewesen. Als mein Vater starb, war sie sofort auf Männerfang gegangen. Geschminkt und gestylt wie eine Straßendirne. So viel zum Thema »projizieren«.

Sie liegt niemals bei irgendwas falsch

Egal, was sie getan hat, sie entschuldigt sich nie wirklich für etwas. Stattdessen wird sie jedes Mal, wenn sie das Gefühl hat, sie solle sich entschuldigen, schmollen und eine üble Laune an den Tag legen, eine beleidigende Entschuldigung vortragen oder die Entschuldigung, die sie gerade gemacht hat, negieren, indem sie sich rechtfertigt und selbst bemitleidet: »Es tut mir leid, dass du dich so fühlst, als hätte ich dich beleidigt.«

Da schien es, als würde meine Mutter aus dem typischen Verhaltensmuster ausbrechen. Denn sie hat sich nie für etwas entschuldigt, zumindest nicht bei mir.

Erst der letzte Satz kam mir wieder bekannt vor. »Es tut mir leid, dass du dich so fühlst … oder du das so siehst.« Für mich war dies nie eine Entschuldigung, sondern immer der Anfang für neue Anschuldigungen oder Vorwürfe.

Sie lag damit immer richtig, wenn es darum ging, mich aus der Reserve zu locken. Sie wusste genau, welchen Knopf sie betätigen musste, um mich zum Schweigen zu bringen.

Sie weigert sich, empathisch zu handeln

So lautete die nächste Überschrift. Was ich an dieser Stelle las, verschlug mir nun wirklich die Sprache. Ich las meine eigenen Gedanken. Schon vor einiger Zeit, als ich über meine Mutter nachgedacht hatte, war mir durch den Sinn gegangen, dass sie mich nicht ignorierte, sondern ganz im Gegenteil aufmerksam beobachtete. Sie wollte wissen, was in mir vorging, um mich besser verletzen zu können. Und genau das stand nun auf dieser Homepage geschrieben. Dort wurde detailliert erklärt, dass Narzissten ein hohes Maß an Einfühlungsvermögen aufbringen können. Aber nicht zum Vorteil ihrer Kinder, sondern nur um ihnen besser Schaden und Leid zufügen zu können. Meine Hand zitterte, als ich aufschrieb, was ich las. Und es kam noch schlimmer.

Sie schafft Situationen,
die du nicht gewinnen kannst

Ich musste an Lydia denken, wegen der ich in der Ecke stehen musste und nichts zu essen bekam. Ihre Beleidigungen, dass ich eine Bettnässerin sei. Es gab so viele Ereignisse, dass ich nun Mühe hatte, alle schnell genug aufzuschreiben. Vor meinem inneren Auge erschien Flecki, mein Hase, wie er zappelnd mit aufgeschnittenem Bauch am Scheunentor hing. Coras hilfesuchender Blick, als sie in das fremde Auto gezerrt wurde. Tränen liefen mir über die Wange, und ich machte eine Pause, um mich wieder sammeln zu können.

Sie ist schamlos

Sie fordert. Sie stellt ungeheuerliche Anforderungen und wird sich alles nehmen, was sie will, wenn sie glaubt, damit davonzukommen. Sie akzeptiert kein Nein als Antwort, übt Druck aus, verbiegt sich und manipuliert dich, bis du aufgibst. Sie scheint weder Bedauern noch Scham über ihr Verhalten zu empfinden, egal wie abstoßend es ist.

Dabei musste ich nur an ihre Wünsche denken, die sie äußerte, aber sich dann nicht darüber freuen konnte. Sie fing sogar mit mir einen Streit an, als sie sich zu Weihnachten eine komplette Garnitur Bettwäsche aus Biber wünschte, was für mich mit 16 Jahren sehr viel Geld war, aber ich wollte ihr den Wunsch erfüllen. Sie packte das Geschenk aus und sagte: »Du hast wieder einmal nicht zugehört, ich wollte Bettwäsche aus Frottee. Die kannst du behalten, damit schwitzt man unsäglich.« Ich holte den Katalog und zeigte ihr, was sie dort angekreuzt hatte. Aber statt Einsicht erreichte ich das Gegenteil, sie beschuldigte mich, dass ich nur Streit mit ihr am Heiligen Abend will.

Das war nicht das erste und das letzte Mal, dass so etwas passierte. Ich drehte meine Notizen um und widmete mich dem nächsten Punkt.

Sie beschuldigt

Narzissten sind Meister im Multitasking, wie dieses Beispiel zeigt. Gleichzeitig ist deine narzisstische Mutter 1.) Am Lügen. Sie weiß, dass das, was sie getan hat, falsch war, und sie weiß, dass deine Reaktion verständlich ist. 2.) Am Manipulieren. Sie stellt dich als die Böse dar, wenn du dich gegen ihre Gemeinheiten aussprichst. 3.) Selbstsüchtig. Ihr ist es ganz egal, ob du dich schrecklich fühlst, solange alles nach ihrer Nase geht. 4.) Am Beschuldigen. Sie hat etwas falsch gemacht, aber es ist alles deine Schuld. 5.) Am Projizieren. Ihr engstirniges, kleinliches und kindisches Verhalten ist deins geworden. 6.) Am Kreieren eines selbstbemitleidenden Dramas. Sie ist eine Märtyrerin, die an dein Bestes glaubt, und du hast sie im Stich gelassen. 7.) Am Umkehren der Rollen. Du bist für ihre Gefühle verantwortlich, sie hat keine Verantwortung für deine.

Auch dies war so typisch für meine Mutter. Ich dachte an meine Clogs, die sie trug und mit denen sie hinfiel und sich den Arm brach. Es waren meine und somit war ich schuld.

Sie hatte einen Verkehrsunfall mit unserem Auto gebaut, weil sie unkonzentriert war. Sie hatte einen Tagesausflug mit ihrer zukünftigen Schwägerin an den Chiemsee geplant. Meine Schuld lag darin, dass ich fragte, ob ich auch mitfahren darf, diese Unverschämtheit von mir führte zu dem Unfall.

Bei den Gedanken musste ich unwillkürlich den Kopf schütteln und schrieb noch einige ihrer Beschuldigungen auf.

Sie zerstört deine Beziehungen

Ich musste schmunzeln, als ich las, dass die narzisstische Mutter wie eine Spinne in der Mitte des Netzes ist und alle Fäden in ihren Händen halten will.

Meine Mutter, die Spinne – wie passend, dachte ich. Ich selbst habe sie als »Schwarze Witwe« bezeichnet, und das war damals sehr passend und heute ebenso. Mir fiel wieder ein, wie sie uns alle beherrschte, meinen Vater, dann trat Albert an seine Stelle. Mein Bruder, an dessen Stelle meine Söhne traten, und schließlich ich, die nicht auswechselbar war.

Silvester, als sie behauptete, dass Robert mich betrügen würde, war der Versuch, mich gegen Robert aufzubringen. Später hat sie es bei Christian ebenfalls versucht, indem sie mir einen Floh namens Altersunterschied ins Ohr setzte.

Ich malte auf meinen Block eine Spinne in ihrem Netz. Christian würde bestimmt lachen, wenn er dies sähe.

Sie verhält sich bemitleidenswert

Überraschenderweise war der letzte Punkt der, den meine Mutter bei mir nicht oft gebrauchte. Weinen, um ihren Willen durchzusetzen, war nur der letzte Ausweg. Sie hatte mich so gut unter Kontrolle, dass ich es nur einige Male erlebt habe.

Das erste Mal, als mein Vater ihr den Zugang zu seinen Girokonto gesperrt hatte. Damals war ich zwölf, sie verlangte von mir, dass ich mit Papa reden soll. Ich weigerte mich, und so heulte sie los und jammerte, dass ich gefühllos und herzlos sei. Sie könnte nun keine Lebensmittel mehr kaufen, und wir müssten verhungern, und ich wäre schuld, da Papa auf mich hören würde. Ich sprach mit Papa wie eine Erwachsene und schämte mich dafür. Das Ergebnis gefiel meiner Mutter trotzdem nicht. Sie bekam nun Haushaltsgeld, aber keine Kontovollmacht.

Beim zweiten Mal verlangte sie von mir, dass ich Tante Ankes Schwiegertochter anrufen sollte, weil sie es gewagt hatte, sie zu kritisieren. Ich weigerte mich, und schon fing sie am Telefon zu weinen an. Ich teilte ihr mit, dass sie doch selbst anrufen soll. Dann brüllte sie, dass sie auch mich für den eventuellen Tod meines Bruders verantwortlich machen würde. Denn eigentlich bin ich an allem schuld, denn ich habe diese blöde Kuh zu uns eingeladen. Wie immer tat ich, was sie wollte, und rief an. Sagte alles, was sie mir aufgetragen hatte. Natürlich hatte ich den Schwarzen Peter wieder einmal zugesteckt bekommen.

Ich legte meinen Stift zur Seite und war fix und fertig, denn ich hatte nicht damit gerechnet, dass alle Punkte auf meine Mutter zutreffen würden.

Ich schaltete den PC aus. Ich musste nicht mehr mit Christian darüber reden, ob meine Mutter eine Narzisstin war oder nicht. Die Frage war nur, wie ich mit diesem neu gewonnenen Wissen umgehen sollte.

Mit meiner Mutter darüber reden zu wollen war nicht nur unsinnig, sondern nach allem, was ich nun erfahren hatte, schlicht unmöglich. Sie war todkrank, hatte womöglich nur noch wenige Jahre zu leben und würde sich kaum noch ändern. In den Texten, die ich gelesen hatte, war beschrieben worden, wie sich eine narzisstisch gestörte Persönlichkeit verändern konnte, wenn ihr die Möglichkeiten genommen waren, das zu erhalten, was sie so dringend brauchte. Ich las von Wut und offener Aggression, Feindseligkeit und Vereinsamung. Nie aber war von Schuldgefühlen die Rede oder einem Umdenken.

Bedeutete das, ich würde auf die Versöhnung mit meiner Mutter verzichten müssen? Die Umarmung und der theatralische Schwur waren von Anfang an nicht ernst gemeint gewesen, so wenig wie das Gerede von meinem Erbe und das Interesse an einer Kreuzfahrt. Alles hatte nur dazu gedient, herauszufinden, ob ich noch verwundbar war. Sie hatte auf die altbekannten Knöpfe gedrückt und zugesehen, was passierte. Ich habe reagiert. Zwar nicht so, wie sie es sich vorgestellt hatte, aber doch so, dass sie sich hatte einreden können, ich sei noch die, die ich immer war. Dass mich nicht mehr die Furcht vor ihr beherrschte, sondern nur noch der Wunsch, den Streit zu beenden, damit mein Leben endlich so sein würde, wie ich es mir wünschte, hatte sie nicht begriffen. Wahrscheinlich wollte sie es nicht begreifen. Als Narzisstin dachte sie nur an sich selbst und nicht an das, was ich mir wünschte. Wenn sie an meinen Wunsch nach Versöhnung dachte, dann nur deshalb, weil sie wissen wollte, wie sie mich am Besten enttäuschen und verletzen konnte. Ich hatte es verstanden. Aber ich war nicht bereit, mich damit abzufinden. Es musste eine Möglichkeit geben, mit meiner Mutter Frieden zu schließen.

45

VOLTIGIERSTUNDEN

Im Mai 2012 rief ich meine Mutter an und fragte sie, ob sie Lust hätte, mich und Jessica zu begleiten. Sie lehnte sofort mit beleidigter Stimme ab. »Hast du vergessen, wie es mir geht?«, fragte sie mich. »Ich kann kaum noch den Rollstuhl verlassen, stimmt's, Albert?« Albert bestätigte, dass meine Mutter vor einigen Tagen im Rollstuhl saß, als sie ein Konzert der Volksmusikgruppe besuchten, für die sie beide so schwärmten. »Und du verlangst von mir, dass ich drei Stunden in einer zugigen Halle sitzen soll. Willst du, dass ich mir den Tod hole?« Ich versuchte erst gar nicht, mich zu entschuldigen. Mir war auch so längst klar geworden, worauf sie hinauswollte.

Trotzdem rief ich sie regelmäßig an, sooft Jessica und ich in Regensburg waren. Es war immer dasselbe, sie klagte und jammerte oder fertigte mich mit wenigen Worten ab, je nach Lust und Laune. Ich fühlte mich an das erinnert, was ich gelesen hatte. Sie erniedrigt und kritisiert und hat Spaß daran, zu sehen (oder, wie in diesem Fall, zu hören), wie enttäuscht ich bin über ihre Reaktion. Meine Hartnäckigkeit hat sie in ihrem Glauben bestärkt, dass ich verwundbar bin. Aber ich wollte mich nicht so einfach geschlagen geben.

Doch dann geschah etwas, was mich beinahe dazu gebracht hätte, meine Meinung zu ändern. Ende Juni 2012 musste Jessica wegen einer Blinddarmentzündung ins Krankenhaus nach Regensburg. Ich rief meine Mutter an und erzählte ihr davon. » Willst du Jessica einen Besuch abstatten? Sie würde sich sicher freuen, wenn du kommst«, sagte ich. Stille. »Sie hat schon nach dir gefragt«, log ich. »Sie ist doch noch jung. In zwei oder drei Tagen ist sie wieder zu Hause«, war alles, was meiner Mutter dazu einfiel. »Nur eine Stunde. Nur dass Jessica noch jemand anderen sieht als mich, wenn du ...« – »Das ist gerade ungünstig. Wir ... sind heute schon eingeladen. Ich habe schon fest zugesagt. Ich kann die Leute doch nicht einfach so vor den Kopf stoßen. Wie sieht das denn aus?« – »Eingeladen?«, fragte ich ungläubig. »Ja, wir grillen zusammen, stimmt's, Albert?« – »Grillen?« – »Ja, grillen!«, sagte sie mit feindseliger Stimme. »Ich will die wenigen Tage, die mir noch bleiben, genießen. Wer weiß, ob ich noch mal die Gelegenheit habe, mich mit den Leuten von der Gartengemeinschaft zu treffen. Ich will mich wenigstens von ihnen verabschieden, bevor ich gehen muss. Und sie von mir. Sie wissen schließlich, wie es um mich steht.«

Jetzt war klar, warum sie unbedingt zum Grillen und nicht ins Krankenhaus zu Jessica wollte. Dort würde sie im Mittelpunkt des Interesses stehen. Wie auf dem Konzert der Volksmusikgruppe, wo Albert sie im Rollstuhl hatte umherfahren müssen. So würde es auch bei diesem Grillfest sein. Ich sah meine Mutter vor mir. Im Rollstuhl sitzend mit Leidensmiene und im Schoß gefalteten Händen. Wie sie mit der Mimik und Gestik einer Sterbenden die Mitleidsbekundungen ihrer Bekannten entgegennahm und Mühe hatte, ihr triumphierendes Lächeln zu verbergen, das sie hätte verraten können. Ich kannte dieses Strahlen in ihren Augen und dieses Zucken um ihre Mundwinkel. Es war immer zu sehen, wenn sie bekam, was sie wollte. In diesem Fall war es Aufmerksamkeit. Die Aufmerksamkeit, die sie Jessica verweigerte.

Im Krankenhaus hätte sie selbst im Rollstuhl nicht erwarten können, in irgendeiner Weise bevorzugt behandelt zu werden. Spätestens am Krankenbett von Jessica wäre sie zur Randfigur geworden.

Niemand hätte es verstehen können, wenn sie sich in Gegenwart eines kranken Mädchens in den Vordergrund hätte drängen wollen. Also zog sie es vor, erst gar nicht zu erscheinen. Schließlich konnte sie Jessica nicht so unter Druck setzen, wie sie es mit mir bei Bennys Geburt getan hatte. Damals hatte sie einen Krankenhaustermin für sich vereinbart, bei dem ihr die Gallenblase entfernt werden sollte.

Einen Tag nach der Entbindung rief meine Mutter mich im Krankenhaus an und fragte, wann ich entlassen würde. Sie erkundigte sich mit keinem Wort nach Benny oder mir. Als ich ihr meinen voraussichtlichen Entlassungstermin mitteilte, fing sie tatsächlich an zu weinen. »Wenn du so lange im Krankenhaus bleiben musst, kannst du mich ja gar nicht besuchen. Jeder kommt zu mir, nur meiner eigenen Tochter bin ich egal.« Ich habe daraufhin auf eigene Gefahr das Krankenhaus zwei Tage früher verlassen. Emotionale Erpressung nennt man das. Inzwischen hatte ich das Prinzip begriffen. Im Jahr 1988, als Benny geboren wurde, war mir der Begriff fremd. Damals habe ich getan, was sie von mir wollte.

Im Juni 2012 war ich aber nicht nur 24 Jahre älter, sondern auch um einige Erfahrungen und Erkenntnisse reicher. Ich fiel nicht mehr so leicht auf das herein, was sie sagte und machte. Die demonstrative Weigerung, Jessica zu besuchen, passte genau in das Bild, das die Fachleute von einer narzisstisch gestörten Persönlichkeit zeichneten. Sie musste im Mittelpunkt des Interesses stehen. Und sie tat alles, um das zu erreichen. Mit Vorliebe auf meine Kosten. Jessica war nur das Mittel zum Zweck, und das machte mich wütend. Mein Mädchen hatte nichts mit der Sache zu tun. Aber sie war eben das einzige von meinen Kindern, das meine Mutter nicht zu fassen bekam. Jessica hatte eine viel zu enge Bindung zu mir. Dafür wurde sie jetzt bestraft. Und mir gab meine Mutter stillschweigend die Schuld daran. Sie verletzt andere, und ich soll mich schuldig fühlen.

Das war einmal. Doch der Anblick von Jessica traf mich dennoch. Sie war den Tränen nahe, als auch am dritten Tag ihres Krankenhausaufenthalts meine Mutter nicht bei ihr erschien. »Kommt die Oma denn gar nicht?«, fragte sie mich. Mir fehlten die Worte. Jessica war zwölf Jahre alt. Was hätte ich sagen sollen? Mit billigen Ausreden wollte ich sie nicht abspeisen, und die Wahrheit hätte sie nicht verstanden. Was sollte ich ihr auch sagen? Etwa: »Jessica, ich bedauere das sehr, aber leider muss ich dir mitteilen, dass deine Oma an einer narzisstischen Persönlichkeitsstörung leidet und dich deswegen nicht gern haben kann«? Wie sollte man so einen Satz laut aussprechen?

Stattdessen schwieg ich. Während ich noch überlegte, stellte mir Jessica eine Frage, die zeigte, wie sehr ich mich in meiner Tochter geirrt hatte. »Warum hat die Oma mich eigentlich nicht lieb? Ich habe ihr doch nichts getan«, sagte Jessica traurig. Mir stiegen die Tränen in die Augen. Ich hatte immer geglaubt, Christian und ich könnten sie aus den schmerzhaften Erfahrungen mit meiner Mutter heraushalten, indem wir ihr ein intaktes Elternhaus und ein ruhiges, glückliches Familienleben boten. Jetzt musste ich wieder einmal feststellen, dass Jessica nichts entgangen war. Sie hatte nicht nur längst gemerkt, dass meine Mutter mich hasste und ablehnte, sondern sie war sich auch über deren Gefühle für sie selbst im Klaren.

Ich konnte ihr an diesem Tag keine befriedigende Antwort auf ihre Frage geben. All mein neu erworbenes Wissen nutzte mir in diesem Moment nichts. Ich hatte zwar erkannt, wer und was meine Mutter war, aber ich war nicht in der Lage, dieses Wissen zu nutzen, um mich oder meine Tochter vor den Gemeinheiten und dem Hass meiner Mutter zu bewahren. Ich war der Trauer meiner Tochter ebenso hilflos ausgeliefert wie der Bosheit meiner Mutter, deren Grinsen ich vor mir sah. Ich schloss Jessica fest in meine Arme und tröstete sie mit all meiner Liebe.

Diese Frage von Jessica hielt mich davon ab, zu kapitulieren. Als meine Mutter sich weigerte, meine Tochter zu besuchen, hatte ich daran gedacht, aufzugeben. Ich hatte mich beinahe schon damit abgefunden, dass mein Wunsch, eine Versöhnung herbeizuführen, nicht in Erfüllung gehen konnte. Als ich aber erkennen musste, dass Jessica auch schon unter der Kaltherzigkeit meiner narzisstischen Mutter zu leiden begonnen hatte, erwachte mein Kampfgeist aufs Neue. Ab sofort ging es nicht mehr nur um mich und meine Mutter, sondern auch um meine Tochter. Also ließ ich nicht locker und meldete mich weiter bei meiner Mutter, jedes Mal, wenn ich mit Jessica in Regensburg war.

Schließlich gab meine Mutter nach und begleitete uns zu einem Turnier. Jessica war so stolz und aufgeregt. Endlich würde sie ihrer Oma zeigen können, was sie konnte. Seit einiger Zeit schon voltigierte Jessica mit großem Erfolg. Sie trainierte sehr hart und gab bei jeder Vorführung und jedem Turnier ihr Bestes. Immer waren ihre Trainerinnen und Trainer ebenso begeistert wie das Publikum. Auch auf diesen Wettkampf hatte sie sich akribisch vorbereitet und ging voll konzentriert an den Start. Ihre Mühe und Ausdauer wurden belohnt. Am Ende erreichte Jessicas Team den hervorragenden zweiten Platz. Ich war außer mir vor Begeisterung, die anderen Mädchen aus ihrer Gruppe jubelten mit Jessi, die Betreuer ließen die Mädchen hochleben. Nur meine Mutter saß reglos abseits und rührte sich nicht.

Als ich zu ihr ging und sie holen wollte, damit auch sie Jessica gratulieren konnte, fing sie an, mich zu beschimpfen. »Bist du noch zu retten? Du lässt die Kleine auf einem Pferd turnen? Die könnte sich ja weiß Gott was brechen. Das ist doch lebensgefährlich! Willst du sie zum Krüppel machen? Du bist schuld, wenn ihr etwas zustößt.« Ich stand da und hätte sie am liebsten angeschrien. Aber ich wollte Jessica die gute Laune nicht verderben. Dafür sorgte schon meine Mutter. Sie hatte nicht ein gutes Wort für Jessica übrig. Sie beklagte sich nur über den penetranten Pferdegeruch, die unverschämten Zuschauer, die ihr angeblich immer im Sichtfeld gestanden hatten, und die unbequemen Sitzgelegenheiten. »Da lobe ich mir meinen Rollstuhl«, sagte sie seufzend. »Ich kann mir ein Leben ohne ihn gar nicht mehr vorstellen. Komm Albert, wir fahren heim!«

46

DER ROLLSTUHL

Dabei brauchte sie ihn im Sommer 2012 noch nicht so dringend, wie sie mir hatte einreden wollen. Es war einmal mehr eine Ausrede gewesen, mit der sie sich davor hatte drücken wollen, mich und Jessica zu treffen. Einer der Gründe dafür, warum sie keinerlei Verlangen danach hatte, mir zu begegnen, war ein Ereignis, das mich sehr glücklich machte. Im März hatte sich völlig überraschend mein Sohn Benny bei mir gemeldet und mir mitgeteilt, dass er eine neue Freundin habe. Sie hieß Lilli.

Ich freute mich natürlich für ihn und darüber, dass er wieder Kontakt zu mir aufnehmen wollte. Auch hatte ich die Hoffnung, dass sich so vielleicht eine Möglichkeit bieten würde, meine Mutter öfter zu sehen. Zu diesem Zeitpunkt hatte ich noch nicht damit begonnen, sie wegen Jessicas Voltigierstunden anzurufen. Aber ich war in diesen Wochen zuversichtlicher als je zuvor. Alles schien sich in die richtige Richtung zu bewegen. Ich war guter Dinge und hoffte, dass mir der Zufall ein wenig unter die Arme greifen würde. Doch dann kam die Ernüchterung, als ich ab Mai versuchte, mit meiner Mutter ein Treffen zu vereinbaren.

Aber ich wollte mich nicht entmutigen lassen. Christian stand wie immer hinter mir, obwohl er die Sache mit gemischten Gefühlen betrachtete. Als ich ihn fragte, warum er denn nicht so recht daran glauben könne, dass meine Mutter auf meine hartnäckigen Einladungen reagieren würde, wusste er nicht, wie er es mir sagen sollte. »Ich weiß nicht so recht«, sagte er ausweichend. »Irgendwie habe ich das Gefühl, da steckt noch etwas anderes dahinter.« Ich war überrascht. Es hatte keinen Streit gegeben. Auf die Geschichte mit dem Turnier hatte ich sehr besonnen und ruhig reagiert, und auch sonst hatte ich meine Enttäuschung über die Ausreden meiner Mutter gut zu verbergen verstanden. »Was meinst du damit?« Christian zuckte die Schultern und trank einen Schluck Kaffee. Er überlegte einen Moment. »Schwer zu sagen. Es ist mehr ein Gefühl. Eine Ahnung. Nichts Konkretes. Nichts Fassbares. Ich muss nur eben an das denken, was du mir so alles erzählt hast über eure Gespräche.«

Jetzt begriff ich, was er meinte. Meine Mutter hatte tatsächlich etwas eigenartig gewirkt. Neben den Klagen über ihren Gesundheitszustand und den mehr oder weniger direkten Vorwürfen gegen mich war immer wieder etwas angedeutet worden, was wirklich äußerst merkwürdig gewesen war. Obwohl ich sie hatte treffen wollen, hatte sie immer wieder davon gesprochen, dass alle sie alleine lassen würden. Ich hatte bisher geglaubt, sie wolle mich nur provozieren, indem sie gerade das Gegenteil von dem behauptete, was ich tat. Es war eines ihrer liebsten Rituale. Wenn ich sie sehen wollte, warf sie mir vor, ich würde mich nicht für sie interessieren. Wenn ich darauf drängte, dass sie uns zu einem Turnier begleitete, bekam ich wenige Tage später zu hören, ich würde ihr Jessica absichtlich entziehen und mit aller Macht verhindern wollen, dass sie meine Tochter zu Gesicht bekam. Aber die ständigen Hinweise darauf, dass sie niemanden mehr habe, der ihr zur Seite stünde, waren, im Nachhinein betrachtet, tatsächlich etwas merkwürdig.

»Wie gesagt, ich glaube, da ist noch was anderes im Busch«, wiederholte Christian. »Vielleicht solltest du mal Benny gegenüber eine Andeutung fallen lassen. Womöglich weiß er Bescheid. Könnte doch sein, dass deiner Mutter die Tatsache missfällt, dass Benny verliebt ist. Sie teilt nicht gerne, das weißt du doch.« Er lächelte. Aber es war kein fröhliches, vergnügtes Lächeln. Christian meinte es ernst und wirkte eher besorgt als zu Scherzen aufgelegt. Wenige Tage später konnte ich mich wieder einmal darüber wundern, wie gut er meine Mutter einzuschätzen vermochte. Er hatte recht mit dem, was er mir gesagt hatte.

Der Grund für ihre Klagen war Benny. Er rief mich im Juni 2012 an und teilte mir mit, dass er und Lilli heiraten wollten. Ich war zwar überrascht und auch ein wenig skeptisch, weil die beiden erst seit drei Monaten zusammen waren, aber natürlich freute ich mich für ihn und sagte ihm das auch. Christian gratulierte ebenfalls und wünschte den beiden alles Gute. Wir waren uns einig, dass wir uns auf keinen Fall einmischen wollten. Wenn die beiden sich liebten und sich sicher waren, dass sie den Rest ihres Lebens zusammen verbringen wollten, würden wir ihnen sicher keine Steine in den Weg legen. Meine Mutter hatte da womöglich weniger Skrupel. Benny wohnte zehn Kilometer von ihr entfernt in einer Dienstwohnung, die er im Juli räumen musste, da er einen neuen Job angenommen hatte. Meine Mutter wollte, dass Benny bei ihr in der Nähe bleiben sollte, aber ihn zog es achtzig Kilometer weiter weg. Genauer gesagt, erst mal zu uns ins Haus, und von hier wollten er und Lilli sich ein neues Zuhause suchen.

Natürlich haben wir zugestimmt und als Grund dafür akzeptiert, dass er nicht mehr in der Dienstwohnung bleiben konnte, nun, da er einen neuen Job bei uns in der Nähe hatte. Aber Christian und ich waren uns sicher, dass meine Mutter diese Begründung, so logisch und nachvollziehbar sie auch war, nicht gelten ließ. Es ging einmal mehr ums Prinzip. Sie wollte im Mittelpunkt des Interesses stehen. Ein eigenes Leben für Benny war nicht vorgesehen. Dass er es wagte, sich eine eigene Zukunft aufzubauen, während sie mit einer schweren Erkrankung im Rollstuhl saß, kam für sie einer Beleidigung gleich. Und schuld daran war natürlich wieder einmal ich.

Wohin zog Benny? Zu mir. Also stand fest, wer der Schuldige war. Jessica bekam es zu spüren, als sie in Regensburg im Krankenhaus lag. Was interessierte meine Mutter schon, wie es ihrer Enkelin ging, wenn sich keiner in der Familie für sie interessierte? Ich hatte Mühe, mich zu beherrschen in diesen Tagen. Die Tatsache, dass meine Mutter alles tat, um meine Kinder in die Auseinandersetzung zwischen uns beiden hineinzuziehen, machte mich wütend. Für mich war es eigentlich eine Sache zwischen ihr und mir, aber für sie ging es jeden etwas an, der mit mir in Verbindung stand. Vor allem jene, die ein gutes Verhältnis zu mir hatten.

Das war schon immer so gewesen. Früher hatte sie alle meine Bekannten und Freunde schlechtgemacht und mich bei jeder sich bietenden Gelegenheit von meiner Großmutter ferngehalten. Jetzt tat sie alles, um die Beziehung zwischen mir und meinen Kindern zu vergiften. Benny war seit seinem Einzug bei ihr einige Jahre zuvor ihr »Lieblingsenkel«. Dass nun ausgerechnet er auszog, nur um zu Christian und mir zu kommen, war für sie eine ungeheure Beleidigung. Und eine Bedrohung, wie Christian eines Abends hinzufügte.

Wir saßen im Wohnzimmer beieinander und überlegten, was wir noch alles tun könnten, um es Lilli und Benny so gemütlich und angenehm wie möglich bei uns zu machen, als er genau das sagte. »Sie wird ganz schön ins Schwitzen kommen bei dem Gedanken, dass Benny reden könnte«, sagte Christian. »Was glaubst du, was sie dem Jungen in den letzten Jahren alles an Lügen aufgetischt hat?« Daran hatte ich noch gar nicht gedacht, ich war so froh gewesen, dass mein Junge endlich wieder bei mir war, dass mir so etwas gar nicht in den Sinn gekommen war. Nun musste ich aber an all die Vorfälle der Vergangenheit denken, in denen sie mich mit allerlei schäbigen Tricks von meiner Verwandtschaft fernzuhalten versucht hatte.

Ich erinnerte mich an den angeblichen Krankenhausaufenthalt, der mich daran gehindert hatte, einer Familienfeier beizuwohnen, oder die haarsträubende Lüge, mit der sie mich an ihrem 50. Geburtstag an der Nase hatte herumführen wollen. Damals hatte sie die Kinder, Robert und mich einfach stehen lassen, als wir ihr hatten gratulieren wollen. Und ich erinnerte mich an den Streit mit Benny, als ich zu Christian gezogen war. Er hatte mir alles Mögliche an den Kopf geworfen. Unter anderem, dass ich mich nicht für ihn interessieren würde. Das klang verdächtig mach meiner Mutter.

»Sprich ihn aber bitte nicht darauf an«, meinte Christian. »Ich bin sicher, er bereut, was damals passiert ist. Er hatte lange genug Zeit, sich eine eigene Meinung zu bilden. Und seine Freundin scheint auch ziemlich schnell gemerkt zu haben, mit wem sie es zu tun hat.« – »Du meinst, sie hat mit ihm über meine Mutter geredet?« – »Davon gehe ich aus. Also lass das Thema einfach außen vor, in Ordnung? Er soll sich wohlfühlen bei uns. Und Lilli auch.« Christian hatte natürlich recht. Ich war einfach nur froh, dass die beiden zu uns kamen.

Als Benny mich bat, ihm bei der Vorbereitung seiner Hochzeit zur Hand zu gehen, war ich sprachlos. Er bemerkte meine Verwunderung und lächelte. »Du kennst dich doch aus damit. Schließlich hast du schon zwei Hochzeiten hinter dir«, sagte er augenzwinkernd. Ich hätte ihn am liebsten in den Arm genommen und an mich gedrückt, so glücklich war ich in diesem Moment. Es war für mich der Beweis, dass er nicht an das glaubte, was meine Mutter ihm einzureden versucht hatte. Sofort machte ich mich an die Vorbereitungen. Die Hochzeit sollte am 10. August 2012 stattfinden.

Meine Mutter war natürlich gar nicht begeistert, als sie davon erfuhr. Vielleicht hatte sie daran gedacht, dass Benny sie fragen würde. Vielleicht glaubte sie, er habe es unterlassen, weil er von meiner ersten Hochzeit gehört hatte. Ich weiß es nicht. Sie beschränkte sich darauf, zu schmollen, und ließ kein gutes Haar an allem, was ich plante. Anders als bei meiner zweiten Hochzeit ließ sie es sich allerdings nicht nehmen, der Einladung zu folgen.

Ich hatte schon befürchtet, sie würde sich von Albert im Rollstuhl zum Standesamt schieben lassen und so versuchen, dem Brautpaar den Rang abzulaufen, aber zu meiner großen Überraschung erschien sie zu Fuß und wirkte weder gebrechlich noch hilfsbedürftig. Wollte sie Benny zeigen, dass sie die Hochzeit ebenso gut hätte planen können? Ich kam auf den Gedanken, als wir in dem italienischen Restaurant saßen, für das sich Benny und Lilli entschieden hatten. Sie weigerte sich hartnäckig, mit irgendeinem der anderen Gäste zu reden. Außer mit Tante Anke wechselte sie mit keinem ein Wort.

Keiner außer mir schien das zu bemerken. Aller Augen waren auf das Brautpaar gerichtet. Die Gäste waren voll des Lobes für die beiden und das Essen. Sie lobten das Buffet und das Personal in den höchsten Tönen und amüsierten sich prächtig. Ganz im Gegensatz zu meiner Mutter, die immer griesgrämiger und verbitterter wurde. Tante Anke konnte ihren Zorn nicht besänftigen. Als ich mich zu ihr setzte und fragte, wie sie die Feier fände, begann sie sofort zu schimpfen.

»Warum hast du ausgerechnet einen Ausländer aussuchen müssen? Gibt es nicht genug bayrische Lokale? Das Essen ist doch absolut ungenießbar. Es ist doch eine Frechheit, seinen Gästen lauwarmes Essen vorzusetzen. Da war absolut nichts dabei, was mir geschmeckt hätte. Und dafür wollen die auch noch Geld! Aufstehen und gehen! Einfach das Lokal verlassen. Das sollte man machen. Eine Unverschämtheit ist das. Frag doch die anderen. Hör dich ruhig um. Du wirst nicht einen finden, der anderer Meinung ist. Alle haben das gesagt, stimmt's, Albert?«

Benny und Lilli waren zufrieden, und das war die Hauptsache, auch wenn es mich störte, dass meine Mutter schon wieder versucht hatte, etwas schlechtzureden, was ich gemacht hatte. Drei Tage später besuchte sie zusammen mit Albert erneut ein Konzert der Volksmusikgruppe. Natürlich ließ sie sich wieder im Rollstuhl herumfahren. Hinterher erzählte sie mir am Telefon, wie gut ihr das Mitleid getan hätte. »Alle haben Mitleid mit mir gehabt. Sogar die, die nicht zu mir gekommen sind. Das hat man an ihren Gesichtern erkennen können. Die Leute wissen wenigstens noch, was sich gehört. Vor einer todkranken Frau hat man eben Respekt. Aber das kann man wohl nicht von allen erwarten.« Komisch, dachte ich mir, denn an der Hochzeit war sie sehr gut zu Fuß unterwegs, da brauchte sie keinen Rollstuhl. Ich erzählte ihr lieber von unserem bevorstehenden Urlaub auf Gran Canaria. Meine Mutter schnaubte unwillig und beendete das Gespräch ohne ein weiteres Wort.

Noch während unseres Urlaubs erfuhren Christian und ich, dass Lilli ein Kind erwartete. Ich konnte es kaum fassen. Christian machte sich einen Spaß daraus, mich damit zu necken. »Oma?«, sagte er mit scheinheiliger Miene, wenn wir zusammen am Tisch saßen. »Gibst du mir mal bitte das Brot?« – »Schwachkopf!« – »Oma!«, erwiderte er und mümmelte wie ein zahnloser Greis. Ich boxte ihn gegen den Oberarm. Der Kellner, der die Teller abräumte, sah mich an, als hätte er jedes Wort verstanden, was natürlich nicht der Fall war, denn noch vor 30 Minuten musste Jessica in ihrem besten Spanisch für uns bestellen. Christian hatte Mühe, nicht laut loszulachen, als er sah, wie mir die Schamröte ins Gesicht stieg. Auch Jessi verzog das Gesicht und wandte den Kopf ab. »Schwachkopf!«, zischte ich nochmals leise, als der Kellner gegangen war. »Oma!« – »Ja!«, sagte ich entschlossen. »Und ich freue mich drauf.« – »Das sieht man, du bekommst auch schon graue Haare.« – »Wo habe ich graue Haare?« – »Na da!« – »Wo?« Christian stand tatsächlich auf und fing an, nach den grauen Haaren zu suchen. Mitten im Restaurant. Vor den Augen der anderen Gäste. Es sah aus, als wollte er mich lausen. Jessi musste so sehr lachen, dass ihr das Essen im Hals stecken blieb. Und ich war einfach nur glücklich. Es war wie damals auf der Kreuzfahrt. Für die Dauer weniger Tage vergaß ich meine Mutter und den noch immer schwelenden Konflikt und genoss das Leben in vollen Zügen.

Zu Hause angekommen, änderte sich das allerdings schlagartig. »Was willst du jetzt hören?«, fauchte meine Mutter mich an, als ich sie fragte, was sie dazu meine, dass sie bald Uroma werden würde. »Ich erlebe die Geburt des Kindes sowieso nicht mehr. Ich bin todkrank. Soll ich mich etwa darüber freuen, dass ich meinen Urenkel nie sehen werde? Hättest du dir die Mühe gemacht, dich auch nur ein einziges Mal nach mir zu erkundigen, dann wüsstest du, wie sehr sich mein Zustand verschlechtert hat. Aber du hattest ja Besseres zu tun. Du musstest dich ja in die Sonne legen und braun werden. Ich hoffe sehr, es hat sich gelohnt. Dass ich nur noch im Rollstuhl sitze, interessiert dich nicht im Geringsten.« – »Mama, so habe ich das doch nicht gemeint. Ich freue mich halt für Benny und Lilli.« – »Nur zu!«, zischte sie giftig. »Du wirst schon noch sehen, was du davon hast.« – »Wie meinst du das?« – »Das merkst du noch früh genug!«

47

VORAHNUNGEN

Die Worte meiner Mutter ließen mich nicht mehr los. »Das merkst du noch früh genug«, hatte sie gesagt. Es hörte sich an wie eine Drohung und war zweifellos auch so gemeint. Wieder einmal hatte meine Mutter es verstanden, mir einen Hieb zu versetzen, der mich völlig unvorbereitet getroffen hatte. Ich musste erkennen, dass es nicht ausreichte, Wissen über etwas anzusammeln, von dem ich glaubte, es könnte mir erklären, was in meiner Mutter vor sich ging. Zu wissen, was sie dazu trieb, mich zu hassen und zu verletzen, war eine Sache, damit umzugehen, etwas vollkommen anderes. Das hatte ich nun einmal mehr erkennen müssen.

Meine Hoffnung, ich könnte nun, mit Christian an meiner Seite, meiner Mutter auf gleicher Augenhöhe begegnen und sie dazu bewegen, über unsere Beziehung nachzudenken, hatte sich in nichts aufgelöst. Statt über mich und uns nachzudenken, hatte sie nur nach einer Möglichkeit gesucht, mich erneut zu verletzen. Und das war ihr gelungen. Über meine Kinder. Vor allem die Art, wie sie Jessica zurückwies, machte mir schwer zu schaffen. Jessicas Worte im Krankenhaus gingen mir nicht aus dem Sinn. Ich sah ihr Gesicht vor mir und dachte an die Drohung meiner Mutter. Sie hatte mich gemeint, als sie sich weigerte, Jessica zu besuchen. Meine Mutter hatte bei Bennys Hochzeit nicht ihn oder Lilli kritisiert, sondern ausschließlich mich.

»Was glaubst du, was sie damit gemeint hat?«, fragte ich Christian, als er sich abends zu mir vor den PC setzte. »Schwer zu sagen. Sie ist wirklich unberechenbar. Manchmal hat man das Gefühl, sie ist wütend, weil sie merkt, wie glücklich du bist. Das würde zu dem passen, was auf diesen Seiten steht.« Christian deutete auf den Display des PCs. »Sie kommt nicht damit klar, dass ich dich liebe. Sie kann und will nicht akzeptieren, dass dein Leben sich verändert hat. Und nun sucht sie nach dem richtigen Knopf. Ich weiß, das klingt jetzt eigenartig, aber mir fällt kein besseres Wort dafür ein.« – »Ich weiß schon, was du meinst«, antwortete ich. »Sie sucht nach einem geeigneten Mittel, um mich wieder zu der Tochter zu machen, die ich einmal war.« – »Zum Sündenbock.« Christians Stimme klang besorgt, als er das sagte. Ganz in Gedanken versunken, blickte er auf den Text auf dem Display und schwieg.

Ich stand auf, beugte mich über ihn und küsste ihn auf die Stirn. »Danke, dass du immer für mich da bist.« Er streichelte mir sanft über die Wange und lächelte. »Das ist das Wenigste, was ich für dich tun kann. Ich wünschte, ich könnte dir sagen, was das Richtige ist. Dass deine Mutter ein Problem mit mir hat, liegt wohl auf der Hand. Ebenso offensichtlich ist, dass sie einer Auseinandersetzung mit mir aus dem Weg geht. Sie spricht auch dich nicht darauf an. Ist dir das schon aufgefallen? Sie mischt sich nicht in unsere Ehe ein und versucht auch nicht, einen Keil zwischen uns zu treiben. Zumindest nicht so offen, wie sie es bei dir und Robert getan hat. Damals hat sie ja ganz offen behauptet, er würde fremdgehen. Erinnerst du dich? Du hast es mir erzählt. Die Silvesterparty?« – »Wie könnte ich das vergessen?« – »Ich kann mir schon vorstellen, dass sie über uns herzieht und sich das Maul über uns und speziell über mich zerreißt, aber es ist doch ein deutlicher Unterschied zu vorher erkennbar.« – »Auf jeden Fall«, pflichtete ich Christian bei. »Aber wenn ich dich richtig verstanden habe, glaubst du, sie will unsere Ehe zerstören. Du hast gerade gesagt, sie komme nicht damit klar, dass ich glücklich bin.«

»So ist es«, bestätigte Christian. »Genau das ist es, was mich, ehrlich gesagt, nervös macht. Ich habe keine Ahnung, wie sie das schaffen will. Auf der einen Seite habe ich immer wieder das Gefühl, sie hat begriffen, dass ich zu dir stehe, und andererseits kommt es mir immer häufiger so vor, als ob sie fest davon überzeugt wäre, uns doch irgendwie auseinanderbringen zu können.« Er schüttelte den Kopf. »Klingt irgendwie total konfus, oder?« – »Ja«, sagte ich und lächelte. »Aber wer wird nicht konfus, wenn er über meine Mutter nachdenkt?« Christian atmete tief durch. Seine Gesichtszüge entspannten sich. »Na dann gehen wir mal essen, bevor wir noch konfuser werden.«

Wir waren aber nicht die Einzigen, die in diesen Tagen im Herbst 2012 nicht mehr wussten, wo ihnen der Kopf stand. Im November trafen wir uns mit Albert in einem Einkaufszentrum. Er hatte uns heimlich angerufen und um eine Unterredung gebeten. Es klang alles sehr mysteriös und geheimnisvoll, doch wir wollten ihn nicht enttäuschen, da er mehrfach betont hatte, wie wichtig es ihm sei, uns zu treffen. »Vielleicht hat deine Mutter spezielle Weihnachtswünsche«, witzelte Christian. Mir war aber nicht nach Scherzen zumute. »Ich habe da ein ganz komisches Gefühl«, gestand ich ihm. »Irgendwas ist da ganz und gar nicht in Ordnung.« – »Was meinst du? Irgendeine Ahnung, worum es gehen könnte?« – »Leider nein. Aber ich nehme mal an, dass es um ihre Zirrhose geht. Vielleicht ist sie schlimmer geworden.«

Das war nur zum Teil richtig. Was Albert uns sagte, übertraf meine schlimmsten Befürchtungen noch bei Weitem. Er erzählte uns von einem Haarriss am Steißbein meiner Mutter, der angeblich durch Osteoporose verursacht worden sein sollte. »Aber das stimmt eben nicht!«, schimpfte Albert. »Der eigentliche Grund dafür ist, dass sie nur noch liegt. Den ganzen Tag. Sie macht überhaupt nichts mehr. Sie will nirgendwo mehr hin, und wenn wir von irgendjemand eingeladen werden, dann lehnt sie ab.« Ich hatte Albert noch nie so erlebt. Er war richtig wütend. »Sie hat sogar den Physiotherapeuten dazu gebracht, die Reha abzubrechen.« – »Was?«, rief Christian überrascht. »Das geht doch gar nicht! Der muss sie behandeln. Wenn die Krankenkasse zahlt …« – »Aber das ist es doch!«, fiel ihm Albert ins Wort. » Die zahlen eben nicht mehr. Wir mussten doch alles aus eigener Tasche bezahlen, als die gemerkt haben, dass Leni die Reha verweigert.« – »Verweigert?«, stieß ich hervor. »Mama verweigert die Behandlung?« Wir waren alle sprachlos. »Das gibt's doch nicht!«, meinte Benny kopfschüttelnd, der bisher mit seiner Frau schweigend danebengestanden und zugehört hatte. »Was ist denn in Oma gefahren? Hast du ihr das nicht ausreden können?«

Albert senkte den Blick zu Boden. Ich ahnte schon, dass jetzt etwas kommen würde, was mir nur zu bekannt war. »Sie hat dich gezwungen zu lügen, habe ich recht?« Er nickte. »Der Therapeut hat natürlich gemerkt, dass sie die Übungen nicht macht. Sie hätte sie täglich machen müssen. Stattdessen lag sie nur da und hat keinen Finger gerührt. Als der Mann wütend wurde, habe ich bestätigen müssen, dass sie jeden Tag übt. Er hat kein Wort geglaubt. Der Therapeut hat immer wieder gesagt, dass er die Behandlung abbrechen und es der Krankenkasse melden wird, wenn sie nicht endlich mitmacht. Sie hat es einfach ignoriert. Das Ende vom Lied war, dass die Krankenkasse keinen Euro mehr bezahlt hat.«

Albert war mit den Nerven am Ende, das sah jeder von uns. Er tat allen leid, doch keiner von uns wusste, wie wir ihm hätten helfen können. Mit meiner Mutter zu reden war ausgeschlossen. Es hätte die Sache für Albert nur noch schlimmer gemacht. Meine Mutter hätte ihn nicht mehr aus den Augen gelassen. Ein Gespräch wie dieses wäre nicht mehr möglich gewesen. Ich konnte mich sehr gut in seine Lage hineinversetzen. Mir war es früher ebenso ergangen. Ich kannte dieses Gefühl der Hilflosigkeit sehr genau, diese ohnmächtige Wut angesichts der Sturheit und Unnachgiebigkeit meiner Mutter. Und nun wusste ich auch, wie sich Tante Anke und meine Großmutter gefühlt haben mussten. Sie hatten sich in derselben Lage befunden, in der Christian und ich uns jetzt befanden. Wir wollten helfen und konnten nicht, weil alles, was wir hätten tun können, mehr geschadet als genutzt hätte.

So blieb uns nicht viel mehr übrig, als ihn zu trösten und ihm Mut zuzusprechen und ihm immer wieder zu sagen, dass er jederzeit anrufen könne. »Danke«, sagte er leise. »Das ist nett von euch. Aber …« – »Aber?«, fragte Christian und legte die Stirn in Falten. »Da kommt noch was, habe ich recht?« Albert nickte. »Sie plant ihre Beerdigung.« Als wir das hörten, waren wir alle einen Moment sprachlos. Atemlose Stille. Ich hielt vor Schreck den Atem an. Sogar Christian stand da wie zur Salzsäule erstarrt. »Sag das noch mal!« – »Sie plant ihre eigene Beerdigung. In allen Einzelheiten.«

»Um Gottes willen!«, stieß Benny hervor. »Das gibt es doch gar nicht!«, sagte Christian. »Bist du sicher?« – »Natürlich. Sie hat sogar schon einen Anzug für mich ausgewählt, den ich tragen soll, wenn sie beerdigt wird.« – »Das ist jetzt ein Scherz?« – »Nein. Und das ist noch nicht alles. Ich darf nicht mehr schlafen. Sie rechnet jeden Tag damit, dass sie sterben könnte. Deswegen macht sie mir Vorwürfe, wenn ich einschlafe, weil ich ja dann nicht mitbekomme, wenn sie stirbt. Sie redet von nichts anderem mehr. Sie schläft am liebsten tagsüber, wenn ich die Hausarbeit mache. Sie sagt, sie fühlt sich dann wohler, weil sie nicht alleine ist.« – »Das ist ja unglaublich.« – »Das Unglaublichste kommt noch.« Albert sah aus, als traute er sich nicht, es laut auszusprechen. »Was meinst du?« – »Sie schreibt an ihrer eigenen Trauerrede.«

»Das ist jetzt nicht dein Ernst!«, sagte ich und schlug die Hände vors Gesicht. »Leider doch. Sie besteht darauf, dass genau diese Rede verlesen werden soll und keine andere. Ich musste ihr schwören, alles zu tun, was nötig ist, damit diese Rede auch wirklich verlesen wird.« – »Was steht denn drin?«, fragte Christian. Albert warf mir einen kurzen Blick zu und senkte die Augen. »Ich weiß es wirklich nicht. Es … ich muss jetzt los. Leni wartet sicher schon. Ich habe ihr gesagt, ich müsste noch Besorgungen machen. Sie wartet sicher schon.«

Als ich wieder zu Hause war, ließen mir die Worte meines Stiefvaters keine Ruhe mehr. Meine Mutter plante ihren eigenen Tod! Ich hatte wirklich an alles Mögliche gedacht, hatte mir nach den

Vorkommnissen der letzten Monate alle möglichen Szenarien ausgemalt und jede nur erdenkliche Bosheit in Betracht gezogen, aber daran hatte ich nicht gedacht. »Welcher Mensch tut so etwas? Wer schadet sich absichtlich selber? Christian, sie hat eine Leberzirrhose!«, rief ich aufgebracht. »Schatz, beruhige dich.« – »Verstehst du denn nicht? Sie wird sterben, und ich bin dann schuld an ihrem Tod, weil ich mich nicht um sie gekümmert habe.« – »Also, ich glaube, jetzt schießt du ein bisschen übers Ziel hinaus. Nur weil sie ihre Trauerrede selber schreibt, heißt das nicht gleich, dass sie dir die Schuld an ihrem Tod geben will.«

Es klang wenig überzeugend. Christian wusste, dass ich recht hatte. Er hatte mich nur beruhigen wollen. Aber ich war in diesem Moment wirklich außer mir. Mein Leben lang hatte ich von ihr zu hören bekommen, dass ich sie eines Tages ins Grab bringen würde. Doch nun schien es ihr ernst damit. Sie wollte »Nägel mit Köpfen« machen, wie sie immer sagte. Und in ihrer Trauerrede würde stehen, wer sie auf dem Gewissen hat. Ihre Tochter Gabriele. Ich. Jeder würde es hören. An ihrem Sarg würde mich der Pfarrer, der die Rede verlas, des Mordes an meiner Mutter anklagen. Mit ihren eigenen Worten. Mir wurde übel. Leichenblass sank ich auf einen Stuhl. Christian lief schnell in die Küche und holte mir ein Glas Wasser.

»Deswegen diese Andeutungen«, sagte ich mit kraftloser Stimme. »Dieses ständige Betonen meines Desinteresses. ›Du wirst schon noch sehen, was du davon hast.‹ Das waren ihre Worte. Sie wird mich beschuldigen, sie im Stich gelassen zu haben. Sie musste sterben, weil ich mich mehr um mich selbst als um sie gekümmert habe. Mein Glück war mir wichtiger als meine todkranke Mutter. Etwas in dieser Art.« Christian biss sich auf die Unterlippe. In ihm brodelte es. Auch er glaubte, dass es so kommen würde, und kochte vor Wut angesichts dieser unvorstellbaren Bosheit. »Wie krank muss man …« Er verstummte. Schweigend nahm er mich in den Arm. Es gab nichts, womit er mich in diesem Moment besser hätte trösten können als durch die Berührung seiner Hände. »Was sollen wir nur tun, Christian?« – »Sprich mit ihr«, schlug Christian vor. »Lass dich nicht abschütteln. Es ist das Einzige, was du im Augenblick tun kannst. Wenn du dich zurückziehst und den Kontakt abbrichst, hat sie genau das, was sie will. Tu so, als ob du nicht wüsstest, was sie vorhat. Etwas Besseres fällt mir im Moment nicht ein.«

48

GEBURTSTAGSGRÜSSE

Am Geburtstag meiner Mutter kam Benny zu mir. Er wirkte nervös und ratlos und fragte mich, ob ich einen Moment Zeit hätte. Ich legte das Geschirrtuch beiseite und setzte mich mit ihm an den Esstisch. »Oma will unbedingt an Weihnachten für uns alle kochen«, sagte er. Seine Stimme klang verzweifelt. »Sie lässt sich das nicht mehr ausreden. Ich weiß wirklich nicht, was ich tun soll. Lilli und ich haben euch alle zu uns eingeladen, und wir wollen alles selber machen. Ist das so schwer zu verstehen? Aber Oma besteht darauf, zu kochen, weil ich und Lilli ihrer Meinung nach dazu nicht imstande sind. Ich will das nicht. Oma jammert doch eh schon die ganze Zeit. Zu Hause überlässt sie Albert die ganze Arbeit, und bei uns will sie alles alleine machen. Das geht doch gar nicht. Wenn sie weiter darauf besteht, dann sagen wir die Weihnachtsfeier ab. Ich verzichte lieber auf das ganze Fest, als dass ich Oma bei mir in der Küche an den Herd lasse.«

Wie ich vermutet hatte, ging es um die geplante Familienfeier bei Benny und Lilli. Die beiden hatten uns einige Tage zuvor eingeladen. Wir alle, auch Albert und meine Mutter, sollten am ersten Weihnachtstag zu ihnen zum Essen kommen. Sie hatten sich alles schon genau überlegt. Es sollte Pute mit Knödeln zum Mittagessen und nachmittags Kaffee und Kuchen geben. Lilli wollte auch Plätzchen backen.

Die beiden hatten sich einiges vorgenommen, und Christian und ich hatten auch gleich die Einladung angenommen. Nur meine Mutter war wieder einmal unzufrieden gewesen und hatte Benny mit einer unerwarteten Ankündigung überrascht. Ohne ihn zu fragen, ob er und Lilli damit einverstanden waren, hatte sie ihm mitgeteilt, dass sie das Kochen übernehmen werde. Als Begründung hatte sie angeführt, dass weder Benny noch Lilli in der Lage seien, eine Pute zuzubereiten. Und während sie in der Küche hantierte, sollte Albert den beiden auch noch beim Dekorieren der Wohnung zur Hand gehen.

»Das machen wir auf gar keinen Fall mit!«, schimpfte Benny. »Wieso hast du ihr das denn nicht gesagt?« – »Sie hat einfach aufgelegt. Ich bin doch gar nicht zu Wort gekommen. Oma hat mir nur noch gesagt, sie hätte Albert schon zum Einkaufen geschickt. Dann hat sie Schluss gemacht.« – »Benny, du musst sie anrufen und ihr das sagen«, meinte ich. »Wenn du nicht mit ihr redest, steht sie wirklich an Weihnachten bei euch um acht Uhr morgens mit der Pute in der Hand vor der Tür.« – »Mama, wie soll das denn gehen? Du kennst doch Oma, du weißt doch, wie sie ist. Wenn ich ihr sage, dass ich das nicht will, ist sie doch sofort beleidigt und redet wochenlang nicht mehr mit mir.«

Da hatte Benny recht. »Gut. Dann mache ich das«, sagte ich. »Ich will sie sowieso heute Nachmittag anrufen und ihr gratulieren. Da kann ich sie auch gleich auf Weihnachten ansprechen. Aber ich kann dir nichts versprechen.« Benny war die Erleichterung anzusehen. Ich dagegen verbarg, was in mir vorging. Zu sehen, wie sehr sich die Kinder vor meiner Mutter fürchteten, war für mich unerträglich. Aber ich konnte weder mit ihnen noch mit meiner Mutter darüber reden. Wie gerne hätte ich mit Benny und Lilli über alles gesprochen und ihnen von meiner Kindheit und Jugend erzählt und sie davor gewarnt, sich von meiner Mutter so sehr vereinnahmen zu lassen. Aber was hätte es genützt? Ich wusste es nicht. Ich hatte keine Vorstellung davon, wie Benny oder Lilli darauf reagiert hätten, wenn ich ihnen die Wahrheit über meine Mutter gesagt hätte. Also blieb mir nichts anderes übrig, als ihnen meine Hilfe anzubieten.

Nachmittags rief ich meine Mutter an und gratulierte ihr zum Geburtstag. »Ich wünsche dir alles Gute zum Geburtstag, Mama! Viel…« Weiter kam ich nicht. »Alles Gute! Du bist gut. Hast du eine Vorstellung, wie ich mich fühle? Es wird von Tag zu Tag schlimmer. Ich kann mich kaum noch rühren. Jede Bewegung verursacht mir unerträgliche Schmerzen. Ich hoffe, ich sterbe bald, damit das alles ein Ende hat.« – »Aber Mama, so etwas darfst du nicht sagen. Wir sind doch alle für …« – »Was darf ich nicht sagen? Du kannst dir doch gar nicht vorstellen, wie ich mich fühle. Die ganze Nacht liege ich wach, weil mir alles wehtut, stimmt's, Albert?«

»Wenn es so schlimm ist, dann lass doch Benny und Lilli an Weihnachten kochen«, sagte ich. Meine Mutter hörte sofort auf zu klagen und zu jammern und sagte kein Wort mehr. Ich wartete einen Moment, dann redete ich weiter. »Lass dich doch mal so richtig von den beiden verwöhnen. Das wäre doch was, findest du nicht? Einmal überhaupt nichts machen, sondern nur ausruhen und es dir gut gehen lassen.« Stille. Ich hörte meine Mutter atmen. Sie war wütend und überlegte, was sie darauf erwidern sollte. »Na, was hältst du davon?«, fragte ich. »Gar nichts!«, knurrte sie beleidigt. »Du weißt doch selbst, dass die beiden kein bisschen kochen können. Was soll da schon dabei herauskommen? Nein, nein, das mache ich lieber alleine, und falls es tatsächlich nicht mehr geht, kann Lilli mir ja helfen. Ich setze mich auf einen Stuhl und sage ihr, was sie tun soll. Das geht auch.« Benny, der neben mir gestanden und das Gespräch mitgehört hatte, riss entsetzt die Augen auf. »Mama, überleg es dir doch noch mal. Die Kinder geben sich doch solche Mühe. Wir haben auch schon ein Probekochen gemacht, und es hat wunderbar geklappt. Lass dich einfach überraschen, ja?« – »Ich muss jetzt Schluss machen.« Sie legte auf. Benny schlug sich mit der Hand vor die Stirn und schüttelte den Kopf. »Das darf doch nicht wahr sein«, murmelte er fassungslos.

Abends erfuhr ich dann von Benny, dass meine Mutter ihn angerufen hatte. »Und?«, fragte ich. »Hat sie ein Einsehen mit euch?« – »Von wegen!«, stieß er aufgeregt hervor. »Es ist alles nur noch schlimmer geworden. Jetzt will sie gar nicht mehr kommen. Sie hat gesagt, ich soll die Pute bei ihr abholen und bei der Gelegenheit auch gleich die Geschenke mitnehmen.« – »Wie bitte?«, platzte es aus mir heraus. »Ich rede noch mal mit ihr. Ich ...« – »Das würde ich an deiner Stelle besser bleiben lassen«, unterbrach mich Benny. »Oma hat gesagt, dass alles deine Schuld ist.« – »Was?« – »Sie sagte, es sei nicht meine Schuld. Oma behauptet, du hättest sie angeschrien.« – »Ich habe was?«, rief ich. »Sie sagt, du hättest sie angerufen und angeschrien«, wiederholte Benny. »Du hättest ihr den ganzen Geburtstag verdorben und wolltest sie ins Grab bringen und so weiter.« – »Hat sie das wirklich gesagt?« – »Ja, und andere Sachen.« – »Aber das stimmt nicht!«, verteidigte ich mich. »Das habe ich ihr auch gesagt. Ich habe ihr gesagt, dass ich euer Gespräch mitangehört habe.« – »Und?« – »Nichts. Sie hat sich verabschiedet und sofort aufgelegt.«

»Das ist doch ...«, knurrte Christian.« Jetzt reicht's! Schluss mit dem Affentheater! Ich habe mir das jetzt lange genug angehört«, sagte er mit mühsam unterdrückter Wut und packte das Telefon. »Christian, was hast du vor?«, rief ich erschrocken. »Ich sage deiner Mutter jetzt die Meinung!« Rasch legte ich meine Hand auf seinen Arm. »Bitte nicht!« Christian sah mich an, zögerte kurz und gab mir dann das Telefon. Er atmete tief durch. »Schatz, das kann so nicht weitergehen. Du weißt, wohin das führt. Wir dürfen uns das nicht gefallen lassen.« – »Bitte, Christian, lass mich das machen. Ich will keinen Streit. Nicht jetzt, nicht an Weihnachten. Ich will versuchen, noch einmal mit ihr zu reden, auch wegen der Kinder. Einverstanden?« – »Von mir aus! Aber wenn sie noch einmal so etwas sagt, bekommt sie es mit mir zu tun.«

Zu meiner großen Überraschung hatte meine Mutter es sich aber anders überlegt. Als ich sie fünf Tage vor Weihnachten anrief und ihr sagte, wie schade ich es fände, dass sie nicht zu Benny kommen wolle, meinte sie nur, dass sie nun doch an der Feier teilnehmen würden. Ich verbot mir jede Frage und jeden Kommentar und sagte ihr nur, dass ich mich freuen würde, sie am ersten Weihnachtstag zu sehen.

Benny war die Aufregung deutlich anzusehen, als meine Mutter endlich bei ihm zu Hause erschien. Natürlich viel zu früh stand sie vor der Tür, aber das war Benny in diesem Augenblick egal. Er hatte sich wirklich Mühe gegeben, alles möglichst perfekt zu machen. Die Wohnung war festlich geschmückt, alles strahlte vor Sauberkeit, und in der Luft lag ein herrlicher Duft nach Pute und anderen Leckereien. Es war fast wie im Fernsehen. Die Dekoration, die Blumen, das Porzellan, alles war sehr geschmackvoll arrangiert. »Das habt ihr aber schön gemacht«, sagte meine Mutter anerkennend. Benny fiel ein Stein vom Herzen, und ich war erleichtert, als ich das hörte.

Beim Essen war sie voll des Lobes für die beiden Köche und ließ sich gerne nachlegen. Ich kam aus dem Staunen nicht mehr heraus und tat das Meine, damit sie sich wohlfühlen konnte. Ich wusste doch, wie wichtig es ihr war, das Gefühl zu haben, dass sie der Ehrengast war. Also konzentrierte ich mich voll und ganz auf sie und sorgte so ohne viel Aufhebens dafür, dass auch die anderen meiner Mutter ihre volle Aufmerksamkeit widmeten. Es wurde ein durch und durch gelungener Festtag. Auch Benny und Lilli entspannten sich, als sie das zufriedene Lächeln im Gesicht meiner Mutter sahen, und sogar Christian vergaß, was er wenige Tage zuvor noch gesagt hatte. »Das war doch mal ein Anfang«, sagte er hinterher zu mir, als wir alleine waren. »Ich glaube, jetzt hast du den Bogen raus. So könnte es klappen, meinst du nicht?« Ich nickte. »Ja, ich glaube, du hast recht. So wie heute habe ich mir das immer vorgestellt. So schön sollte es immer sein.«

Also machte ich genau so weiter. Ich rief meine Mutter alle 14 Tage an und erkundigte mich danach, wie es ihr ging. Geduldig hörte ich mir ihre Klagen und ihr Jammern an und versuchte, sie so gut ich konnte aufzumuntern. Manchmal fiel es mir schwer, nicht zu widersprechen, wenn sie ihr Leiden übertrieb und in der für sie typischen Art und Weise den Teufel an die Wand malte, aber ich beherrschte mich und sagte, was sie hören wollte. Zufrieden über mein Interesse an ihrer Person, beendete sie das Gespräch, ohne sich nach Jessica oder Christian erkundigt zu haben. Das ärgerte mich zwar, aber ich sagte mir, dass es irgendwann so weit sein würde. Ich musste nur Geduld haben, dann würde sich alles zum Guten wenden. »Der Anfang ist gemacht«, sagte ich immer wieder zu Christian. Der schwieg. Was hätte er auch dazu sagen sollen?

Ende Februar geschah dann etwas, was meine Hoffnungen wieder einmal mit einem Schlag zunichtemachte. Eigentlich war es nichts Schlimmes. Zumindest zu Beginn erschien es mir nicht weiter wichtig. Ich hatte wie immer angerufen und mich nach meiner Mutter erkundigt. Albert sagte mir, sie könne nicht ans Telefon kommen, weil sie gerade schlafe. Das war nicht ungewöhnlich. Sie schlief oft tagsüber. Also bat ich Albert, ihr auszurichten, dass ich angerufen hätte. »Sag ihr bitte, sie soll mich zurückrufen, ja?« Albert antwortete nicht sofort. Er zögerte. »Albert, ist alles in Ordnung bei euch?«, fragte ich besorgt. »Ja, ja«, sagte er rasch. »Bei uns ist alles in Ordnung. Ich sag es ihr. Mach's gut. Bis dann.« – »Ja, bis dann, und richte meiner Mutter einen Gruß aus.« Den letzten Satz hatte Albert gar nicht mehr gehört. Er hatte bereits aufgelegt.

Als ich Christian davon erzählte, verfinsterte sich seine Miene. »Was hältst du davon?«, fragte ich ihn. »Na ja, dass sie geschlafen hat, glaube ich ihm ja, aber die Art, wie er reagiert hat, ist wirklich merkwürdig. Ich meine, wieso sollte es ein Problem sein, ihr zu sagen, sie solle dich zurückrufen?« Wir beide hatten in diesem Moment ein ganz eigenartiges Gefühl. Meine Mutter war wankelmütig und konnte von einem Tag auf den anderen ihre Meinung ändern.

So wie sie es kurz vor Weihnachten getan hatte. Damals hatte sich alles zum Guten gewendet. Würde jetzt wieder alles ins Gegenteil verkehrt werden? »Was könnte denn passiert sein?«, wollte ich von Christian wissen. »Ich habe absolut keine Ahnung. Warten wir ab. Vielleicht meldet sie sich ja, dann wirst du es ja zu hören bekommen.« Natürlich rief mich meine Mutter nicht an. Erst am 15. März redeten wir wieder miteinander.

Es war der Geburtstag von Lilli. Christian, Jessica und ich waren um zwei Uhr nachmittags zu ihr und Benny gefahren, um ihr zu gratulieren. Sechs Mal klingelte das Telefon. Jedes Mal waren es Freunde von Lilli und Benny, die sich meldeten und dem Geburtstagskind alles Gute wünschten und sich danach erkundigten, wie es ihr und dem Baby ging. Lilli war inzwischen hochschwanger. Bis zur Geburt waren es nur noch vier Wochen. Entsprechend aufgeregt waren sie und Benny. Natürlich drehte sich in den Gesprächen alles um das bevorstehende Ereignis. Christian und ich fieberten mit ihnen mit. Christian eher scherzhaft, indem er wieder nach grauen Haaren auf meinem Kopf suchte, ich mit umso mehr Ernst und tausend guten Ratschlägen und Hilfsangeboten für die werdende Mutter. »Mama, wir schaffen das schon!«, sagte Benny. »Nicht Mama!«, rief Christian dazwischen. »Oma!« – »Schwachkopf!« Alle mussten lachen. Es war ein heiterer und lustiger Nachmittag, und niemand dachte mehr an meine Mutter, auf deren Anruf Lilli und Benny zuvor noch vergebens gewartet hatten. Erst als wir gingen, war Benny wieder anzusehen, dass er enttäuscht war. »Sie hat noch immer nicht angerufen«, stellte er bekümmert fest. »Schade.« Auch Christian und ich machten uns nun Sorgen und fragten uns, warum sie sich nicht bei Lilli melden wollte. Als wir zu Hause ankamen, hielt ich die Ungewissheit nicht länger aus und rief bei ihr an.

»Hallo, Mama, wie geht es dir? Hast du Lillis Geburtstag vergessen?«, fragte ich vorsichtig. »Nein, warum?«, fragte sie. Die Antwort kam so rasch, dass mir sofort klar war, dass sie mit der Frage gerechnet hatte. Sie hatte also absichtlich nicht angerufen. Ihr Ton war kühl, ja beinahe feindselig und angriffslustig. Ich überlegte, was ich als Nächstes sagen sollte. In diesem Zustand war meine Mutter vollkommen unberechenbar. Ein falsches Wort, und sie würde einen Streit vom Zaun brechen. »Du hast nicht angerufen«, begann ich. »Ruf doch noch schnell an, ja? Die beiden wollen noch ausgehen heute Abend. Lilli wird sich sicher freuen.« – »Ich habe sie doch angerufen. Um drei Uhr. Da war keiner da.« – »Hast du auf dem Handy angerufen?« – »Nein, die Festnetznummer. Ihre Handynummer habe ich doch gar nicht. Wahrscheinlich ist ihr Telefon kaputt.« – »Das Telefon von Lilli und Benny funktioniert tadellos. Wir waren seit zwei Uhr heute Mittag bei ihnen zu Hause. Da haben einige von Lillis Freunden angerufen. Ohne Problem. Keiner hat irgendwas von Störungen oder etwas Ähnlichem erwähnt. Aber was soll's! Ruf einfach noch mal an.«

Ich setzte mich zu Christian an den Tisch und schüttelte den Kopf. »Das war doch gelogen!«, stellte ich fest. »Hundertprozentig!«, stimmte Christian mir zu. »Da ist was faul im Staate Dänemark«, sagte Christian. »Erst die eigenartige Reaktion von Albert, dann ruft sie dich nicht zurück, und nun diese offensichtliche Lüge. Ich sage dir, sie hat was vor.« – »Aber was?« Noch ehe Christian etwas darauf antworten konnte, klingelte das Telefon. Lilli war am Apparat.

»Oma hat gerade bei mir angerufen«, sagte sie. Ihre Stimme klang irgendwie komisch. Nicht froh oder erleichtert, wie sie eigentlich hätte klingen müssen, sondern besorgt und niedergeschlagen. Als wäre sie der Überbringer einer unheilvollen Botschaft. »Stimmt etwas nicht?« – »Das kannst du wohl sagen«, meinte Lilli und seufzte. »Ich muss dir was sagen.« – »Ja?« – »Oma hat am Telefon geweint und behauptet, du hättest sie angeschrien und regelrecht niedergemacht, weil sie mir nicht gratuliert hat.« Ich war sprachlos. Mit offenem Mund starrte ich Christian an, dem beinahe das Glas aus der Hand gefallen wäre, als er das hörte. »Gabi? Bist du noch dran?« – »Ja … ich … das hat sie wirklich gesagt?« – »Leider. Sie war völlig außer sich. Du hättest sie nicht zu Wort kommen lassen und so weiter. Sie hat richtig Theater gemacht. Ich wollte es dir nur sagen.« – »Danke, Lilli. Tschüss. Schönen Abend noch.« Ich konnte nichts mehr sagen. Wortlos saßen Christian und ich am Tisch und starrten ins Leere. Keiner von uns wollte glauben, was er gerade gehört hatte. Christian war wütend und ich einfach nur fassungslos. »Lass dir das nicht gefallen!«, sagte er nach einigen Minuten. »Schatz, du darfst das nicht so einfach stehen lassen.« – »Ich will keinen Streit.« – »Ich weiß, aber du musst mit ihr reden. Es geht nicht anders. Glaub mir!« Also rief ich sie am Palmsonntag an. Sie nahm den Anruf nicht entgegen. Wieder einmal schwieg meine Mutter.

49

FRANCO

Als Benny uns am Karfreitag anrief und sagte: »Hallo Oma, der Kleine ist da.« Ich konnte es nicht glauben, denn er sollte erst in 14 Tagen zur Welt kommen. Glücklich erzählte ich jedem, dass ich jetzt Oma bin. Jessica wäre am liebsten sofort ins Krankenhaus gefahren, denn sie war nun Tante. Der nächste Anruf von Benny war ernüchternd: »Ich habe Oma gerade angerufen und ihr gesagt, dass sie Uroma ist.« – »Gut, dass du sie angerufen hast, sie hat sich bestimmt gefreut«, meinte ich. Doch Benny seufzte nur. »Sie hat mich eiskalt abgefertigt. Sie habe jetzt keine Zeit für so etwas, sie müsse selbst ins Krankenhaus zum Sterben«, fügte er mit belegter Stimme hinzu. Mir fehlten die Worte. Ich erzählte es Christian. Der runzelte die Stirn und meinte: »Was erwartest du? Jetzt steht sie nicht mehr im Mittelpunkt. Es dreht sich alles nur noch um Franco und nicht um sie, das kann sie nicht ertragen.« Ich fühlte mich unwohl bei dem Gedanken, dass sie eifersüchtig auf Franco sein könnte.

Am nächsten Tag besuchten wir meinen Enkel und Lilli im Krankenhaus. Wir bewunderten den kleinen Franco, und jeder wollte ihn im Arm halten, ganz besonders die frischgebackene Tante. »Mit 13 ist das noch viel aufregender, Tante zu werden, als für Erwachsene«, erklärte Jessi. Christian grinste und meinte: »Das wird bestimmt lustig, wenn du mal ein Baby bekommst, dann werden wir es nie in den Arm nehmen dürfen.« Jessi ließ sich nicht ärgern, sie sah strahlend den schlafenden Säugling an und küsste seine Stirn. Als wir uns nach über zwei Stunden verabschiedeten, begleitete uns Benny zum Auto und erzählte, was ihn bedrückte.

»Ich habe heute Albert am Handy angerufen und nach Oma gefragt. Er lässt dir ausrichten, dass du dich im Krankenhaus und auf der Beerdigung nicht blicken lassen sollst. Oma will dich nicht mehr sehen, sie will in Ruhe sterben.« Fassungslos stand ich da und wusste nicht, was ich darauf antworten sollte. »Warum nur?«, hauchte ich kraftlos. »Weil sie dir egal ist und du dich nicht um sie gekümmert hast.« Christian sah die Tränen, die mir über die Wangen liefen, nahm mich in den Arm und beruhigte mich. »Das meinte sie nicht im Ernst. Beruhige dich, du hast nichts falsch gemacht.«

Als 14 Tage später Benny mit seiner kleinen Familie meine Mutter im Krankenhaus besuchte, rief er mich abends an und berichtete mir, was er erlebt hatte.

»Und wie geht es Oma?«, fragte ich vorsichtig. »Sie redet nur noch vom Sterben. Als Lilli ihr Franco in den Arm gelegt hat, hatte sie Mühe, ein freundliches Gesicht zu machen. Ich habe Fotos gemacht. Schau sie dir einfach mal an. Dann weißt du, was ich meine.« – »Ich kann es mir auch so vorstellen. Was hat sie denn zu ihrem Urenkel gesagt?« – »Nicht viel. Eigentlich nichts. Sie hatte überhaupt kein Interesse an Franco. Zumindest kam es Lilli und mir so vor. Es sah fast so aus, als würde er sie stören.« Benny machte eine kurze Pause. »Es war komisch. Wir kommen mit Franco, und sie redet nur von Tod und Beerdigung und so. Das ist doch eigenartig. Verstehst du, was ich meine?« – »Ja, ich denke schon.«

Christian schüttelte nur den Kopf, als er davon hörte. »Weißt du, was ich glaube?«, fragte er mich. »Ich denke, ihr missfällt der Gedanke, dass das Leben weitergeht, wenn sie tot ist. Ich meine unser Leben. Das der Kinder, meines und deines. Vor allem deines.« – »Den Eindruck habe ich auch, und es macht mir ehrlich gesagt Angst, wenn ich daran denke, was in ihrem Kopf vorgeht.« – »Sicher nichts Gutes. Denkst du in letzter Zeit auch so oft an das, was Albert erzählt hat? Ich meine das mit der Beerdigung und der Trauerrede.« – »Ich denke an nichts anderes mehr«, antwortete ich. »Sie plant etwas. Wie ich meine Mutter kenne, hat sie nicht nur für Albert detaillierte Anweisungen, sondern auch für mich eine faustdicke Überraschung parat.« – »An was denkst du?« Ich zuckte mit den Achseln. »Sie will mich zu dem machen, was ich eh schon längst bin. Zum Sündenbock. Meine Mutter wird behaupten, ich hätte sie sterben lassen. Sie wird mir vorhalten, dass ich mit dir und Jessi glücklich bin. Vielleicht unterstellt sie mir auch noch, ich hätte ihr Benny entfremdet. Ich weiß nicht, wie weit sie gehen wird. Ich traue ihr ehrlich gesagt so ziemlich alles zu.«

Christian trank einen Schluck Kaffee. Das tat er immer, wenn er nachdenken musste. Er setzte sich irgendwohin mit einer Tasse Kaffee in der Hand und überlegte. Nur dass ihm in diesem Fall auch nichts einfiel. Er wusste sehr genau, wie wichtig es mir war, mich mit meiner Mutter zu versöhnen. Ich wollte unbedingt vor ihrem Tod meinen Frieden mit ihr machen. An Weihnachten hatte ich einmal mehr die Hoffnung gehabt, es könnte nun endlich so weit sein. Doch selbst im Angesicht des Todes schien meine Mutter nicht gewillt, mir die Hand zu reichen. Sie wollte überhaupt niemandem mehr die Hand reichen. Egal, was man auch tat.

Als wir uns an Weihnachten 2012 bei Benny getroffen hatten, war ich der Meinung gewesen, ich hätte endlich einen Weg gefunden, auf dem wir uns aufeinander zubewegen konnten. Ich war bereit gewesen, ihr Klagen und Jammern anzuhören und ihr das Gefühl zu vermitteln, dass ich mich um sie sorgte. Damals hatte sie uns akzeptiert. Sie hatte Lilli und Benny gelobt für die gelungene Feier und hatte sich mit mir wie mit jemandem unterhalten, der einem sehr nahesteht. Ein »richtiges« Mutter-Tochter-Gespräch. Ich hatte damals nicht den Eindruck gehabt, dass sie sich verstellt hatte. Sie hatte nicht übertrieben freundlich gewirkt wie bei der Umarmung an meinem 40. Geburtstag oder sich wie ein Schauspieler benommen, so wie damals nach Tonys Beerdigung. Es hatte den Anschein gehabt, als sei sie zur Besinnung gekommen.

Es widersprach zwar allem, was ich über Narzissten gelesen hatte, aber mir war das in dem Moment egal. Die ganzen Experten und Fachleute konnten sich ruhig irren, wenn ich nur meinen Frieden mit ihr machen könnte. Doch dann war ihre Stimmung umgeschlagen und hatte sich an Lillis Geburtstag wieder in das verwandelt, was ich nur allzu gut kannte. Wie zuvor an ihrem eigenen Geburtstag hatte sie mich beschuldigt, sie ins Grab bringen zu wollen. Seither vermied sie jeden Kontakt zu mir. Mir wurde sogar verboten, sie zu besuchen, nachdem sie von ihrem Arzt ins Krankenhaus eingewiesen worden war.

Spätestens jetzt war ich mir sicher, dass sie vorhatte, mich für ihren Tod und die Art ihres Sterbens verantwortlich zu machen. In einem Text über Narzissmus fand ich ein Kapitel, das sich speziell mit diesem Phänomen beschäftigte. »Narzissten übernehmen häufig die Rolle des Märtyrers und inszenieren ein herzzerreißendes Drama, bei dem sie selbst im Mittelpunkt stehen«, las ich. Christian konnte sich eine sarkastische Bemerkung nicht verkneifen, als ich ihm die Stelle zeigte. »Klingt so, als hätte der Mann deine Mutter schon mal kennengelernt.« Ich sah ihn verwundert an. »Entschuldige«, sagte er und küsste mich auf die Wange. »Aber du musst zugeben, wenn es nicht so makaber wäre, könnte man schon beinahe darüber lachen. Es ist doch zum Aus-der-Haut-Fahren. Da verbietet sie dir, dass du sie besuchst, und hinterher heißt es, sie ist gestorben, weil du dich nicht um sie gekümmert hast. Und das Ganze schreibt sie auch noch ein paar Monate vor ihrem Tod eigenhändig auf.

Wenn du das jemandem erzählst, das glaubt dir kein Mensch.« –
»Genau darum geht es doch!«, rief ich aufgeregt.

»Es darf mir keiner glauben«, sagte ich. »Hier lies!« Ich deutete
auf den Text, den ich gerade las. »Da steht es, schwarz auf weiß.«
Christian sah mich zuerst skeptisch an, beugte sich dann aber vor
und warf einen Blick auf die Stelle. »Sie weint und beklagt sich, dass
sie von niemandem geliebt wird, und lässt alle wissen, dass sie sterben möchte, weil jeder Einzelne in ihrer Umgebung so selbstsüchtig
und egoistisch ist. Sie will sterben und überträgt die Verantwortung
für ihren Zustand und für ihre Trauer auf den Sündenbock.« Christian richtete sich auf, schloss die Augen und rieb sich mit Daumen
und Zeigefinger über die Lider. Er schnaufte. »Und was jetzt?«,
fragte er dann. »Wenn ich das wüsste!«, seufzte ich.

Eines wusste ich aber ganz genau. Ihr Desinteresse an Franco war
nichts, was sich gegen den Jungen richtete. Es war etwas, was Benny
treffen sollte und auch getroffen hat, und über Benny sollte es zu mir
gelangen und mich ebenso verletzen. Franco war Bennys Sohn, und
ich war seine Großmutter. Benny hatte meine Mutter »verlassen«
und war zu mir gekommen. Er hatte »die Seiten gewechselt«, er war
»zum Feind übergelaufen«. Ich wusste nicht, wie man das am besten
hätte beschreiben können. Aber meine Mutter hatte offensichtlich
vor, jeden zu bestrafen, der irgendwie mit mir in Verbindung stand.
Ihre schroffe Ablehnung von Jessica hatte es bewiesen.

»Du denkst doch nicht, dass sie in ihrer Trauerrede etwas gegen
die Kinder sagt?«, fragte Christian. »So gemein ist noch nicht einmal deine Mutter. Das wagt sie nicht.« – »Nein, sicher nicht!«, sagte
ich und schüttelte den Kopf. »Das, was sie zu sagen hat, wird sich
nur gegen mich richten. Da bin ich mir sicher. Ich glaube noch nicht
einmal, dass sie dich namentlich erwähnt, obwohl du ja die Wurzel
allen Übels bist.« Jetzt musste Christian lachen. »Die Wurzel allen
Übels? Das muss ich mir merken.« – »Na ja, seit ich dich kenne, bin
ich glücklich. So habe ich das gemeint. Ich glaube nur, sie hat bis
heute nicht begriffen, wie wichtig du für mich bist.«

Christian küsste mich. »Aber ich weiß es, und ich danke dir dafür, dass du es mir jeden Tag beweist.« Ich lehnte mich gegen seinen Körper und hielt seine Hände in den meinen. Einen Moment schwiegen wir, ganz in Gedanken versunken. »Es könnte alles so einfach sein«, seufzte ich. »Wenn ich nur mit ihr reden könnte. Vernünftig reden. Nur ein einziges Mal. Trotz allem, was geschehen ist, glaube ich immer noch, dass eine Aussprache etwas nützen würde.« – »Aber sie will doch nicht«, sagte Christian frustriert. »Es ist müßig, darüber nachzudenken, solange sie weiter stur bleibt und schweigt.« Er sah mich an, als müsste er überlegen, ob er mir sagen sollte, was ihm auf der Zunge lag. »Ich denke, sie hat bereits mit allem abgeschlossen. Das ist vielleicht auch einer der Gründe, warum sie nicht mehr das geringste Interesse an Franco hat. Du sagst ja selbst, sie will dir unterstellen, du hättest sie einfach sterben lassen.« – »Mit allem abgeschlossen? Glaubst du, sie ist ins Krankenhaus gegangen, um dort zu sterben? Das kann ich mir nicht vorstellen!« Christian schwieg, aber sein Blick sagte mehr als tausend Worte.

50

SCHWEIGEN

Am 16. April 2013 rief Benny mich an. »Hallo Mama, Albert hat sich gerade eben bei mir gemeldet«, sagte er. Seine Stimme klang traurig. Ich erschrak. »Ist was mit Oma?«, fragte ich, auf alles gefasst. »Ja. Sie liegt im Koma. Die Ärzte haben gesagt, dass sie in den nächsten Stunden sterben wird. Albert meinte, du kannst kommen, wenn du Oma noch mal sehen willst. Sie ist ja schließlich deine Mutter. Er sagte, er kann es dir ja schlecht verbieten.« Ich war schockiert und überrascht zugleich. Die Mitteilung, dass meine Mutter im Koma lag und wahrscheinlich nicht mehr aufwachen würde, traf mich wie ein Blitz aus heiterem Himmel. Ich war so verwirrt, dass ich ohne nachzudenken redete. »Im Koma? Was ist denn passiert? Hat Albert wirklich gesagt, dass ich kommen soll? Oder hat Oma es gesagt? Hat er wirklich gesagt, dass er es mir nicht verbieten kann, weil sie meine Mutter ist?« – »Ja, so hat er sich ausgedrückt. Ist das wichtig?« – »Nein, ich meine nur so. Wir fahren los, sobald Jessica von der Schule zurück ist. Tschüss.«

»Was ist?«, fragte Christian. »Schatz, was ist los?« Ich brauchte einen Moment, um zu mir zu kommen und meine Gedanken zu ordnen. »Mama liegt im Koma. Die Ärzte glauben, dass sie nur noch wenige Stunden leben wird.« Christian nahm mich in die Arme und drückte mich wortlos an sich. »Albert hat Benny gesagt, ich könne kommen. Jetzt erinnert er sich plötzlich daran, dass sie meine Mutter ist.« – »Ist schon in Ordnung«, beruhigte mich Christian. »Warten wir, bis Jessi da ist. Dann fahren wir.« Christian sagte seine Termine in Bad Homburg ab. Er nahm mich in den Arm und sagte: »Ich lass dich doch jetzt nicht allein.« Ich nickte und war ihm unsagbar dankbar.

Ich war hin- und hergerissen zwischen der Trauer um meine Mutter und der Wut auf Albert, der mir erst jetzt die Möglichkeit gab, ins Krankenhaus zu kommen. Sie lag im Koma. Wie sollte ich mich jetzt von ihr verabschieden? Wie sollte ich mich jetzt noch mit ihr versöhnen können? »Ich hätte einfach hingehen sollen!«, sagte ich und sah Christian an. Er erwiderte meinen Blick mit einer Mischung aus Mitleid und Sorge und schüttelte ganz langsam den Kopf. »Das bringt doch nichts, Schatz. Du hast dir nichts vorzuwerfen. Absolut nichts!« Ich nickte und ließ meine Stirn wieder gegen seine Schulter sinken. »Wieso hat er es mir nicht schon früher gesagt?«, flüsterte ich.

Das Wetter war herrlich an diesem Tag. Die Sonne schien von einem wolkenlosen Himmel. Man fühlte sich beinahe wie im Sommer. Trotzdem war mir kalt. Mich fror von innen heraus. Christian hielt meine eiskalte, feuchte Hand und warf mir immer wieder besorgte Blicke zu, während wir durch die endlos erscheinenden

Krankenhausgänge gingen, vorbei an Schwestern und Patienten, Besuchern und Ärzten. Es war so unwirklich. Um mich herum war alles, wie es sein sollte. So wie man es von einem Krankenhaus erwartete. Und doch war für mich nichts normal. In wenigen Augenblicken würde ich vor meiner sterbenden Mutter stehen, die im Koma lag, und nicht wissen, wie ich mich von ihr verabschieden sollte, nachdem sie mich ein Leben lang gehasst hatte.

Voller Neid und Wehmut sah ich auf den Fluren und vor den Aufzügen Patienten stehen oder in Rollstühlen sitzen, die sich von ihren Verwandten verabschiedeten. Ein Mädchen rührte mich zu Tränen. Sie war vielleicht zehn oder elf Jahre alt, hatte dunkle, lange Haare, die sie, wie ich in meiner Kindheit, zu einem Pferdeschwanz gebunden hatte, und ein unbeschreiblich trauriges Gesicht. Sie nahm ihre im Rollstuhl sitzende Oma in den Arm und weinte. Die Kranke drückte mit feuchten Augen ihre Enkelin an sich und versuchte, sie zu trösten. »Pst, nicht weinen, ich komme ja bald wieder nach Hause«, sagte sie mit schwacher Stimme und streichelte dem Mädchen zärtlich über den Rücken. Christian bemerkte, wie ich die beiden ansah. »Alles in Ordnung? Wir sind da.«

Ich stand vor der Tür und brachte es nicht über mich, die Klinke in die Hand zu nehmen. Weder Christian noch Jessica wollten vorangehen. Beide sahen mich an und schwiegen. Christian berührte mich sanft an der Schulter. Ich hob meine Hand, legte sie auf seine und schloss die Augen. Wenn ich an meine Mutter dachte, wie sie reglos und ohne Bewusstsein in ihrem Bett lag, bekam ich eine Gänsehaut. Übelkeit stieg in mir auf. Ich spürte, wie meine Knie zitterten. Ein leichtes Schwindelgefühl ließ mich wanken. Dann ließ ich Christians Hand los, atmete ein letztes Mal tief durch und drückte die Klinke der Zimmertür.

Vorsichtig, fast lautlos, öffnete ich die Tür und trat einen Schritt vor. Meine Mutter sah mich an, verdrehte die Augen und machte eine Miene, als hätte sie ein faules Stück Obst im Mund. Ich stand da wie zur Salzsäule erstarrt und traute meinen Augen nicht. Einerseits war ich froh über das vermeintliche »Wunder«, andererseits war ich entsetzt über den unverhohlenen Hass in den Augen meiner Mutter. Fassungslos sah ich auf Albert, der verlegen lächelte. Ihm war die Situation peinlich. Er hielt meinem Blick nicht stand und wandte sich ab. Meine Mutter schloss einfach die Augen. Sie sagte kein Wort.

Ich stand da und war einfach nur ratlos. Gerade eben noch hatte ich mich auf das Allerschlimmste gefasst gemacht und damit gerechnet, meine Mutter in einem Zustand vorzufinden, der es mir unmöglich machte, mich von ihr zu verabschieden. Nun musste ich feststellen, dass sie sehr wohl Herr ihrer Sinne war und genau wusste, was sie tat. Das war ein abgekartetes Spiel! Ich stand am Bett einer todkranken Frau, meiner Mutter, und wurde Zeuge eines absurden, unfassbaren Theaters. Sie lag vor mir und stellte sich schlafend, als ich sie ansprach.

»Mama, wie geht es dir?«, fragte ich. Sie rührte sich nicht. »Hallo, Leni«, sagte Christian. Auch Jessi begrüßte meine Mutter und trat zu ihr heran. Sie lag nur da, die Augen geschlossen, und schwieg. Albert duckte sich regelrecht unter Christians Blicken. Es sah aus, als wolle er davonlaufen. Tatsächlich suchte er auch schon bald das Weite. Er sagte etwas von einer Schwester, die er etwas fragen wolle, und verschwand, ohne Christian und mir in die Augen zu schauen. Ich wusste nicht, ob ich wütend auf ihn sein oder ihn bedauern sollte. Er hatte sicher nicht aus freien Stücken gelogen. Zweifellos hatte meine Mutter ihn gedrängt, Benny zu erzählen, sie läge im Koma.

Gerade als Albert das Zimmer verließ, kamen Benny, Lilli und Franco herein. Meine Mutter reagierte auch auf sie in keiner Weise. Benny war nicht weniger überrascht als ich, als er erfuhr, dass meine Mutter wach und ansprechbar war.

»Hallo, Oma, wie geht es dir, ich bin's, Benny. Lilli und Franco sind auch hier.« Er blickte auf meine Mutter, dann auf mich und Christian, dann wieder auf meine Mutter.

Die Miene von Christian verfinsterte sich, aber er schwieg, obwohl sich sein Gesicht gerötet hatte. Sein Kiefer bewegte sich, als würde er mit den Zähnen knirschen wollen, und sein Brustkorb hob und senkte sich bei jedem Atemzug. Ich hatte ihn schon einige Male so gesehen und wusste, dass er außer sich war vor Zorn. Der einzige Grund, warum er noch immer schwieg, statt meine Mutter zur Rede zu stellen, war die Trauer in meinem Gesicht. Ich wollte es einfach nicht wahrhaben.

Einerseits war ich froh, dass meine Mutter nicht im Koma lag, andererseits war ich enttäuscht darüber, dass sie mich nur zu sich bestellt hatte, um mir zu zeigen, wie sehr sie mich hasste und verachtete. Nach einer Weile hielt ich es nicht mehr aus und trat vom Bett zurück. Christian hatte nur auf ein Zeichen von mir gewartet. Er wollte gehen. »Komm!«, sagte er leise und berührte vorsichtig meine Hand. Benny schloss sich uns an. Lilli und Jessi blieben allein mit meiner Mutter im Zimmer zurück.

Vor der Tür machte Christian seinem Ärger erst einmal Luft. »Das ist doch der Gipfel!«, zischte er mit mühsam unterdrückter Wut so leise, dass es um uns herum niemand hören konnte. »Hast du so etwas schon einmal erlebt? Bestellt uns hierher, nur um uns so auf den Arm zu nehmen. Hat die denn überhaupt keine Skrupel? Koma! Dass ich nicht lache. Auf so eine Idee muss man erst mal kommen. Wer erzählt schon solche Lügen? Sie liegt mit einer Zirrhose im Krankenhaus und denkt sich solchen Blödsinn aus. Also das sollte man wirklich ...« – »Pst«, mahnte Benny und wies mit dem Kopf zur Seite. »Albert.« Aber Christian war nicht mehr länger bereit, sich verschaukeln zu lassen. »Ich glaube, du bist uns allen eine Erklärung schuldig!«

»Warum? Stimmt etwas nicht?«, fragte Albert scheinheilig. »Ob etwas nicht stimmt?«, höhnte Christian. »Du erzählst Benny, dass Leni im Koma liegt und nur noch wenige Stunden zu leben hat, und dann kommen wir hierher, und sie liegt im Bett und ist alles andere als ohnmächtig oder ...« – »Das habe ich so nicht gesagt«, fiel ihm

Albert ins Wort. »Benny hat da was falsch verstanden.« – »Moment mal, bitte!«, mischte sich Benny ein. »Was heißt hier ›falsch verstanden‹?« – »Ich habe nicht gesagt, dass es ihr so schlecht geht, da hast du wohl etwas übertrieben.« – »Übertrieben? Jetzt schlägt's 13! Ich habe nur gesagt, was du mir erzählt hast, wortwörtlich. Komm mir jetzt bloß nicht mit irgendwelchen Ausreden.« – »Albert, warum macht sie das?«, wollte ich wissen. Er sah mich an und gab keine Antwort. Es wurde still. Für einen Moment hörte man nichts als das leise Klappern von Tellern aus dem Schwesternzimmer. Und die Stimme meiner Mutter.

Wir drehten alle verwundert den Kopf in Richtung Tür. Ich sah Christian an. Er war ebenso überrascht wie ich, auch wenn sein Gesichtsausdruck verriet, dass er meine Gefühle in diesem Moment wohl nicht teilte. Ihm war die Wut noch deutlicher anzusehen als vorher im Zimmer. »Sie redet mit Lilli, hörst du?«, sagte er mit empörter Stimme. »Also das ist doch jetzt …« Er brach mitten im Satz ab und schüttelte nur noch den Kopf. Ich wollte wieder zurück ins Zimmer. Als ich hörte, wie meine Mutter sich mit Jessi unterhielt, dachte ich, die Vorstellung sei beendet und wir könnten uns nun vernünftig miteinander unterhalten. Ich öffnete die Tür und ging rasch zurück ans Bett.

Meine Mutter hörte sofort auf zu reden und schloss rasch wieder die Augen, als sie mich ins Zimmer kommen sah. Meine Hoffnung schlug in Enttäuschung um. Doch ich wollte mich kein zweites Mal abwimmeln lassen. Ich wusste nun, dass es ihr gut ging und dass sie reden konnte und auch reden wollte. Also setzte ich mich zu ihr ans Bett und nahm ihre Hand zwischen meine beiden Hände. »Mama, warum willst du nicht mit mir reden? Du hast doch Albert gesagt, dass er mir ausrichten soll, ich könne dich besuchen kommen. Geht es dir wieder etwas besser?« Meine Mutter lag da wie tot. Sie erwiderte weder meinen sanften Händedruck, noch öffnete sie die Augen. Auch als Benny sie nochmals ansprach, reagierte sie nicht. Kaum trat aber Albert ans Bett und fragte sie, ob er ihr noch etwas bringen könne, öffnete sie die Augen und verlangte nach einem Schluck Wasser. Sie trank und stellte sich wieder schlafend. Zwei Stunden vergingen. Meine Mutter wechselte kein Wort mit mir oder Benny. Christian versuchte erst gar nicht, sie anzusprechen. Er legte mir nur die Hand auf die Schulter und gab mir zu verstehen, dass es besser wäre, zu gehen. Ich nickte ihm zu. »Gleich«, flüsterte ich. »Ich verzeihe dir und hoffe, du findest im Himmel bei Tony deinen Frieden«, fügte ich fast unhörbar hinzu. Ich hatte es mehr zu mir selbst als zu meiner Mutter gesagt, auch wenn ich sicher war, dass sie mich verstanden hatte. In diesem Augenblick war es ihr vermutlich egal. Aber ich hoffte nach wie vor, dass sie doch noch zur Vernunft kommen und ihre Fehler bereuen würde. Für diesen Fall sollte sie wissen, dass ich ihr nicht böse war.

Als wir die Station verließen, begegneten wir auf dem Flur einigen Schwestern. Es war gerade Schichtwechsel, und die neuen Schwestern wurden eingewiesen. Wir wollten schon gehen, als Christian den Namen meiner Mutter hörte. »Wartet mal«, sagte er leise. Wir gingen ganz langsam den Flur entlang und hörten zu, wie die Ärztin mit den Schwestern sprach. »Sie verweigert alle Medikamente und bekommt nur noch Kochsalzlösung. Sie selbst und ihr Mann wollen das so.« Eine der Schwestern wollte es nicht glauben. »Aber wenn sie keine Medikamente gegen das Gewebewasser nimmt, ist es nur noch eine Frage von Tagen, bis sie stirbt.« – »Da haben Sie vollkommen recht. Aber sagen Sie das der Patientin. Es sieht ganz so aus, als ob sie unbedingt sterben will.« – »Also keine Medikamente?« – »Nur Kochsalzlösung«, sagte die Ärztin und ging davon.

Als wir auf dem Parkplatz vor dem Auto standen, konnte ich mich nicht länger beherrschen. »Das gibt es doch gar nicht! Sie will unbedingt sterben. Vor unseren Augen. Sie bestellt uns extra zu sich ins Krankenhaus und führt dann so eine Schmierenkomödie auf. Niemand sagt uns etwas. Und jetzt erfahren wir so ganz nebenbei, dass sie die Medikamente verweigert und sterben will. Ich habe zwei Stunden an ihrem Bett gesessen, und sie hat mich nur ignoriert. Hat sie mir nichts zu sagen? War das alles? Nach 48 Jahren?«

Es war alles. Am 17. April rief ich Albert an, um mich nach dem Zustand meiner Mutter zu erkundigen. Er weinte. »Der Priester war da und hat ihr die Sterbesakramente gegeben. Die Ärztin meinte, es dauert nicht mehr lange. Ein paar Stunden noch, dann hat sie es überstanden.« Ich brachte kaum ein Wort heraus. Obwohl ich am Tag zuvor noch wütend gewesen war wegen des Theaters, das sie aufgeführt hatte, nahm mir die Nachricht, dass meine Mutter noch an diesem Tag sterben würde, alle Kraft. Mir schwindelte. Übelkeit überkam mich, und kalter Schweiß trat mir auf die Stirn.

Als wir im Krankenhaus ankamen, kamen Lilli und Benny auf uns zu. An Bennys Blick erkannte ich sofort, dass wir zu spät gekommen waren. Albert stand am Bett meiner Mutter und weinte. Ich nahm ihn in den Arm und versuchte, ihn zu trösten. Dann trat ich an das Bett meiner Mutter und berührte zärtlich ihr kaltes Gesicht. Ich hoffe, du bist jetzt bei Tony und findest dort deine Ruhe. Ich verzeihe dir, damit du deinen Seelenfrieden findest, dachte ich. Albert packte seine Sachen zusammen und ging mit uns zum Parkplatz. »Wann ist die Aussegnung?«, fragte ich. »Am 19. April«, antwortete Albert. »Ihr kommt doch?« – »Natürlich«, sagte ich.

Außer Christian, Jessica und mir waren nur noch Albert, Benny, Lilli und Franco bei der Aussegnung. Das überraschte mich. »Wo sind die anderen?«, wollte ich wissen. »Die wissen nichts. Ich rufe sie heute an und sage ihnen, dass am 23. April die Beerdigung ist.« Christian warf mir einen überraschten Blick zu. Auch Benny runzelte die Stirn. Albert hatte absichtlich niemanden außer uns zur Aussegnung gebeten. Zweifellos hatte meine Mutter das so gewollt. Aber warum nur?

51

DIE BEERDIGUNG

Der Wetterbericht hatte einen herrlichen Tag angekündigt. Es sollte sonnig und warm werden bei Temperaturen von bis zu 22 Grad. Wir waren alle früh aufgestanden, weil wir uns in Ruhe auf die Beerdigung vorbereiten wollten. Ich hatte nicht besonders gut geschlafen. Die Trauer um meine verstorbene Mutter und ein eigenartiges Gefühl, von dem ich zu diesem Zeitpunkt noch nicht wusste, woher es kam und was es bedeuten sollte, hatten mir den Schlaf geraubt. Jetzt weiß ich, dass es so etwas war wie eine Vorahnung auf das, was mich an diesem Tag erwartete. An jenem Morgen aber tat ich es als etwas Unnötiges und Sinnloses ab und versuchte, mich abzulenken. Also ging ich zum Kleiderschrank und holte die Sachen für Christian und mich heraus.

Mein Mann trug einen schwarzen Anzug mit weißem Hemd und schwarzer Krawatte. Ich hatte mich für eine schwarze Hose und ein farblich dazu passendes Twinset entschieden. Darüber wollte ich einen langen schwarzen Popelinmantel tragen. Als ich vor dem Spiegel stand, überlegte ich, ob ich meine Haare hochstecken oder offen tragen sollte. Ich konnte mich nicht entscheiden. Selbst in diesem Augenblick wollte ich es meiner Mutter noch recht machen und dachte ernsthaft einen Moment darüber nach, was sie wohl am passendsten gefunden hätte zu solch einem Anlass. Da kam Jessica ins Zimmer. Sie trug ihre Haare offen. Wie sie so vor mir stand in ihrer schwarzen Jacke, das taillenlange Haar über dem Rücken, fand ich, dass es sehr gut aussah, und entschied mich dafür, mein Haar auch offen zu tragen.

Als ich nach unten kam, stand Christian bereits mit dem Autoschlüssel in der Hand an der Tür und wartete. Wir mussten los, schließlich wollten wir noch das Blumengesteck in der Gärtnerei abholen. Es war wunderschön. Die Gärtnerin hatte sich selbst übertroffen. Ich hatte schon früher bei ihr Blumen für Freunde oder Verwandte gekauft, und immer hatte sie sehr schöne Sträuße gebunden, doch dieses Gesteck war wirklich ein Meisterwerk. Es übertraf alle meine Erwartungen. Es bestand nur aus roten Rosen, den Lieblingsblumen meiner Mutter. Dazu hatte ich eine rote Schleife anfertigen lassen, auf der in goldenen Buchstaben »Der Tod trennt – der Tod vereint« und »Deine Tochter mit Familie« geschrieben stand. Zusätzlich hatte ich noch für jeden von uns eine Rose mit Schleierkraut bestellt. Auch für meinen Stiefvater kaufte ich eine Rose. Er hatte mich ausdrücklich darum gebeten.

Schweigend fuhren wir zum Friedhof. Christian bemerkte, wie ich immer nervöser wurde, je näher wir der Aussegnungshalle kamen, und versuchte, mir Mut zu machen. Er drückte wortlos meine Hand und gab mir durch seine Blicke zu verstehen, dass ich nicht allein sein würde. Trotzdem wurde ich nervöser, je länger die Fahrt dauerte. Es war, als ob ich wüsste, dass etwas geschehen würde. Schon vor der Friedhofsmauer sahen wir ein Ehepaar stehen, das uns neugierig entgegensah, als wir uns dem Parkplatz näherten. Ich kannte die beiden nur von Fotos. Sie waren Mitglieder der Fangemeinde der Volksmusikgruppe, zu der auch meine Mutter gehört hatte. Wir hatten uns nie persönlich kennengelernt, weswegen ich mich zuerst über die Art und Weise wunderte, in der sie mich ansahen. Doch dann wurde mir klar, warum sie es taten. Meine Mutter musste ihnen von mir erzählt und mein Aussehen ausführlich beschrieben haben.

Als wir den Vorplatz der Aussegnungshalle betraten, bestätigte sich diese Vermutung. Etwa 20 Personen hatten sich dort versammelt. Auch Albert war unter ihnen. Er kam uns entgegen und begrüßte Christian und mich. Zusammen mit Christian brachte er das Trauergesteck zum Grab meiner Mutter. Ich blieb mit Jessica zurück, weil ich zum Sarg meiner Mutter gehen wollte. Auf dem Weg durch die Rundbögen, die zur Halle führten, in der die Särge aufbewahrt wurden, fiel mir auf, dass auch die Trauergäste auf dem Vorplatz mich anstarrten, so wie es das Paar an der Friedhofsmauer zuvor getan hatte. Ich wich ihren Blicken aus, beschleunigte meinen Schritt und verschwand mit Jessica in der Halle.

Der Sarg meiner Mutter stand am hinteren Ende einer Reihe von Särgen. Ich erkannte ihn sofort. Er war geschmückt mit Baccara-Rosen, ganz so, wie sie es sich gewünscht hatte. Jessica und ich standen einen Moment vor dem Sarg und blickten schweigend auf meine Mutter. Dann fiel mein Blick auf den Aushang an der Wand, auf dem alle Bestattungen aufgelistet waren, die an diesem Tag stattfinden sollten. In der ersten Spalte standen die Namen der Verstorbenen, dann der Stadtteil, in dem sie gelebt hatten, und zum Schluss Angaben zu Alter und Beruf. Neben dem Namen meiner Mutter stand als Berufsbezeichnung »Laborantin«.

Aber sie war Putzfrau gewesen. Sie hatte nur in einem Labor geputzt. Verwirrt stand ich vor dem Aushang und überlegte, ob es sich wohl um einen Irrtum handeln könnte. Doch das war unwahrscheinlich. Sicher hatte meine Mutter kurz vor ihrem Tod dafür gesorgt, dass Albert dem Pfarramt gegenüber absichtlich falsche Angaben machte. Ich wusste nicht, was ich davon halten sollte. Sie war doch tot. Was machte es da schon aus, welchen Beruf sie ausgeübt hatte? Christian riss mich aus meinen Gedanken. »Was ist los?«, wollte er wissen. »Du schaust so komisch?« Ich deutete auf den Aushang. »Aber sie war doch Putzfrau!«, sagte Christian überrascht. Ich nickte nur und gab ihm zu verstehen, dass ich die Halle verlassen wollte. Ich brauchte unbedingt frische Luft.

Draußen standen noch immer die anderen Trauergäste. Albert war längst zu ihnen zurückgekehrt. Als wir aus der Halle kamen, redete er leise, aber erregt mit einigen von ihnen. Alle schienen ihm zuzuhören. Jemand musste ihn auf uns aufmerksam gemacht haben, denn plötzlich hielt er inne und drehte sich zu uns um. Wie auf Kommando richteten sich nun alle Augen auf uns. Auch die Leute, die ich nicht kannte und zuvor für Gäste einer nachfolgenden Beerdigung gehalten hatte, sahen zu uns herüber. Einen Moment verharrten sie reglos. Es war eine eigenartige Situation. Man konnte spüren, dass etwas nicht stimmte. Dann begannen sie wieder zu reden. So leise, dass wir es nicht hören konnten. Sie warfen uns weiter bitterböse Blicke zu, tuschelten mit hassverzerrten Gesichtern und schüttelten immer wieder die Köpfe.

Was hatte meine Mutter ihnen nur über mich erzählt? Was hatte Albert ihnen gesagt? Zweifellos hatte er jedes ihrer Worte bestätigt, und jeder Einzelne von ihnen war gewillt, alles so hinzunehmen und zu glauben, wie man es ihm gesagt hatte. Man war sichtlich empört darüber, dass ich es wagte, mich auf der Beerdigung meiner eigenen Mutter blicken zu lassen. »Mama, warum schauen uns die Leute so böse an?«, fragte mich Jessica ängstlich. »Ich weiß es nicht!«, antwortete ich, obwohl ich mir in diesem Augenblick denken konnte, was sie ihnen erzählt hatte. In den Augen der anderen Trauergäste war ich ein Monster, ein Ungeheuer, die rachsüchtige, heimtückische Mörderin meiner Mutter.

Hilfesuchend sah ich mich nach unseren Verwandten um und entdeckte nach kurzem Suchen meine Tante. Anke war in Begleitung ihres Sohnes Rainer und dessen Frau Sofia gekommen. Als ich lächelnd auf Anke zuging, flohen mein Cousin und seine Frau regelrecht vor mir und vermieden es, mich zu grüßen. Tante Anke dagegen war wie immer. Sie umarmte mich mit der für sie üblichen Herzlichkeit und wollte wissen, wie meine Mutter gestorben war. »Ich verstehe nicht, warum es jetzt alles so schnell gegangen ist«, sagte sie. »Es ging ihr doch gut, und Albert erzählte mir noch, dass sie schon wieder Pläne für gemeinsame Unternehmungen machen würden.« Ich sagte meiner Tante, dass Mutter ihre Tabletten nicht mehr hatte nehmen wollen und deshalb gestorben war. »So etwas dachte ich mir schon«, sagte meine Tante und nickte nachdenklich mit dem Kopf. »Sie hat in letzter Zeit nur noch vom Tod geredet, wenn wir uns unterhalten haben, und davon, dass sie sich freut, endlich wieder ihren Tony zu sehen.«

Ein Mann trat zu uns heran und begrüßte meine Tante voller Freude. Mir kam zwar seine Stimme bekannt vor, aber ich konnte mich an seinen Namen nicht erinnern. »Du bist doch Gabi, habe ich recht?«, fragte er mich, noch ehe Tante Anke mich ihm vorstellen konnte. Da wusste ich wieder, wer er war. »Heinz!«, sagte ich und schüttelte voller Freude seine Hand. Ich mochte ihn und seine Frau Zenta sehr. Leider hatte sie nicht kommen können. »Sie ist gesundheitlich im Moment ziemlich angeschlagen«, erklärte er. An dieser Stelle mussten wir unser Gespräch beenden, weil nun nach und nach meine Verwandten eintrafen.

17 Verwandte erschienen zur Beerdigung meiner Mutter. Sechs haben mich gegrüßt. Albert rannte wie ein aufgeschrecktes Huhn hin und her und war immer irgendwo in meiner Nähe zu finden, sobald ein Verwandter mir nahe kam. Anscheinend wollte er verhindern, dass man mit mir sprach, oder zumindest hören, was ich sagte. Er selbst hielt sich von mir fern und redete kein Wort mehr mit mir, bis die Glocken zu läuten begannen.

Erst jetzt gesellte er sich wieder zu uns und betrat an meiner Seite die Aussegnungshalle. Viele der anderen Gäste saßen bereits und starrten mich an, während wir zu den Plätzen in der ersten Reihe gingen. Ich konnte den Hass und die Verachtung in ihren Blicken nicht mehr ertragen und drückte das Kinn auf die Brust. Christian sah es und nahm meine Hand. Ich starrte auf den Sarg und wartete auf den Beginn der Trauerrede. Neben mir hörte ich ein Schluchzen. Es war Albert. Ich selbst konnte nicht weinen. Die ganze Zeit fragte ich mich, was ich nur verbrochen hatte, um solchen Hass und solche Ablehnung zu verdienen. Ein leises Hüsteln des Pfarrers ließ mich aufhorchen. Es klang irgendwie eigenartig, fast missbilligend. Ich hob den Kopf und sah ihn an. Sein Blick war wie versteinert. Er räusperte sich noch einmal und begann mit seiner Rede.

Ich traute meinen Ohren nicht. Das meiste von dem, was er sagte, war schlicht gelogen. »Die Verstorbene hat ihre schwere Krankheit mit Demut aufgenommen, und es kam nie ein Wort des Klagens über ihre Lippen«, hörte ich den Pfarrer sagen und konnte es nicht glauben. »Sie hat über 20 Jahre im Forschungsinstitut als

Laborantin gearbeitet; ein Beruf, der ihr sehr viel Freude bereitete.«
War ich wirklich die Einzige, die wusste, dass meine Mutter keine
Laborantin, sondern nicht mehr als eine einfache Putzfrau gewesen
war? Konnte oder wollte sich außer mir niemand an ihr ständiges
Wehklagen und das ununterbrochene Selbstmitleid erinnern? Hatten sie tatsächlich vergessen, wie sich meine Mutter von Albert im
Rollstuhl durch die Geschäfte hatte schieben lassen? »Es tut mir
so gut, wenn die Leute Mitleid mit mir haben«, hatte sie hinterher
immer zu mir gesagt. Aber diese Lüge war nichts gegen die, die
noch kommen sollte.

»Ihr geliebter Mann war immer für sie da, er pflegte sie bis zuletzt
und hielt ihre Hand am Sterbebett. Um sie trauern ihr Ehemann
und ihre Schwester. Nun lasst uns für die Verstorbene beten.« Mit
diesen Worten schloss der Pfarrer seine Trauerrede. Ich war fassungslos. Ich hatte das Gefühl, zu ersticken.

Christian hielt mich fest und sah mich an. Er wusste, was ich
dachte. Warum werden wir totgeschwiegen? Kein einziges Wort
von ihrer Tochter, ihren Enkelkindern und ihrem Urenkel. Sie
selbst hatte diese Rede geschrieben. Der Pfarrer hatte die Worte
meiner Mutter nur wiederholt. Er hatte ihre Lügen geglaubt und
stillschweigend seinen Teil dazu beigetragen, dass meine Mutter
sogar noch aus dem Grab heraus dazu imstande war, mich zu verleugnen und zu verleumden.

Warum er das getan hatte, wurde mir kurz darauf klar, als wir
uns um das offene Grab versammelten. Es war ein Grab in zweiter
Reihe, weshalb nur Albert, sein Bruder und dessen Frau und deren
Sohn mit seiner Freundin direkt am Grab stehen konnten. Für uns
war kein Platz mehr. Wir mussten auf dem Kiesweg mitten unter
den anderen Trauergästen stehen und uns von diesen wie zuvor
schon anstarren lassen. Hätte ich nicht schon vorher gemerkt, dass
sie mich hassten, dann wäre es mir spätestens jetzt aufgefallen. Sie
versuchten nicht einmal, ihre Abneigung gegen uns zu vertuschen
oder zu bemänteln, sondern betrachteten uns ganz offen und un-

geniert und ließen uns spüren, was in ihnen vorging. Als man ans Grab treten durfte, um Blumen und Erde auf den Sarg zu werfen, ließ man uns nicht den Vortritt, wie es eigentlich üblich war. Wir mussten uns hinten anstellen. Keiner drückte uns gegenüber sein Beileid aus. Nur der Pfarrer kam zu uns und reichte uns seine Hand. »Das ist die Tochter«, sagte Albert, sichtlich verlegen. Ich stellte dem Pfarrer meine Kinder vor. Er sah mich überrascht an. Dann wandte er sich an Albert. »Wenn Sie die nächsten Tage noch einmal zu mir kommen könnten, wäre ich Ihnen dankbar, denn ich glaube, es gibt noch etwas zu besprechen.« Dann nickte er mir noch einmal zu und ging kopfschüttelnd weg.

Albert war die Situation furchtbar peinlich. Er lud mich stotternd und stammelnd zum Leichenschmaus in eine nahe gelegene Gaststätte ein. Aber ich wollte nur noch nach Hause. Ich konnte es einfach nicht ertragen, noch länger an den Pranger gestellt zu werden. Aber Christian überredete mich, mitzukommen. Er hoffte auf eine günstige Gelegenheit, um mit dem einen oder anderen aus meiner Familie ein Wort wechseln zu können. Doch er wurde enttäuscht.

Wir saßen mit Albert und Tante Anke zusammen am Tisch. Albert benahm sich irgendwie eigenartig. Er redete so wenig wie möglich mit uns, und wenn, dann so leise, dass man ihn kaum verstehen konnte. Um uns herum war es nahezu totenstill. Man belauschte uns und ließ uns keinen Augenblick aus den Augen. Als Albert für einen Moment den Tisch verließ, beugte sich meine Tante zu mir herüber. »Du tust mir leid. Hört das denn nie auf?« Als Albert sah, dass Anke mit Christian und mir reden wollte, kehrte er rasch zu uns an den Tisch zurück und drängte uns ein sinnloses Gespräch auf. Jeder am Tisch wusste, dass er damit nur verhindern wollte, dass wir mehr als nötig mit meiner Tante redeten. Ich fühlte mich nun richtig hundeelend und wollte endlich gehen. Also verabschiedeten wir uns von Anke und Albert. Christian bot Albert noch einmal an, er könne sich jederzeit bei uns melden. »Schau'n wir mal«, murmelte Albert mit verlegenem Grinsen und sah sich ängstlich nach den anderen Trauergästen um. Wir verließen die Gaststätte. »Sie hat ihm noch auf dem Sterbebett den Umgang mit uns verboten, da bin ich mir sicher«, sagte Christian zu mir, als wir auf dem Weg zum Auto waren. Er sollte recht behalten.

52

AUS UND VORBEI

Albert meldete sich nicht. Die Wochen vergingen. Christian sagte kein Wort, aber es war ihm anzusehen, was er dachte. Er wollte mich nicht drängen, so sehr es ihn auch schmerzte, miterleben zu müssen, wie ich mich quälte. Seit der Beerdigung tat ich kaum noch ein Auge zu. Ich saß nachts oft stundenlang vor dem Fernseher und starrte mit trüben Augen auf den Bildschirm, ohne auf den Film zu achten, der gerade lief. Manchmal merkte ich noch nicht einmal, wenn Christian ins Wohnzimmer kam.

»Komm doch ins Bett«, sagte er leise und legte mir die Hand auf die Schulter. Er wagte kaum, mich zu berühren, so sehr befürchtete er, mir einen Schrecken einzujagen. Ich hob meinen Kopf, sah ihn an wie eine Schlafwandlerin und legte meine Hand auf die seine. Es tat gut, zu wissen, dass er bei mir war. Er hielt mich fest, wenn ich weinte, weil ich es einfach nicht glauben konnte, was meine Mutter getan hatte. Sie hatte meine Existenz verleugnet, hatte meine Kinder, ihre Enkel, und ihren Urenkel einfach totgeschwiegen. »Ich wünschte, ich hätte dich nie bekommen!« Das war ihre letzte Botschaft an mich gewesen. Sie traf mich mehr als jede Verleumdung oder Beleidigung. Meine Mutter hatte gewusst, dass es so sein würde. Davon war ich überzeugt.

Mich zu demütigen oder zu beleidigen hatte ihr nicht genügt. Sie wollte sicher sein, dass ich auch nach ihrem Tode nicht zur Ruhe kam und etwas hatte, was mich an sie erinnerte. Etwas, was mich an ihren Hass und ihre Bosheit erinnerte und mir zeigte, wie sie zu Lebzeiten über mich gedacht hatte. Sie hatte es der Fangemeinde gesagt. Jeder von ihnen, der auf dem Friedhof gewesen war, hatte diese Worte gehört und wusste auch, warum sie so etwas von mir sagte. Deswegen waren sie alle empört gewesen, als ich mit meiner Familie auf der Beerdigung erschienen war. Und Albert hatte ihnen wahrscheinlich noch beigepflichtet. Ganz im Sinne meiner Mutter hatte er mein Kommen wahrscheinlich als Beweis für meinen schlechten Charakter hingestellt.

»Habe ich es euch nicht gesagt?« Das Echo seiner Stimme hallte in meinem Kopf, als hätte ich es ihn wirklich sagen hören. »Aber so ist sie halt! Verdorben bis ins Mark!« Wieder sah ich die bösen Blicke der Trauergäste und dieses verräterische Kopfnicken, sooft Albert etwas zu ihnen gesagt hatte. Sie hätten mich nicht so angestarrt, wenn er nicht von mir gesprochen hätte. Es war wie immer. Ich fühlte mich hilflos und verraten. Was hätte ich auf dem Friedhof schon anderes tun können, als mich von den Leuten fernzuhalten? Ich kannte die Antwort, und dennoch machte ich mir die ganze Zeit Vorwürfe.

Hätte ich mit ihnen reden sollen? Hätte ich versuchen sollen, ihnen meinen Standpunkt klarzumachen? Hätte ich ihnen meine Sicht der Dinge darlegen sollen? Allein die Vorstellung, dass alles vielleicht anders gelaufen wäre, wenn ich mit ihnen geredet hätte, machte mich wahnsinnig. »Du weißt, dass sie dir nie zugehört hätten«, sagte Christian, als ich ihm von meinen Zweifeln erzählte. »Und selbst wenn, sie hätten dir kein Wort geglaubt!«

»Aber ich muss doch etwas tun!«, rief ich erregt und stand auf. »Ich kann doch nicht tatenlos herumsitzen und zusehen, wie Albert solche Lügen über mich verbreitet.« Ich stürzte in die Küche und holte mir ein Glas Wasser. Meine Hand zitterte so sehr, dass mir beinahe das Glas zu Boden fiel. Ich trank das Glas in einem Zug leer, stellte es auf den Esstisch und hielt mich mit beiden Händen an einem der Stühle fest. »Christian, was soll ich nur tun?« Dutzende von Malen hatte ich ihm diese Frage seit der Beerdigung gestellt.

Anfangs hatte er mir noch Vorschläge gemacht, mir Ratschläge erteilt und sich darüber den Kopf zerbrochen, was wohl das Beste wäre. Später hatte er nur noch stumm vor mir gestanden. Er kannte meine Antwort. Es war immer die gleiche, was immer er mir auch gesagt hatte. »Ich kann das nicht!«

Christian wollte, dass ich von mir aus Kontakt zu Albert suchen sollte. Egal, ob per Telefon oder persönlich, Hauptsache, ich machte diesem unerträglichen Warten und dieser quälenden Ungewissheit ein Ende. Doch dazu fehlte mir der Mut. Sobald Christian so etwas vorschlug, musste ich an die Lügen denken, die Albert im Auftrag meiner Mutter den Trauergästen bei der Beerdigung erzählt hatte, und verlor jeden Mut. »Was soll ich denn sagen?«, rief ich verzweifelt. »Er wird mir gegenüber doch nicht zugeben, dass er gelogen hat. Das glaubst du doch selber nicht!« – »Rede doch erst einmal mit ihm über andere Dinge«, schlug Christian vor. »Lass ihm Zeit. Vielleicht kommt er irgendwann von sich aus auf dich zu.« Ich sah meinen Mann ungläubig an. Christian schnaufte und hob verzweifelt die Arme. »Gabi! Sieh dich doch an. So kann es doch nicht weitergehen. Entweder du redest mit ihm, oder ich mache das. So oder so, jetzt ist Schluss damit!«

Christian war mit seiner Geduld am Ende. Nicht, weil ich mich nicht dazu durchringen konnte, etwas zu unternehmen, sondern wegen Albert. Er kam zu mir an den Tisch und sah mich an. »Das hat jetzt ein Ende!«, begann er. »Ein für alle Mal. Aus und vorbei! Es reicht jetzt!« Er musste sich wirklich beherrschen. Am liebsten hätte er mit der Faust auf den Tisch geschlagen. Allein die Verzweiflung in meinen Augen hielt ihn davon ab. »Ich habe bis auf den heutigen Tag nie etwas ohne deine Zustimmung getan, wenn es um deine Mutter ging. Aber wenn du morgen nicht mit Albert redest, egal, ob am Telefon oder persönlich, dann mache ich das. Das verspreche ich dir. Ich will nur dein Bestes, das weißt du. Ich würde nie etwas tun, was dir schadet. Aber ich kann nicht länger danebenstehen und zusehen, wie du dich selber zugrunde richtest. Ich …«

»Ich mache es«, sagte ich leise. »Du hast ja recht. Aber bleib bitte bei mir, ja? Du bist dabei, wenn ich ihn anrufe?« Christian kam um den Tisch herum und nahm mich in den Arm. »Natürlich bin ich bei dir!« Ich weiß nicht mehr, wie lange wir so dastanden und uns einfach nur festhielten. Es tat mir so gut, seine Nähe zu spüren und zu wissen, dass ich mich immer auf ihn verlassen konnte. Ich glaube, ich war noch nie zuvor in meinem Leben so froh gewesen, dass ich Christian an meiner Seite hatte. »Was soll ich denn sagen?« Christian trat einen Schritt zurück, bot mir einen Stuhl an und setzte sich auf den anderen, mir gegenüber. Er beugte sich vor, hielt meine Hände in den seinen und beantwortete bis zum Morgengrauen geduldig alle meine Fragen. Ich kann nicht sagen, dass ich nicht mehr nervös und ängstlich gewesen wäre, als wir uns erhoben und zu Bett gingen, aber ich war nun auch fest entschlossen, mit Albert zu reden. Christian hatte vollkommen recht mit dem, was er in dieser Nacht zu mir gesagt hatte. Die Ungewissheit musste ein Ende haben.

53

BLOCKADEN

Einige Tage später sagte mir Albert am Telefon, dass er mit mir und meinen Kindern keinen Kontakt mehr haben wolle. Als ich ihn deswegen zur Rede stellte, teilte er mir mit, es sei Teil des letzten Willens meiner Mutter gewesen, den er respektieren müsse. Für mich war es ein Teil der infamen Lügen- und Verleumdungskampagne, die meine Mutter noch zu Lebzeiten gegen mich gestartet hatte und von der sie unbedingt wollte, dass sie auch nach ihrem Tod weitergehen sollte. Sie wollte mit allen Mitteln erreichen, dass ich nicht zur Ruhe kam. Ich habe Albert am Telefon gesagt, dass ich seine Lügen und die Falschheit meiner Mutter nun öffentlich machen würde. Er war entsetzt. Doch das war mir in diesem Moment vollkommen egal. Nach der Trauerrede bei der Beerdigung meiner Mutter hatte ich erkannt, dass es keine Möglichkeit mehr gab, mit meiner Mutter Frieden zu schließen. Sie hatte mich bis zum Schluss gehasst und nur daran gedacht, wie sie mir auch über ihren Tod hinaus das Leben schwer machen könnte. Als ich meiner Mutter im Krankenhaus zum Abschied gesagt hatte, dass ich ihr verzeihe, dürfte sie Mühe gehabt haben, sich zu beherrschen. Wahrscheinlich waren ihr einige Beleidigungen über die Lippen gekommen. Ich konnte mir gut vorstellen, dass sie Albert noch einmal an das erinnert hatte, was zu tun war.

Meine Mutter hatte vorgesorgt. Es war minutiös geplant, was passieren sollte. Sie hatte an alle Eventualitäten gedacht. Sie hatte sogar mich an ihr Bett bestellt, um zu sehen, ob ich noch verletzbar war. Mein Wunsch, mit ihr Frieden zu schließen, meine Bereitschaft, zwei Stunden bei ihr zu bleiben und ihre Hand zu halten, hatten sie davon überzeugt, dass alles so war, wie sie es haben wollte. Ich hatte gelesen, dass Narzissten Situationen beherrschen wollen, damit alles so abläuft, wie sie es sich vorstellen. Auf diese Art stellen sie sicher, dass derjenige, der verletzt werden soll, auch in der von ihnen gewünschten Weise getroffen wird und dementsprechend leidet. Dieses Leiden ist es, was ihnen ein Hochgefühl vermittelt und Freude bereitet.

Es war wirklich nur schwer vorstellbar, aber meine Mutter hatte zwei Tage vor ihrem Tod scheinbar an nichts anderes gedacht als daran, mich leiden zu lassen. Selbst in diesem Augenblick, in dem eigentlich alles unwichtig wird oder zumindest in den Hintergrund treten sollte, brauchte sie die Gewissheit, dass ich nach ihrem Tod leiden würde, wenn ich erfuhr, was sie getan hatte. Es war das genaue Gegenteil von dem, worauf ich gehofft hatte. Als ich sagte, ich würde ihr verzeihen, wollte ich ihr die Gewissheit geben, dass sie friedlich sterben könnte, sollte sie im Moment des Todes Reue empfinden. Aber sie hat nie Reue empfunden oder ihre Fehler bedauert. Ich hatte einen Fehler gemacht, den ich bereute.

Ich hatte geglaubt, es könnte sich alles zum Guten wenden. Acht Wochen nach der Beerdigung wusste ich, dass es nie eine Chance auf Versöhnung gegeben hatte. Meine Mutter hatte auch an Weihnachten nur Theater gespielt. Zu der Zeit schrieb sie bereits an ihrer Trauerrede, in der sie mich und die Kinder aus ihrem Leben löschte. Sie hatte Benny nie verziehen, dass er im Sommer 2012 zu mir und Christian gezogen war. Sie hatte sich nie für Jessica interessiert, weil diese eine viel zu intensive emotionale Bindung zu mir und Christian hatte. Meine Mutter wusste, dass es sinnlos gewesen wäre, Jessica gegen mich aufhetzen zu wollen oder ihr irgendwelche Lügen zu erzählen. Sie hatte es bei Benny noch einige Male versucht, wie an ihrem Geburtstag. Aber Benny hatte das Gespräch mitgehört. Auch das hat sie ihm nie verziehen. Sie konnte ihm nicht vergeben, dass er die Wahrheit kannte.

So wie ich. Deswegen hatte sie mich seit Jahren von meinen Verwandten ferngehalten und jeden Kontakt zwischen ihnen und mir unterbunden. Sie hatte mit allen möglichen Tricks und Lügen dafür gesorgt, dass ich bei keiner Familienfeier anwesend war. Weder bei der Hochzeit von Ankes Sohn Rainer noch bei den Geburtstagen von ihr oder Albert. Auch bei ihrer Silberhochzeit wollte sie mich nicht dabeihaben. Über 20 Jahre lang hatte sie mich ausgegrenzt und den Leuten alles Mögliche erzählt, warum ich nie anwesend war, wenn sie gemeinsam feiern wollten. Natürlich hatten sie begriffen, dass es sich um Ausreden handelte. Aber sie glaubten, es seien meine Ausreden und nicht die meiner Mutter.

Die Blockade, die sie errichtet hatte, erfüllte ihren Zweck. Ich war isoliert. Abgeschnitten von meinen Verwandten und ohne jede Chance, ihren Lügen etwas entgegenzuhalten. Zwei Jahrzehnte lang hatte sie gegen mich gearbeitet und am Ende eine Mauer des Schweigens um mich herum aufgerichtet, die ich nicht mehr einreißen konnte. Bei der Beerdigung und während des anschließenden Leichenschmauses war das besonders deutlich geworden. Christian und ich hatten uns wie Aussätzige gefühlt. Albert war um uns herumgeschlichen wie die Katze um den heißen Brei und hatte jedes Gespräch mit den anderen Trauergästen verhindert. Sogar Tante Anke hatte er daran hindern wollen, sich mit mir zu unterhalten. Obwohl ich sicher war, dass sie nicht wusste, was meine Mutter den anderen erzählt hatte oder ihnen durch Albert hatte erzählen lassen.

Meine Mutter war nicht so naiv, zu glauben, Tante Anke würde mir nichts von dem sagen, was sie wusste. Also sparte man sie aus und beschränkte sich darauf, die anderen zu instruieren. Unter anderem meinen Cousin Rainer, Ankes Sohn. Er und seine Frau hatten sich bei der Beerdigung demonstrativ von mir ferngehalten und mich betrachtet, als wollten sie mich fragen, was ich eigentlich am Grab meiner Mutter zu suchen hätte, nach allem, was ich mir hatte zuschulden kommen lassen. Aber auch sie schwiegen. Die Blockade blieb intakt. Die Mauer um mich herum hatte keinerlei Risse.

Das war einer der Gründe, warum ich nach dem Telefonat mit Albert im Juni 2013 beschloss, meine Erinnerungen niederzuschreiben und über das zu berichten, was in den Jahren und Jahrzehnten davor geschehen war. Ich wollte nicht länger tatenlos und stumm danebenstehen und zusehen, wie meine Mutter noch aus dem Grab heraus mit Alberts Hilfe mein Leben zu zerstören versuchte. »Das, was deine Mutter da inszeniert hat, nennt man Rufmord!«, sagte Christian aufgebracht zu mir, als wir am Tisch saßen und über das nachdachten, was nun geschehen sollte. »Es gibt zwei Möglichkeiten. Entweder wir nehmen uns einen Anwalt und gehen gerichtlich dagegen vor, oder du sorgst auf andere Weise dafür, dass die Wahrheit ans Licht kommt. Und zwar die ganze Wahrheit und nicht wieder nur ein Teil davon. Ab jetzt hast du nichts mehr zu verlieren. Du hast wirklich keinen Grund mehr, auf irgendjemanden Rücksicht zu nehmen. Am allerwenigsten auf deine Mutter oder Albert.«

Ich machte ein trauriges Gesicht. Christian hatte recht, das stand außer Frage, aber dennoch fühlte ich mich unwohl bei dem Gedanken, alles publik zu machen. Das hatte ich gemerkt, als ich am

Tag nach dem Telefonat mit Albert begonnen hatte, die Ereignisse Stück für Stück aufzuzeichnen. »Ich komme mir vor wie ein Nestbeschmutzer«, sagte ich zu Christian. »Albern, nach allem, was passiert ist, nicht?« Er nickte und nahm meine Hand. »Das ist nicht albern, Schatz. Das ist ganz normal. Aber darauf baut Albert. Daran hat auch deine Mutter gedacht, als sie das alles geplant hat. Sie wusste, wie du dich fühlen würdest. Sie hat dir dein ganzes Leben lang ein schlechtes Gewissen gemacht, sobald du dich auch nur ein bisschen gegen sie verteidigt hast. Das Einzige, was sie nicht wusste, war, dass du dich geändert hast.« – »Ja«, stimmte ich Christian zu und lächelte. »Sie hat nie verstanden, wie sehr du mein Leben verändert hast.« – »Ich glaube, dass jemand wie deine Mutter so etwas überhaupt nicht begreifen kann, weil sie viel zu sehr mit sich selbst beschäftigt ist. Leni hat nie verstanden, was uns beide verbindet.«

Das stimmte. Meine Mutter konnte sich nie vorstellen, was Christians Liebe vom ersten Tag an in mir bewirkt hat. Sie war unfähig zu erkennen, dass er mir weit mehr schenkte, als nur ein flüchtiges, oberflächliches Glücksgefühl, das sie hätte zerstören können. Es war eine tiefe, seelische Verbundenheit, die mir die Furcht vor der Einsamkeit nahm und ein Gefühl von Wärme und Geborgenheit vermittelte. In Christians Nähe fühlte und fühle ich mich geliebt und respektiert und vor allem verstanden. Er liebte mich vom ersten Moment an für das, was ich war, und nicht für das, was ich sein sollte. Durch ihn habe ich gelernt, mich selbst zu akzeptieren und zu dem zu stehen, was ich bin und möchte. Und genau das war es, was mich verändert hat. Ich war nicht mehr das Mädchen, das sich mundtot machen lässt. Darauf hatte sich meine Mutter aber verlassen. Sie dachte, ich würde nicht den Mut aufbringen, den Mund aufzutun und mich zu wehren, wenn der Druck zu stark sein würde. Sie dachte, ich würde an der Feindseligkeit meiner Verwandten zerbrechen und an den Lügen zugrunde gehen, die sie ausgestreut hatte. Wahrscheinlich hatte sie sich felsenfest darauf verlassen, dass meine Ehe mit Christian daran zerbrechen würde.

Mir war dieser Gedanke gekommen, als ich mich gefragt hatte, warum sie selbst im Angesicht des Todes nicht in sich gegangen war. Welchen Sinn hatte ihr Hass denn noch? Sie wollte sterben. Sie hat die Medikamente aus freien Stücken abgelehnt. Es war ihre Entscheidung. Wieso dann diese Hetzkampagne, dieses Theater, dessen einziger Zweck darin bestand, alle glauben zu machen, ich hätte sie sterben lassen? Wieso sollten alle mich hassen?

Ich fand die Antwort in den Texten über den Narzissmus. »Sie terrorisiert«, stand dort als Überschrift über einem Kapitel. Damit war gemeint, dass Narzissten die Angewohnheit haben, ihre Opfer leiden zu lassen, indem sie ihnen Angst machen. Und wie könnte meine Mutter mir nach ihrem Tode noch Angst machen, wenn nicht auf diese Art. War es etwa nicht zum Fürchten, wenn man wusste, dass alle Verwandten und Bekannten davon überzeugt waren, man sei ein »Muttermörder«? Sie hatte versucht, mich weiter unter Druck zu setzen, indem sie sich der Leute bediente, die glaubten, was sie und Albert erzählten. Ich war fest davon überzeugt, dass sie insgeheim gehofft hatte, meine Beziehung zu Christian könnte darunter leiden. Sei es, dass er sich von mir distanzieren würde, weil es ihm unangenehm wäre, dass alle mich für eine herzlose, unmoralische Person halten würden, sei es, dass ich ihn mit meiner Verzweiflung selbst in die Flucht schlagen würde. Es wäre nicht das erste Mal, dass eine Ehe an einer Rufmordkampagne gegen einen der Ehepartner zerbrechen würde. Die seelischen Belastungen, denen der Betroffene ausgesetzt ist, machen das Zusammenleben mit ihm oftmals zu einer Herausforderung, der viele nicht gewachsen sind.

Doch meine Mutter hatte mich und Christian vollkommen falsch eingeschätzt. Die Reaktion von Albert hatte es bewiesen. Meine Ankündigung, die Lügen von ihm und meiner Mutter öffentlich zu machen, traf ihn völlig unvorbereitet. Hätte meine Mutter damit gerechnet, hätte sie ihn in irgendeiner Weise darauf vorbereitet und ihm auch für diesen Fall alle möglichen Instruktionen erteilt. Aber er war einfach nur schockiert gewesen. Meine Mutter hatte also nicht damit gerechnet, dass ich ernsthaft versuchen könnte, die Blockade zu durchbrechen, die sie um mich herum aufgebaut hatte.

54

BOTANISCHE STUDIEN

Ich hatte mir selbst lange Zeit nicht vorstellen können, all das, was ich erlebt habe, zu Papier zu bringen. Mit Christian darüber zu sprechen, war und ist für mich kein Problem. Wir stehen uns so nahe, dass es für mich ganz selbstverständlich ist, mit ihm über meine Gefühle zu reden. Er versteht mich und weiß, was in mir vorgeht. Christian kennt meine Situation und hat vieles von dem, was mir widerfahren ist, selbst miterlebt. Als ich mich im Juli 2013 hinsetzte, um mit der Niederschrift meiner Erinnerungen zu beginnen, wusste er, warum ich zögerte.

»Einen Schluck Kaffee?«, fragte Christian. Er reichte mir die Tasse, holte sich einen Stuhl und setzte sich zu mir. Der Papierkorb neben mir war zur Hälfte mit zerknülltem Papier gefüllt. Das Blatt vor mir sah aus, als hätte sich ein kleines Kind darauf ausgetobt. Christian sah mich an. Ich war müde und nervös zugleich. Ich wollte schreiben und konnte es nicht. Mir fehlten die richtigen Worte, um auszudrücken, was ich sagen wollte. Schreibblockade nennen Autoren so einen Zustand. Schon wieder eine Blockade. Unter anderen Umständen hätte ich vielleicht darüber lachen können. In diesem Augenblick war mir aber gar nicht nach Späßen zumute. »Erinnert mich irgendwie an die Malkurse, von denen du mir erzählt hast«, sagte Christian, ohne eine Miene zu verziehen, und betrachtete das Blatt vor mir. Im ersten Moment verstand ich nicht, was er meinte. Ich war in Gedanken noch immer bei dem, was ich hatte aufschreiben wollen. »Abstrakte Kunst«, fügte er hinzu. »Frühes 21. Jahrhundert, würde ich sagen.« Er hob die Tasse an den Mund, um sein Lächeln zu verbergen. Ich sah auf die vielen durchgestrichenen Zeilen auf dem Blatt, meine Notizen am Rand, die ich ebenfalls mit energischen Strichen wieder verworfen hatte, und begriff endlich, worauf er anspielte. »Schwachkopf!« Ich boxte ihn gegen den Oberarm und musste lachen.

»Komm, mach mal Pause.« Gemeinsam gingen wir in die Küche. Christian machte einige Häppchen für uns zurecht. Als wir am Esstisch saßen, fragte er mich plötzlich, ob ich noch die Mappen von den Malkursen hätte. »Ich denke schon«, sagte ich und überlegte, wo ich die alten Sachen verstaut hatte. »Die sind sicher noch irgendwo. Ich habe nichts weggeworfen. Zumindest kann ich mich nicht daran erinnern. Wieso fragst du?« – »Als ich dich gerade da sitzen sah, musste ich daran denken, wie es wohl für deine Schüler in den Kursen gewesen sein muss. Die haben doch am Anfang sicher auch nicht gleich die perfekten Bilder gemalt. Aber sie haben nicht aufgegeben. Weil du sie dazu ermutigt hast, weiter zu malen. Habe ich recht? Du hast ihnen doch Mut gemacht, wenn sie nicht mehr wollten und dachten, sie seien nicht in der Lage, das Bild zu zeichnen. Wie war das denn, wenn einer deiner Schüler an sich gezweifelt hat? Hast du ihm seinen Willen gelassen und ihm gesagt, er solle es bleiben lassen? Das kann ich mir ehrlich gesagt nicht vorstellen. Du hast die Leute doch davon überzeugt, dass sie es schaffen, dass sie Talent haben und es nur noch einmal versuchen müssen.«

Ich sah Christian an. In diesem Moment wurde mir wieder einmal bewusst, wie sehr ich ihn liebte. Einmal mehr hatte er mir mit wenigen Worten den richtigen Weg gewiesen. »Wenn ich dich nicht hätte«, sagte ich und küsste ihn. Christian lächelte mich an und strich mir eine Haarsträhne aus dem Gesicht. »Womit habe ich den Kuss verdient?« – »Das weißt du ganz genau! Ich gehe mal die Mappen suchen. Bin gleich zurück.« Nach einer halben Stunde kam ich mit den verstaubten Zeichenmappen meiner Schüler zurück.

Ich breitete die Bilder auf dem Tisch aus, die sie mir geschenkt hatten. Daneben legte ich meine eigenen Arbeiten. Es waren die verschiedensten Motive. Hauptsächlich Landschaften oder Stillleben. »Das ist schön«, urteilte Christian und zeigte auf einen zerknitterten Bogen. »Was sind das für Blumen?« – »Narzissen«, sagte ich und nahm das Blatt in die Hand. Ich versuchte, mich an den Tag zu erinnern, als wir die Blumen gezeichnet hatten, es gelang mir aber nicht. Ich drehte das Blatt um. Es stand kein Name darauf. »Sie sehen prachtvoll aus. Gut getroffen«, lobte Christian. »Kaum zu glauben, dass so schöne Blumen so giftig sein können.«

Ich sah auf die Zeichnung. Christians Worte hatten mich nachdenklich gemacht. »Glaubst du, dein Schüler hat gewusst, dass die Blumen, die er gerade zeichnet, giftig sind?« Ich schüttelte den Kopf. »Er hat nur ihre Schönheit gesehen. Ich kann mir vorstellen, dass er nicht einmal geahnt hat, dass die Narzissen der Grund dafür waren, warum die anderen Blumen in der Vase nach einigen Tagen verwelkt sind.« – »Die wenigsten wissen, wie giftig Narzissen sind«, sagte Christian. »Wenn einem niemand sagt, dass man sie von den anderen Blumen trennen muss, achtet man nicht darauf. Auf den ersten Blick harmonieren sie hervorragend mit den anderen Schnittblumen. Aber eben nur so lange, bis sie anfangen, die anderen Blumen in der Vase zu vergiften. Am Ende ist der ganze Strauß verwelkt. Nur die Narzissen stehen noch. Und alle glauben, sie seien besonders resistent und zählebig. Nicht so schwach und hinfällig wie die anderen Blumen.«

»Schwach und hinfällig«, murmelte ich. Mir kam etwas in den Sinn, was ich vor einigen Tagen im Internet gelesen hatte. »Das Gift, das langsam wirkt, ist nicht weniger gefährlich als das Gift, dessen Wirkung man sofort spürt«, sagte ich mehr zu mir selbst als zu Christian. »Gift ist Gift«, stellte er mit einem Kopfnicken nüchtern fest. »Ich finde, die Bezeichnung ›Narzisst‹ passt ganz gut zu Leuten wie deiner Mutter. Es denken zwar immer alle an den alten griechischen Mythos von dem Jungen, der in sein eigenes Spiegelbild verliebt war, aber ich finde, für diejenigen, die unter solchen Leuten zu leiden haben, ist der Vergleich mit den Blumen viel interessanter. Du hast ja nicht leiden müssen, weil deine Mutter immer im Mittelpunkt stehen wollte, sondern weil sie dir mit ihren Lügen und ihrer Heuchelei das Leben zur Hölle gemacht hat. Sieh hin!«, sagte Christian und deutete auf das Bild mit den Narzissen. »Sehen die so aus, als könnten sie einer andern Blume gefährlich werden?«

»Nein«, antwortete ich. »Sie sind so schön, dass man ihnen so etwas gar nicht zutraut. Ich verstehe, worauf du hinauswillst. Meine Mutter war genauso. Sie hat ihre Bosheit geschickt versteckt und die Leute glauben gemacht, dass sie nicht schuld ist an dem, was zwischen ihr und mir passiert ist.« – »Ja, man könnte sagen, die Narzisse hat sich darüber beklagt, dass sie zusammen mit hässlichen, verwelkten Blumen in einer Vase stehen muss.« – »Was?« – »Das war nur so ein Vergleich«, entschuldigte sich Christian. »Ich wollte damit nur sagen, dass …« – »Nein, nein, ich finde, du hast die Sache auf den Punkt gebracht. Das ist genau das, was ich auch die ganze Zeit dachte, aber nicht so recht in Worte fassen konnte. Du bist wirklich unglaublich. Immer weißt du, was mir durch den Kopf geht.« – »Tja«, sagte Christian und setzte eine theatralische Miene auf. »Ich bin eben übersinnlich begabt. Ab sofort trete ich damit im Fernsehen auf.« Wir mussten lachen. Ich nahm ihn in den Arm und drückte ihn an mich. »Ich liebe dich.«

Wieder einmal hatte Christian gefühlt, was mich bedrückte, und mir einen Weg aufgezeigt, wie ich mit dem umgehen konnte, was mir zu schaffen machte. Das war seine Art, mir zu helfen. Er mischte sich nicht ein oder diskutierte endlos mit mir über das, was ich tun wollte. Er war da, wenn ich jemanden zum Reden brauchte, und hörte mir zu. Meine Probleme waren ihm wichtig. Was mich beschäftigte, ließ auch ihm keine Ruhe. Sobald wir miteinander redeten, spürte ich, wie nahe wir einander standen.

Er gab mir die Kraft, an den Schreibtisch zurückzukehren und den Stift wieder in die Hand zu nehmen. Christian hatte mir den

Anfang leicht gemacht. Die Narzisse, die sich über die von ihr selbst vergifteten Blumen beklagt, war genau das Bild, das ich brauchte, um auszudrücken, worum es mir ging. Genauso hatte ich meine Mutter von frühester Kindheit an erlebt. Sie hatte mich im Verborgenen auf jede nur vorstellbare Art emotional leiden lassen und sich anschließend darüber beklagt, dass ich launisch oder nervös war.

Wie war das denn gewesen, damals, als ich an Weihnachten hatte singen müssen? Ich wollte nie Weihnachtslieder singen. Meine Mutter hat mich gezwungen und sich danach über mich beschwert und mir Vorhaltungen gemacht, weil ich sie enttäuscht und vor den anderen blamiert habe. Das hörte sich gerade so an, als hätte ich mich darum gerissen, vor unseren Verwandten zu singen. Wenn ich es tat, dann nur, weil sie es so haben wollte. Aber darüber verlor sie kein Wort. Sie überließ es den anderen, sich ihre eigene Meinung zu bilden. Natürlich erst, nachdem sie sich ausgiebig über mich beschwert hatte.

So ging es weiter, all die Jahre. Sobald ich mich wehrte, weil mich ihre Lügen zur Weißglut trieben, nannte sie mich »Löwe«. Dann war ich es, mit dem man nicht reden konnte. Ich war das böse Kind, das wegen jeder Kleinigkeit schrie und protestierte. Von ihren Lügen hat nie jemand etwas erfahren. Meine Großmutter war die Einzige, die wusste, was sich hinter meinen Launen verbarg. Aber sie musste schweigen. Tat sie es nicht, unterband meine Mutter den Kontakt zwischen uns über Wochen und Monate und erzählte dieselben Lügengeschichten über Oma Resi, die sie auch über mich und meinen Vater erfand. Jeder, der wusste, was für ein Mensch sie war, wurde so lange mit Lügen und Verleumdungen unglaubwürdig gemacht, bis keiner mehr hören wollte, was wir zu sagen hatten.

Sie vergiftete uns mit ihrer Bosheit hinter verschlossenen Türen und tat in der Öffentlichkeit so, als wüsste sie nicht, warum wir gegen sie aufbegehrten. Sie hatte schließlich nichts getan. Zumindest nicht vor den Augen der anderen. Sie war die Narzisse, die sich über die verwelkten Blumen in der Vase beschwert. Christian hätte es kürzer und treffender nicht formulieren können. Jetzt wusste ich, worüber ich schreiben würde.

55

PUZZLETEILE

Das, was ich Albert zuletzt am Telefon gesagt hatte, stand ganz am Anfang meiner Aufzeichnungen. »Ich werde eure Lügen öffentlich machen«, hatte ich voller Empörung in den Hörer gerufen. In diesem Moment war die ganze Enttäuschung in mir aufgestiegen und hatte sich in diesem einen Satz zusammengeballt. Es war nicht meine Absicht gewesen, ihm zu drohen, auch wenn es sich so angehört haben musste. Seine Sprachlosigkeit und seine Verwirrung haben mir gezeigt, dass er es so verstanden hatte. Ich wollte ihm damals nur klarmachen, dass ich nicht länger schweigen würde. Mein ganzes Leben lang hatte ich zu den Lügen meiner Mutter geschwiegen. Zuletzt hatte ich nicht einmal mehr gegen ihre wiederholte Behauptung protestiert, ich wolle sie ins Grab bringen. Zwei Mal in nur drei Monaten hatte sie versucht, andere davon zu überzeugen, ich sei ihr gegenüber feindselig gewesen.

Zuerst an ihrem Geburtstag, später an Lillis Geburtstag. In beiden Fällen war es exakt dasselbe gewesen. Sie hatte behauptet, ich hätte sie angeschrien und ohne Rücksicht auf ihren Zustand meine Launen an ihr ausgelassen. Benny und Lilli wussten, dass es gelogen war. Beide hatten mehrfach miterlebt oder zumindest hören können, wie ich mich darum bemüht hatte, mich mit meiner Mutter zu versöhnen. Trotzdem hatte sie versucht, die beiden gegen mich aufzuhetzen. Benny hatte sich davon nicht blenden lassen. Deswegen wurde er im Krankenhaus bestraft. Sie hat ihn ebenso wie mich völlig ignoriert. Ihre Bereitschaft, sich mit Lilli und Jessica in unserer Abwesenheit zu unterhalten, war wohl weniger ein Ausdruck von

Reue den beiden gegenüber als vielmehr eine Provokation, die sich gegen Benny und mich gerichtet hat. Als wir zu ihr ins Zimmer kamen, hat sie sich wieder schlafend gestellt. Sie wollte eine Reaktion aus uns hervorlocken, eine heftige Gemütsbewegung, Empörung oder Wut vielleicht. Irgendetwas, was zu den Rollen gepasst hätte, die wir laut ihrem Drehbuch zu spielen hatten.

Aber wir haben beide besonnen und ruhig reagiert. Ich habe mich von ihr verabschiedet und zuvor lange Zeit ihre Hand gehalten. Das war nicht das Verhalten einer Tochter, die ihre Mutter einfach sterben lässt. Jeder Fremde, der das gesehen hätte, wäre empört gewesen, hätte man ihm von den Vorwürfen erzählt, die gegen mich erhoben wurden. Aber es waren eben keine Fremden zugegen. Wie immer. Nur Albert, Benny, Jessica, Christian, Lilli und Franco. Den einen glaubte man nicht, weil sie »zu mir gehörten«, und Albert behauptete das, was er behaupten sollte.

In der Trauerrede hieß es, er sei ständig am Bett meiner Mutter gewesen und habe sich bis zuletzt um sie gekümmert. Wenn er sagte, ich hätte mich nicht für meine todkranke Mutter interessiert, dann wurde das zur Wahrheit. Denn er war ja tatsächlich jeden Tag bei ihr. Das hätten sämtliche Pfleger, Schwestern und Ärzte bestätigen können. Aber wer konnte schon bestätigen, dass er mir auf Wunsch meiner Mutter ausgerichtet hatte, ich solle dem Krankenhaus fernbleiben? Das klang in den Ohren der meisten Verwandten wie eine fadenscheinige Ausrede. Und so sollte es ja auch erscheinen. Albert brauchte gar nicht mehr viel zu sagen. Die Leute hassten mich allein schon dafür, dass ich nicht im Krankenhaus gewesen bin. Auch das hätten die Schwestern und Ärzte bestätigen können. Und die waren Außenstehende und somit objektiv.

Meine Mutter hatte wieder eine dieser Situationen geschaffen, die ich nicht gewinnen konnte. Egal, was ich tat, ich würde mich »falsch« verhalten. Wäre ich ins Krankenhaus gekommen, hätte es geheißen, sie müsse sich wegen mir aufregen. Dann wäre ich der Grund für die Verschlechterung ihres Zustandes gewesen.

Also blieb ich zu Hause. Und nun war ich die herzlose Tochter, die ihre Mutter einfach hatte sterben lassen. Damit alle glaubten, was Albert sagte, wurde ich als jemand dargestellt, der schon immer so gewesen war. Mein scheinbares Desinteresse am Leiden meiner schwerkranken Mutter fügte sich also nahtlos ein in die Reihe meiner »Untaten«. Von einer Tochter wie mir war nichts anderes zu erwarten gewesen.

Damit sollte jetzt Schluss sein. Deswegen begann ich bei meinen Aufzeichnungen ganz von vorne. In meiner frühen Kindheit. Ich wollte nichts auslassen. Vor allem eine Sache sollten alle erfahren. Der Vorwurf, ich wolle sie ins Grab bringen, war so alt wie ich selbst. Ich habe ihn von Anfang an gehört. Bei jeder sich bietenden Gelegenheit. Egal, was ich tat, ich musste immer damit rechnen, von ihr zu hören, dass ich ihr nach dem Leben trachte. Diese ungeheuerliche Unterstellung ging Hand in Hand mit dem Vorwurf, ich hätte mit meiner Geburt ihr Leben zerstört. Seit ich auf der Welt war, ging für sie alles nur noch schief. Ich war an allem schuld. Meine Launen, meine Aggressivität, mein Egoismus und meine Verlogenheit waren der Grund, warum sie nur noch klagte und jammerte. Ich führte nur Böses im Schilde, und sie war die Einzige, die das ganz klar erkannte. Alle anderen ließen sich von mir hinters Licht führen und täuschen.

Sie projizierte das, was sie tat, auf mich und verurteilte mich dafür. Sobald ich dagegen aufbegehrte, lieferte ich ihr den Beweis, den sie brauchte, um mich weiter für meine Bösartigkeit verurteilen zu können. Aber wer würde nicht irgendwann aus der Haut fahren, angesichts solch offensichtlicher Lügen? Nur waren diese Lügen für andere bei Weitem nicht so offensichtlich wie für mich. Es fiel zwar vielen auf, dass etwas nicht mit rechten Dingen zuging, aber was hätten sie tun sollen? Mein Vater und meine Großmutter mischten sich ein. Aber sie wurden von ihr als unglaubwürdig hingestellt und ebenso in Misskredit gebracht wie später Christian oder Benny.

Andere ahnten nur, was meine Mutter tat. Schwester Trixi oder Frau Gärke zum Beispiel. Die Lehrer in Hagelstadt oder unser Hausarzt hatten sich auch gewundert und sich mehr oder weniger deutlich über meine Mutter beschwert. Aber sie hatten sich nie eingemischt. So wie die Polizisten, die zwei Mal bei uns vor der Tür gestanden hatten. Zuerst nach meinem Ausflug zu den Englischen Fräulein, danach nach meinem misslungenen Kurztrip nach Berlin. Was hätten sie auch merken sollen? Ein Beamter hatte sich über die Ohrfeige aufgeregt, die meine Mutter mir verabreicht hatte. Mehr nicht. Es gab nichts, was ihre Neugier hätte wecken können. Vielleicht hatten sie sich über das Verhalten meiner Mutter gewundert. Aber sich seltsam zu benehmen war ja keine Straftat. Also sind sie wieder gegangen.

Hätte ich jemals die Wahrheit gesagt, wäre es ein Leichtes für meine Mutter gewesen, alles abzustreiten und mich als Lügnerin hinzustellen. Nicht nur, weil nichts wirklich Schlimmes passiert war, sondern auch, weil sie nicht wie eine Rabenmutter wirkte. In den Augen der anderen war sie alles andere als die böse Stiefmutter aus dem Märchen. Jeder konnte sehen, wie sie Tony auf Händen trug. Dass eine so liebevolle Mutter ihre Tochter vernachlässigt, musste einen Grund haben. Und schon war der Schwarze Peter wieder bei mir. All das sprudelte nun aus mir heraus, die ganzen Erinnerungen kehrten zurück und füllten eine Seite nach der anderen. Christians Vergleich mit der Narzisse, die sich über die verwelkten Blumen in der Vase beschwert, hatte die Schleusen zu meinem Inneren geöffnet.

Ich kann nicht sagen, dass es einfach für mich war. Vieles schmerzte mich so sehr, dass ich Tränen vergoss und oft stundenlang nicht mehr in der Lage war, weiterzuarbeiten. Der Schmerz, den ich in diesen Augenblicken empfunden hatte, kehrte mit einer Intensität zurück, die mich erbeben ließ. Vor allem die Momente, in denen ich an meinen Vater und meine Großmutter dachte, waren furchtbar. Ich saß da, die Hände vor dem Gesicht, und weinte.

Christian kam zu mir, weil er mein Schluchzen gehört hatte, und nahm mich in die Arme. Wir redeten nicht. Er hielt mich einfach nur fest und wiegte mich sanft hin und her. Christian stellte keine Fragen. Er sah auf das Blatt vor mir und begriff sofort. Zu wissen, dass er mich verstand, half mir über meine Trauer hinweg und gab mir die Kraft weiterzuarbeiten. Hätte ich ihn nicht gehabt, ich hätte schon nach wenigen Tagen aufgehört zu schreiben.

Er war es auch, der mich beruhigte, wenn ich verzweifelte, weil mir die richtigen Worte nicht einfielen oder ich nicht wusste, wie ich etwas darstellen sollte. Mein Verbrauch an Schokolade war an manchen Tagen beängstigend. Ich merkte schon gar nicht mehr, wie viele Tafeln ich aß. »Schatz, nicht so schnell«, sagte Christian mit sanfter Stimme, wenn er mich dabei erwischte, wie ich die Schokolade verschlang. »Lass dir Zeit. Dir wird noch schlecht, wenn du so weitermachst.« Er setzte sich neben mich, beugte sich vor und las, was ich geschrieben hatte. »Kommst du nicht weiter? Worum geht es denn?«

»Ich bin gerade bei Tante Anke und Onkel Sepp«, antwortete ich. Christian warf einen weiteren Blick auf meine Notizen. Ihm fielen die vielen durchgestrichenen Sätze auf. Das hatte er schon lange nicht mehr gesehen. Er hob die Augenbrauen und sah mich fragend an. »Ich frage mich, was ihnen durch den Kopf gegangen ist. Sie haben doch geahnt, was los ist. Ich habe als Kind einige Male gehört, wie sie sagten, dass ich ihnen leidtun würde. Anke hat es auch später noch immer wieder zu mir gesagt. Zuletzt bei der Beerdigung. Mich würde interessieren, was sie über meine Mutter gedacht und wie viel sie wirklich gewusst haben.« – »Schwer zu sagen«, meinte Christian. »Aber was hätten sie denn tun können? Wenn sie gewusst hätten, was passiert, wie hätten sie dir helfen sollen? Versetze dich doch mal in ihre Lage. Wenn sie Leni zur Rede gestellt und kritisiert hätten, wäre der Kontakt doch sofort von deiner Mutter beendet worden. Das hätte bedeutet, dass sie dir überhaupt nicht mehr hätten helfen können. Erinnerst du dich an letzten Dezember? Als Benny zu dir kam und dir von Lenis Plänen erzählt hat, an Weihnachten in Bennys Wohnung zu kochen? Du konntest nicht viel mehr tun, als mit deiner Mutter reden. Und was ist passiert? Sofort hat sie dir weiß Gott was unterstellt. Und jetzt stell dir mal vor, was gewesen wäre, wenn Benny noch bei ihr gewohnt hätte! Hast du versucht, ihn vor deiner Mutter zu warnen, als er noch bei ihr gewohnt hat? Das war vollkommen unmöglich. Und so war es auch für Anke und Sepp. Was hätten sie denn tun können? Deine Mutter wusste genau, was sie tat. Anke und Sepp hatten doch keine Wahl. Ein Wort, und sie hätten riskiert, dass Leni den Kontakt zu ihnen abbricht. Das hat sie mit deiner Großmutter einige Male gemacht. Sieh es mal aus der Perspektive von Anke. Du warst ein kleines Mädchen. Sie wollte dich nicht im Stich lassen.«

»Also hat sie getan, was möglich war.« Ich legte die Schokolade beiseite. »Das stimmt. Man muss sich nur in den anderen hineinversetzen, um zu verstehen, warum er dies oder das getan oder nicht getan hat.« – »Ich glaube, es wäre hilfreich, wenn du dir mal ein paar andere Fälle anschaust.« – »Andere Fälle?« – »Ich meine Berichte von anderen Frauen oder Männern, die über das erzählen, was ihnen zu Hause von ihren narzisstischen Eltern angetan worden ist.

Es ist vielleicht gar nicht so schlecht, wenn du dich in die Position von jemandem begibst, der die Sache von außen betrachtet. Dann weißt du, wie das, was du schreibst, auf andere wirkt. Die Leute, die dein Buch lesen werden, sind auch Außenstehende, die deine Mutter nie persönlich kennengelernt haben. Du solltest die Sache aus möglichst vielen verschiedenen Blickwinkeln betrachten.«

56

VERSCHIEDENE BLICKWINKEL

Christian hatte natürlich recht. Also machte ich mich daran, im Internet nach Einträgen zu suchen, die von Betroffenen geschrieben worden waren. Ich fand zwar eine Fülle von Büchern über das Phänomen Narzissmus, aber keines, das von einem »Opfer« geschrieben worden war. Dafür Dutzende von Fachtexten, die sich detailliert mit der Therapie einer narzisstischen Persönlichkeitsstörung auseinandersetzten. Auf Tausenden von Seiten wurde erklärt, wie man mit Personen, die an dieser Persönlichkeitsstörung litten, zusammenleben konnte. Die Bücher waren voller guter Ratschläge. Ich las überall, was man als Ehepartner oder als Kind alles tun konnte, um den Narzissten zu ermutigen, sich mit seinem Problem auseinanderzusetzen. Wenn ich daran dachte, was meine Mutter wohl dazu gesagt hätte, musste ich fast schon lachen.

Der bloße Gedanke, eine Frau wie meine Mutter in so ein Gespräch zu verwickeln, erschien mir absurd. Meine Mutter hätte sich nie auf so eine Unterhaltung eingelassen. Ich konnte mir nicht vorstellen, dass es anderen besser ergangen war. Die Texte über den Narzissmus beschrieben immer wieder dieselben Verhaltensmuster. Ich fand Bücher, die sich auf wissenschaftliche Art und Weise mit den Folgen emotionalen Missbrauchs beschäftigten. Was in ihnen stand, kam meinen persönlichen Erfahrungen schon sehr viel näher. Ich suchte weiter und stieß auf immer mehr Texte zu diesem Thema und schließlich auch auf vereinzelte Schilderungen von Erlebnissen. Diese waren teilweise fast identisch mit dem, was ich aus persönlicher Erfahrung kannte. Es gab aber auch Fälle, die vollkommen anders waren. Ich las von Männern und Frauen, die nicht wie ich der Sündenbock gewesen waren, sondern das sogenannte »Goldene Kind«. Sie hatten in ihrer Kindheit und Jugend die Rolle spielen müssen, die in unserer Familie meinem Bruder zugedacht gewesen war.

Ich war nie auf den Gedanken gekommen, dass diese Kinder ebenso leiden könnten, wie ich es als Sündenbock getan hatte.

Aber nichtsdestotrotz litten sie. Sie lebten in einem goldenen Käfig und mussten tagein, tagaus tun, was von ihnen verlangt wurde. Sie lebten das Leben, das ihre Mutter für sie vorgesehen hatte. »Ich lebte nicht, ich funktionierte«, schrieb ein Mann in einem Artikel. Er tat, was von ihm erwartet wurde. Entsprach er nicht den Erwartungen seiner Mutter, machte sie ihm das Leben zur Hölle. »Wenn du mich magst, dann tust du das für mich«, soll seine Mutter immer zu ihm gesagt haben. Dasselbe sagte meine Mutter immer zu Albert. Ich habe es oft genug gehört.

Dann gab es noch jene Fälle, die mich so sehr schockierten, dass ich Mühe hatte, die Texte bis zum Ende durchzulesen. Da war von sexuellem Missbrauch und ständigen körperlichen Misshandlungen die Rede, die ebenso geheim gehalten wurden wie die seelischen Grausamkeiten. Die Betroffenen wurden so sehr in Angst versetzt, dass sie sich nicht trauten, Hilfe zu suchen. Und sie wurden eingeschüchtert. Mit Drohungen. Unter anderem wurde ihnen gesagt, man würde sie als geistesgestört hinstellen oder zu notorischen Lügnern erklären, falls sie es wagen sollten, die Wahrheit zu sagen. Auch das kam mir bekannt vor. Meine Mutter hatte mir dasselbe angedroht, als sie befürchtete, ich könnte mit anderen über den Tod meines Vaters sprechen.

Die Schicksale glichen sich also nicht immer, doch jedes Mal konnte ich Parallelen zu mir und meinem Leben erkennen. Ich fühlte mit den Betroffenen und litt jedes Mal mit, wenn ich irgendwo las, dass jemand sich um Kinder sorgte, die sich in den Händen einer narzisstischen Mutter befanden. Christian konnte mir ansehen, welche Art von Text ich gerade gelesen hatte. Bei Missbrauchsfällen war ich meistens schweigsam und in mich gekehrt, bei Berichten über bevorzugte Kinder in der Regel eher nachdenklich und manchmal auch traurig. Wenn es aber um kleine Kinder ging, die so wie ich als Sündenbock einer heuchlerischen

Narzisstin ausgeliefert waren, fand ich keine Ruhe mehr. Ich wirkte nervös und rastlos. Ich wanderte in der Wohnung umher und erledigte ein Dutzend Mal dieselben Arbeiten oder vergewisserte mich immer wieder, dass ich dieses oder jenes schon gemacht hatte. Was mich umtrieb, war die Vorstellung, nicht helfen zu können. Ich wusste, wie es in dem Kind aussah, auch wenn ich es nicht kannte, und ich fühlte ebenso mit der Verwandten mit, die sich um das Kind sorgte.

»Mein Gott, das arme Kind!«, sagte ich immer wieder. »Wenn ich nur helfen könnte. Die Frau macht sich solche Sorgen.« – »Deine Großmutter hat sich früher dieselben Sorgen um dich gemacht«, sagte Christian, der mir aufmerksam zugehört hatte. »Das Mädchen, von dem du erzählt hast, lebt also bei der Mutter.« – »Und dem Vater. Aber der ist selten daheim. Die Tante sorgt sich um das Mädchen, weil die Mutter macht, was sie will, sobald der Vater außer Haus ist.« – »Aber sie spricht die Mutter nicht darauf an, habe ich recht?« – »Das kann sie doch nicht. Die Mutter würde ihr sofort den Umgang mit dem Kind verbieten. Sie mag es eh nicht, wenn die Tante zu oft bei dem Mädchen ist. Die Tante will den Kontakt nicht abreißen lassen, weil sonst das Mädchen ganz allein wäre.« – »Das klingt fast so wie das, was du erlebt hast.« – »Ja«, seufzte ich. Mir stiegen die Tränen in die Augen.

Ich wusste nicht, wer dieses Mädchen war, und ich hatte keine Möglichkeit, ihm irgendwie zu helfen, aber ich fühlte mit ihm und der Tante mit. Ich konnte mich in beide hineinversetzen und nachvollziehen, was in ihnen vorging. Vor allem spürte ich ihren Schmerz in meinem Herzen, wenn ich sie vor mir sah, in dem Augenblick, wenn sie voneinander Abschied nehmen mussten. Wohl wissend, dass die Mutter das Mädchen hinterher noch mehr quälen würde, zur Strafe für die wenigen Momente des Glücks, die sie an der Seite der Tante hatte erleben dürfen. Ich trug die ganze Last der Hilflosigkeit auf meinen Schultern, welche der Tante den Abschied so schwer machte. Im Moment des Abschieds legte sie gewiss noch einmal all ihre Liebe und Stärke in den letzten Blick, den sie dem Mädchen zuwarf. Es war wie ein Flehen, die unausgesprochene Bitte, das Mädchen möge nicht aufgeben und an ihrem Leid zugrunde gehen. Ich hatte diesen Blick selbst oft genug gesehen. Jedes Mal, wenn mich meine Großmutter verlassen hatte.

An sie musste ich denken, wenn ich die Tante vor mir sah, die diesen Beitrag im Internet gepostet hatte. Sie wollte anonym bleiben, um das Kind nicht zu gefährden. Ich konnte auch das gut verstehen, auch wenn es mir jede Möglichkeit nahm, etwas für sie oder das Kind zu tun. »Das macht dir wirklich zu schaffen, nicht wahr?«, fragte Christian. »Seit du dich mit dem Thema beschäftigst, redest du von nichts anderem mehr.« – »Entschuldige«, sagte ich zu Christian. »Ich habe gar nicht gemerkt, dass ich mich so sehr in die Sache hineingesteigert habe.« – »So habe ich das nicht gemeint«, erklärte Christian lächelnd. »Ich sehe das eher positiv. Als Anerkennung. Ich freue mich darüber. Es gefällt mir, dich so kämpferisch und entschlossen zu sehen.« Ich sah ihn einen Moment an und vergewisserte mich, dass er keinen Spaß machte. Jetzt lächelte er. »Das ist mein voller Ernst. Keine Sorge. Es imponiert mir, dass du dich so sehr mit den Kindern und den anderen Opfern identifizieren kannst, obwohl du ja selber genug durchgemacht hast und allen Grund hättest, dich nur um dich selbst zu kümmern.« – »Ich kann doch nicht über das wütend sein, was mir passiert ist, und dann einfach so darüber hinweggehen, wenn jemand anderem genau dasselbe passiert.« – »Es gibt eine Menge Leute, die machen aber genau das«, sagte Christian. »Denen geht es nur um das, was ihnen angetan worden ist. Du dagegen willst helfen.« – »Das macht doch jeder in so einer Situation«, sagte ich ausweichend. Es war mir unangenehm, in dieser Weise von Christian gelobt zu werden.

»Das sehe ich aber ganz anders«, meinte er. »Es gibt zwar eine Menge Leute, die sich zusammentun in Selbsthilfegruppen oder Interessengemeinschaften, aber die suchen hauptsächlich den Austausch mit anderen Betroffenen. Du willst mehr als das. Du willst nicht nur mit Leuten reden, von denen du weißt, dass sie dich verstehen und dass sie sich vorstellen können, wie das ist, was du erlebt hast. Du möchtest diesen Leuten beistehen.« – »So habe ich das noch nie gesehen.« – »Das ist mal wieder typisch!«, sagte Christian lächelnd. »Du stellst dein Licht wie immer unter den Scheffel.« – »Ich bin keine Therapeutin«, wandte ich ein. »Wie sollte ich ihnen helfen können? Ich kann mir vorstellen, wie es in ihnen aussieht, aber ich habe keinerlei Erfahrung darin …« – »Keinerlei Erfahrung?«, rief Christian. »Du hast die Erfahrung eines ganzen Lebens! Und du weißt, wie sie sich fühlen. Du hast selber mit diesem Problem zu tun. Wieso schreibst du dieses Buch? Ich glaube, du solltest wirklich mal darüber nachdenken, ob du nicht eine Initiative gründen willst oder ein Forum oder etwas in dieser Art.« – »Du meinst eine Gruppe für Leute, die so wie ich narzisstische Eltern hatten?« – »Ja, warum nicht! Es gibt sicher eine Menge Frauen und Männer, die nicht so mutig sind wie du und sich gegen die zur Wehr setzen, die ihnen das angetan haben. Diese Leute schweigen weiter, so wie du es in der Vergangenheit getan hast. Du weißt selbst, dass genau das der Fehler ist. Schweigen macht Leute wie deine Mutter erst so richtig stark. Denk an das Mädchen aus dem Internet. Alle schweigen. Die Tante, das Mädchen, der Vater. Und deswegen kann die Mutter auch weiter mit dem Kind machen, was sie will. Warum hat Albert denn Angst bekommen am Telefon? Weil du gesagt hast, du machst die Lügen jetzt öffentlich. Also, wenn du schon ein Buch schreibst, wieso nicht auch eine Gruppe oder ein Forum gründen und mit anderen über das reden, was passiert ist?« Christian sah mich erwartungsvoll an. Ich kannte diesen Blick. Er wusste, dass er mich längst überzeugt hatte, und würde deshalb auch ein Nein nicht akzeptieren. »Also gut!«, sagte ich. »Das ist zwar alles Neuland für mich, aber ich will es versuchen.«

57

NEULAND

Ich loggte mich bei einem großen sozialen Netzwerk ein und gründete eine Gruppe. An und für sich nichts Besonderes. Jeden Tag wurden und werden Gruppen auf solchen Plattformen ins Leben gerufen. Aber für mich war es eine Premiere, aufregend und anstrengend zugleich. Aufregend, weil ich noch nie zuvor etwas Vergleichbares auf die Beine zu stellen versucht hatte, und anstrengend, weil ich mehr Zeit in dieses Projekt investierte als in alles andere, was mir wichtig war. Ich verbrachte meine Tage fast nur noch vor dem PC oder über meinen Notizen. Die Auseinandersetzung mit meiner Vergangenheit und die Beschäftigung mit dem Thema Narzissmus füllten meine Tage fast vollständig aus.

Christian hielt mir den Rücken frei und sorgte dafür, dass alles wie gewohnt weiterlief. Auch Jessica ließ mich nicht spüren, dass ich über Tage hinweg kaum noch zu sehen war. Sie hatte längst erkannt, wie wichtig diese Arbeit für mich geworden war, und unterstützte mich, so gut sie nur konnte. Wenn ich abends in die Küche kam, war das Essen schon fertig und der Tisch gedeckt. »Wie ist es gelaufen?«, wollte Christian wissen. »Kommst du gut voran? Hat sich schon jemand gemeldet?« Auch Jessica war von der Idee mit der Gruppe begeistert. »Hast du schon jemanden kennengelernt?«, wollte sie wissen.

»Ja!«, sagte ich freudestrahlend. »Das Interesse ist größer, als ich dachte.« – »Ich habe dir ja gesagt, dass du kein Einzelfall bist. Die würden nicht so viel im Internet darüber schreiben, wenn das etwas wäre, was keinen angeht.« – »Da hast du recht«, stimmte ich ihm zu. »Ich hätte nur nicht gedacht, dass sich so schnell jemand meldet.« – »Und?«, fragte Jessica. »Wer ist es? Mann oder Frau?« – »Eine Frau, aber sie möchte nicht, dass ich über sie rede, auch nicht mit euch. Ich musste ihr versprechen, dass ich alles für mich behalte. Später vielleicht, wenn wir uns besser kennen und vertrauen.« – »Hat sie schlechte Erfahrungen gemacht, oder ist sie einfach nur vorsichtig?«, fragte Christian.

»Na ja, es sieht so aus, als ob beides der Fall wäre. Ich muss zugeben, dass es auch für mich noch immer nicht leicht ist, offen mit anderen über alles zu sprechen, obwohl ich euch beide habe. Um wie viel schwerer muss es da jemandem fallen, der keine Unterstützung hat. Da gehört eine Menge Vertrauen dazu. Immerhin sind es doch sehr persönliche Dinge. Man will ja nicht mit jedem über seine Gefühle sprechen.« – »Stimmt«, bestätigte Christian. »Du hast gerade gesagt, dass sie auch schlechte Erfahrungen gemacht hat. Privat oder im Internet?« – »Beides. Glaube ich zumindest. Sie hat eine Andeutung gemacht, die mir zu denken gegeben hat.« – »Was denn für eine Andeutung?« Christian sah mich neugierig an. »Es ging um Stalker im Internet und Leute, die sich in solche Gruppen einschmuggeln, um Unfrieden zu stiften.« – »Oh Mann, Verrückte gibt's wirklich überall!«, rief Christian lachend und schüttelte den Kopf. »Die schmuggeln sich in eure Gruppe ein? Wer kommt denn auf eine so bescheuerte Idee?«, fragte Jessica überrascht. »Nicht in unsere Gruppe, aber in ähnliche Gruppen. Das sind Leute, die machen sich einfach einen Spaß draus, andere zu ärgern oder zu belästigen. Aber manchmal sind auch welche dabei, die haben ein Problem damit, dass jemand offen über so ein Thema spricht.« – »Narzissten?« Ich nickte. »Ich hoffe, ihr bekommt keinen Ärger mit diesen Spinnern«, meinte Jessica und erhob sich. »Ich drück dir die Daumen.«

Leider half es nichts. Schon nach kurzer Zeit tauchte das erste Problem dieser Art auf. Die Familienangehörige eines Mitglieds trat unter falscher Identität unserer Gruppe bei und begann schon bald, Unfrieden zu stiften und das Mitglied zu beschimpfen und zu beleidigen. Es stellte sich heraus, dass die Frau selbst Narzisstin war. Sie musste die Gruppe sofort verlassen.

Leider war das nur der Startschuss zu einer schier endlosen Reihe von Versuchen, unsere Gruppe aus den Angeln zu heben. Immer wieder tauchten Leute auf, die auf den ersten Blick seriös und glaubwürdig wirkten und sich dann plötzlich als das Gegenteil von dem entpuppten, für was wir sie gehalten hatten. Eine junge Frau behauptete, sie sei mit einem Narzissten zusammen, unter dessen Launen sie zu leiden habe. Zu Beginn hatte keiner von uns Grund, ihr das nicht zu glauben. Doch schon nach wenigen Tagen begann sie, uns zu kritisieren, weil wir nur die negativen Seiten von Narzissten aufzählen würden. »Narzissten haben auch viel Gutes an sich!«, behauptete sie. Ich habe ihr daraufhin offen gesagt, dass ich sie für eine Narzisstin halte. Sie wollte nur wissen, woher ich das wüsste. Ein Arzt hatte ihr tatsächlich einige Tage zuvor mitgeteilt, dass sie an einer narzisstischen Persönlichkeitsstörung litt. »Für mich ist das etwas Positives!«, schrieb sie mir und verließ die Gruppe.

Christian wunderte sich immer mehr über die Reaktionen, die mein Engagement im Internet hervorrief. »Da haben ein paar Leute die Hosen aber gestrichen voll«, sagte er scherzhaft und warf mir einen schelmischen Blick zu. »Du glaubst doch nicht ernsthaft …?« – »Ach was!«, rief er lachend. »Natürlich nicht! Aber ich kann mir vorstellen, dass es Albert nicht besser gehen würde, wenn er wüsste, was du machst. Der hat sicher schon Bauchschmerzen, wenn er daran denkt, dass du an deinem Buch schreibst. Ich kann mir nicht vorstellen, dass er besonders erfreut sein wird, wenn er die Wahrheit schwarz auf weiß vor sich liegen hat.« – »Das glaube ich allerdings auch nicht«, pflichtete ich Christian bei. »Ich bin gerade bei dem Vorfall mit dem Video.« – »Das Video von der Geburtstagsfeier?« – »Ja, als wir extra eingeladen worden sind, nur um zu sehen, dass sie gefeiert haben.« – »Ich glaube nicht, dass er daran gerne erinnert werden möchte«, sagte Christian spöttisch.

In dieser Zeit dachte ich an meine Freundin Marta, der ich immer alles hatte erzählen können. Leider war sie vor über 20 Jahren an einer Überdosis gestorben. Zumindest hatte mir das meine Mutter erzählt. »Sei froh, dass du keinen Kontakt mehr zu ihr hattest, sonst wärst du auch schon tot«, hatte meine Mutter gesagt, als sie mir von Martas Tod erzählt hatte. »Woher weißt du das?«, hatte ich sie damals gefragt. »Hast du vergessen, dass Tante Anke und Martas Mutter zusammen gearbeitet haben?«, sagte sie ganz selbstverständlich. Das stimmte. Also glaubte ich meiner Mutter. Als ich aber während der Niederschrift meiner Erinnerungen mein Poesiealbum erstmals seit langer Zeit wieder in Händen hielt, überkam mich ein seltsames Gefühl beim Lesen der Zeilen, die Marta für mich geschrieben hatte.

Zum Andenken
Wenn einst nach langen Jahren, mein Name wird genannt,
so denk an mich und sage, die hab ich auch gekannt.
10.1.1977

Irgendetwas trieb mich, in diesen Augenblick ihren Namen bei Google einzugeben. Bingo … ich fand sie! Sofort schrieb ich ihr. Sie war es wirklich. Seitdem haben wir wieder Kontakt. Marta war genauso sprachlos über die Lüge meiner Mutter wie ich selbst. Wir werden nie erfahren, warum sie das getan hat, aber braucht ein Narzisst einen Grund? Eines Tages meldete sich jemand bei unserer Gruppe unter falscher Identität an und durchsuchte unsere Kommentare nach etwas, was man für einen Bericht oder eine Reportage brauchen konnte. Dieses Vorkommnis war der Grund, warum wir uns darauf verständigten, ab diesem Tag die Anträge auf Mitgliedschaft in unserer Gruppe genauer zu prüfen. Viele Narzissten gingen uns in der Folge gleich zu Beginn ins Netz, weil sie die Nerven verloren oder sich weigerten, bestimmte Fragen zu beantworten. Sie erinnerten mich an Albert, der auch nie Fragen beantworten wollte, die ihm irgendwie unangenehm waren. Doch nun würde er bald eine ganze Menge Fragen beantworten müssen, falls er nicht aufhörte, weiter Lügen über mich zu verbreiten. Ich schrieb weiter an meinem Buch und engagierte mich immer intensiver für die Mitglieder meiner Gruppe. Das tue ich auch heute noch. Die Arbeit an meinem Buch ist inzwischen abgeschlossen. Mein Engagement für die Opfer seelischer Gewalt hat aber gerade erst begonnen.

EPILOG

Am 14. August bekam ich vom Nachlassgericht folgende Mitteilung:
Nachlassverfahren Annalena Beate Lenz
Sehr geehrte Frau XXX, der obengenannte Erblasser hat die Erb-
folge bestimmt, wie aus der in Kopie beiliegenden Verfügung von To-
des wegen ersichtlich. Da Sie von der Erbfolge ausgeschlossen worden
sind, steht Ihnen der gesetzliche Pflichtteil zu.

Der Erbvertrag wurde am 24. Juni 1985 geschlossen. Ich war zu
diesem Zeitpunkt fast 21 Jahre alt. Somit hatte sie mich schon damals aus ihrem Leben gestrichen. Von der Erbfolge ausgeschlossen
wurde ich übrigens durch konsequente Nichterwähnung. Anders
gesagt: Meine Mutter hat in dieser notariellen Verfügung so getan,
als gäbe es mich schlicht und ergreifend nicht. Die Ironie der Geschichte: Gerade dadurch hat sie das Gegenteil dessen erreicht, was
sie eigentlich wollte. Ausgerechnet die Tatsache, dass sie mich in
dieser Verfügung totgeschwiegen hat, führt laut meinem Anwalt erst
zu meinem Pflichtanspruch! Nach vielen Gesprächen mit Freunden
und Verwandten meines Mannes kam ich zu der Überzeugung, dass
ich meinen Pflichtteil einfordern werde. Ich will das Erbe nicht wirklich, aber wenn Albert meint, dass er weiter seine Lügen über mich
erzählen muss, dann kann ich das einfordern, was mir zusteht. Also
habe ich meinen Anwalt, der mich schon über 20 Jahre kennt, be-
auftragt, dies für mich zu tun. Er hat Albert einen Brief geschickt
und ihm darin vier Wochen Zeit gegeben, alle Werte aufzulisten.

Ich bin jetzt mit meinen Gedanken allein, und dabei geht mir so
viel durch den Kopf. Eigentlich will ich gar nichts von den Sachen
haben. Doch andererseits wäre es nur gerecht, das zu bekommen,
was mir zusteht. Nur glücklich macht es mich nicht, denn was ich
will, ist ganz einfach, dass Albert allen Verwandten die Wahrheit
sagt und nicht weiter lügt. Da er jedoch an dem Versprechen, welches meine Mutter ihm am Sterbebett abgenommen hat, festhält

und weiter in ihrem Namen lügt, schweigt und verleumdet, obwohl er weiß, dass es Unrecht ist und er meinen Ruf zerstört, wüsste ich nicht, warum ich ihn schonen sollte. Es ist ja nicht sein Ruf, sondern nur meiner. Da Albert nur über Geld zu packen ist, werde ich mein Erbe antreten. Weil ich ihm ja versprochen habe, ein Buch zu schreiben, werde ich dieses Geld dafür verwenden. Der Rest geht an meine Tochter Jessica, denn sie hat am wenigsten von meiner Mutter bekommen. Albert bin ich ja auch egal, und wie man so schön sagt: »Ist der Ruf erst ruiniert, lebt es sich ganz ungeniert.« Er wird mich verfluchen.

NACHTRAG 2017

Albert machte tatsächlich ernst: Nach unserem Gespräch hatte er sich nie wieder bei uns gemeldet. Dafür schien er über den Tod meiner Mutter relativ schnell hinweggekommen zu sein. Wie wir zufällig erfahren haben, war er schon vier Wochen nach ihrem Tod wieder auf einem Konzert unterwegs. Von tiefer Trauer soll dort nicht viel zu merken gewesen sein. Wenige Monate später war er dann in Begleitung seiner neuen Flamme zu sehen. Wieder einmal hatte meine Mutter bewiesen, dass sie jeden anlügt. Noch ein Jahr zuvor hat sie uns erzählt, dass sie ihre Lebensversicherung auf Jessica umgeschrieben hat, denn zuvor war angeblich mein Ältester darin als Bezugsberechtigter angegeben. Wie sich im Rahmen der Erbschaft herausstellte, hatte sie jedoch nie die Absicht, meinen Kindern irgendetwas zukommen zu lassen: In Wahrheit war immer noch mein längst verstorbener Bruder als Bezugsberechtigter eingetragen. Die für Normalsterbliche undurchschaubaren Labyrinthe des Erbrechts führten dazu, dass mir ein Viertel daraus zustand.

In der Erbsache konnte ich mich mit Albert außergerichtlich einigen. Allerdings hat er kein einziges Wort mit mir selbst gesprochen, sondern alles seinen Anwälten überlassen. Insgesamt erhielt ich von ihm vier Aufstellungen zur Erbmasse; keine einzige vollständig und sich jedes Mal selbst widersprechend. Interessant ist aber, dass sich das angeblich so wertvolle Rosenthal-Geschirr als normale Gebrauchsware ohne besonderen Wert entpuppte. Ihre ach so teure Goebel-Figurensammlung gehörte jetzt angeblich schon immer Albert, aber nur bis mein Anwalt eine eidesstattliche Erklärung verlangte. Die Aufregung hätte er sich sparen können, denn eine Schätzung stufte diese »seltenen Einzelstücke« als das ein, was mein Mann und ich schon lang vermuteten: Ramschware.

Eigentlich hätte man sich auch leichter einigen können. Vor allem, wenn man die ungeheuren Summen beachtet: Mein Erbteil reicht gerade so für Jessicas Führerschein. Im Mai 2014 nahm ich Kontakt zu meiner Tante Zenta auf. Wir telefonierten gelegentlich, dabei kam das Gespräch auch auf meine Mutter. Tante Zenta erzählte mir immer wieder, dass sie nie verstanden hätte, warum mich meine Mutter so behandelte. Bei unserem ersten Gespräch war es ein Schock für mich, denn ich dachte bisher immer, meine Mutter hätte die ganze Verwandtschaft täuschen können. Erst jetzt erfuhr ich, dass sie nicht alles verbergen konnte. Und dass Tante Zenta immer wieder auf meine Mutter einzuwirken versuchte. »Gabi ist so ein wundervoller Mensch«, habe sie immer wieder gesagt.

Nachdem mein Buch erschienen war, schickte ich ihr ein Exemplar mit persönlicher Widmung. Seither hat sie sich nie mehr bei mir gemeldet. Was meine Mutter getrieben hat, war schlimm, aber ein Nestbeschmutzer zu sein, ist in den Augen meiner Verwandtschaft wohl noch schlimmer. Liebe Onkel, Tanten und Cousinen: Ich würde es jederzeit wieder tun! Dieses Buch hat schon Hunderten geholfen, wie mir die vielen oft sehr persönlichen E-Mails und Briefe zeigen. Allein deshalb war es jede einzelne Zeile wert, geschrieben zu werden. Ich wünsche allen, die ähnlich leiden, viel Mut, Kraft und Stärke!

LITERATURVERZEICHNIS

- Altmeyer, Martin: Narzissmus und Objekt. 2000
- Battegay, Raymond: Narzissmus und Objektbeziehungen. 2008
- Behary, Wendy: Der Feind an Ihrer Seite. 2009
- Bierhoff, Hans-Werner: Narzissmus – Die Wiederkehr. 2009
- Brown, Nina W.: Kinder egoistischer Eltern. 2010
- Dahm, Ulrike: Mit der Kindheit Frieden schließen. 2013
- Eliacheff, Caroline: Mütter und Töchter. 2004
- Forward, Susan: Vergiftete Kindheit. 1993
- Emotionale Erpressung. 2009
- Grunberger, Bela: Vom Narzissmus zum Objekt. 2001
- Haller, Reinhard: Die Narzissmusfalle. 2013
- Hirigoyen, Marie-France: Die Masken der Niedertracht. 2002
- Jung, Mathias: Schneewittchen. 2013
- Kernberg, Otto F.: Narzissmus, Aggression, Selbstzerstörung. 2006
- Borderline-Störungen und pathologischer Narzissmus. 2009
- Kohut, Heinz: Narzissmus. 1976
- Miller, Alice: Du sollst nicht merken. 1983
- Am Anfang war Erziehung. 1983
- Das Drama des begabten Kindes. 2012
- Röhr, Heinz-Peter: Narzissmus. 2005
- Wege aus der Abhängigkeit. 2008
- Sachse, Rainer: Selbstverliebt. 2012
- Scherrmann-Gerstetter, Beate: Endlich Frieden mit den Eltern. 2012
- Symington, Neville: Narzissmus. 2012
- Wardetzki, Bärbel: Ohrfeige für die Seele. 2004
- Weiblicher Narzissmus. 2007

DEUTSCHSPRACHIGE SEITEN

- www.narzissmus.org: Töchter narzisstischer Mütter
- www.facebook.de: Gruppe Töchter narzisstischer Mütter
- www.psychologieforum.de: Forum rund um Psychologie und Narzissmus
- www.narzissmus.net: »Portal für und über die narzisstische Persönlichkeitsstörung«.
- www.borderlinezone.org/narz/narz1.html: Informationen über diverse Persönlichkeitsstörungen und generell psychische Störungen sowie eine Rubrik zum Thema Narzissmus.
- erkennepsychopathie.wordpress.com: Informationen über Narzissmus bzw. Missbrauchsformen, wie etwa »Gaslighting«.
- www.trennungsschmerzen.de: Forumsthread über narzisstische Eltern
- www.borderline-muetter.de: Informationen über Mütter mit Borderline, sowie mehrere angehende Buchprojekte zum Thema Borderline.
- www.sonnenstrahl.forumieren.com: Forum für viele Bereiche, auch Narzissmus, Borderline, Persönlichkeitsstörungen usw.

ENGLISCHSPRACHIGE SEITEN

- www.daughtersofnarcissisticmothers.com: Selbst Tochter einer narzisstischen Mutter.
- www.lightshouse.org: Informationen nicht nur über NPS, sondern auch über andere Persönlichkeitsstörungen
- narc-attack.blogspot.se: Bereiche des Themas Narzissmus. Schwerpunkt ist Töchter narzisstischer Mütter.
- www.webofnarcissism.com/forums: ein großes Forum rund um das Thema Narzissmus.

- www.outofthefog.net/Disorders/NPD.html: für betroffene Angehörige von Menschen mit NPD und anderen Persönlichkeitsstörungen.
- www.alice-miller.com: Alice Miller, Autorin von Büchern zum Thema Kindesmissbrauch. Am bekanntesten ist ihr Buch *Das Drama des begabten Kindes*.
- www.woncinema.blogspot.se: eine Sammlung von Filmen, Videos, Musikvideos etc. über Narzissmus

BLOGS, DIE VON TÖCHTERN NARZISSTISCHER MÜTTER GESCHRIEBEN WURDEN

- aconography.blogspot.se
- emergingfrombroken.com
- hopehealing.wordpress.com
- house-of-mirrors.blogspot.se
- jonsi-jonsi.blogspot.se
- joyfulalivewoman.wordpress.com
- kikimatters.blogspot.se
- www.narcissisticparents.blogspot.se
- narcissism101.com
- notmyrock.blogspot.se
- oneangrydaughter.com
- pollywantanarcissist.blogspot.se
- pronoiaswriteofpassage.blogspot.se
- releasingjessie.blogspot.se
- upsi-upsi.blogspot.se

DANKSAGUNG

An dieser Stelle möchte ich mich bei allen bedanken, die mich während der Entstehung dieses Buches tatkräftig unterstützt haben.

Meinem Mann Christian und meiner Tochter Jessica danke ich dafür, dass sie mir den Rücken frei gehalten haben und Schokolade und Tempos immer griffbereit hatten.

Fürs Probelesen und die Korrekturanmerkungen danke ich Claudia, Markus, Judith, Gisa, Marianne und meinem Lektor Michael; ohne sie hätte ich das wohl nie geschafft.

Einen herzlichen Dank auch an alle Mitglieder meiner Gruppe »Töchter narzisstischer Mütter« für die lieben Worte und den Zusammenhalt, der sehr wichtig war und der mir die Kraft und die Gewissheit gab, dass ich nicht allein bin.

FRISS ODER STIRB

EIN SCHOCKIEREND EHRLICHER TATSACHENBERICHT ÜBER MAGERSUCHT,
ERZÄHLT MIT DER NÖTIGEN PORTION HUMOR

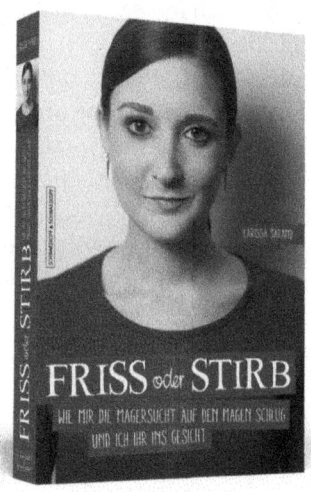

FRISS ODER STIRB
WIE MIR DIE MAGERSUCHT AUF DEN MAGEN SCHLUG
UND ICH IHR INS GESICHT
Von Larissa Sarand
224 Seiten, Taschenbuch
ISBN 978-3-86265-667-7 | Preis 9,99 €

»Sie mögen Tabu-Brüche? Sie haben schwarzen Humor? Dann sind Sie hier richtig. In meinem Buch FRISS ODER STIRB erzähle ich von meiner Magersucht – ohne jede Scham, aber mit umso mehr Galgenhumor.

Ich verrate die unzähligen Tricks, mit denen ich mein Umfeld an der Nase herumgeführt habe, um meine Krankheit geheim zu halten. Da Lügen aber bekanntermaßen kurze Beine haben, musste ich mich ganz schön abstrampeln, damit meine ›Verrücktheiten‹ unentdeckt blieben. Und sobald ich ohne Aufsicht war, erfuhr der Wahnsinn freilich noch ganz andere Dimensionen.

Was Sie hier über Magersucht lesen, ist Ihnen in dieser Form mit Sicherheit noch nicht begegnet. Fragen Sie sich nicht, ob man darüber lachen darf. Tun Sie es einfach.«

Larissa Sarand

DER WAHNSINN UND SEINE GEFÄHRTEN

WENN VATER STERBEN MUSS UND MUTTER STERBEN WILL: VON KREBS, DEPRESSIONEN
UND ANDEREN WEGEN DER ZERSTÖRUNG. EINE FAMILIENTRAGÖDIE.

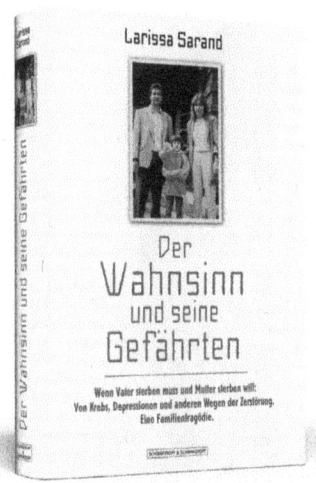

DER WAHNSINN UND SEINE GEFÄHRTEN
WENN VATER STERBEN MUSS UND MUTTER STERBEN WILL: VON KREBS, DEPRESSIONEN
UND ANDEREN WEGEN DER ZERSTÖRUNG. EINE FAMILIENTRAGÖDIE.
Von Larissa Sarand
224 Seiten, Klappenbroschur
ISBN 978-3-86265-703-2 | Preis 14,99 €

Larissa Sarands Mutter ist ebenso plötzlich wie schwer psychisch erkrankt. Woran genau sie leidet, kann nie geklärt werden. So sehen sich Larissa und ihr Vater hilflos den Wahnvorstellungen und Wahrnehmungsstörungen ihrer immer aggressiver werdenden Mutter und Ehefrau ausgeliefert, die bald ihren ersten Suizidversuch unternimmt.

Kurz danach wird bei ihrem Vater ein unheilbares Krebsleiden diagnostiziert. Fortan spielt der Tod die zentrale Rolle im Leben aller Beteiligten: Die Mutter will sterben, der Vater muss sterben, und Larissa versucht verzweifelt, beides zu verhindern.

Irgendwann wird Wahnsinn für die Familie zur Normalität. Mutter, Vater und Tochter unterhalten sich am Esstisch mit der gleichen Selbstverständlichkeit über Selbstmord und Sargholz, wie andere Leute über das Wetter plaudern. Die Katastrophe ist unabwendbar.

WWW.SCHWARZKOPF-SCHWARZKOPF.DE

KINDERSPIEL

WIE MEIN KÖRPER MISSBRAUCHT UND MEINE SEELE GEBROCHEN WURDE –
EIN ERSCHÜTTERNDES BUCH ÜBER MISSBRAUCH UND SEINE LEBENSLANGEN FOLGEN

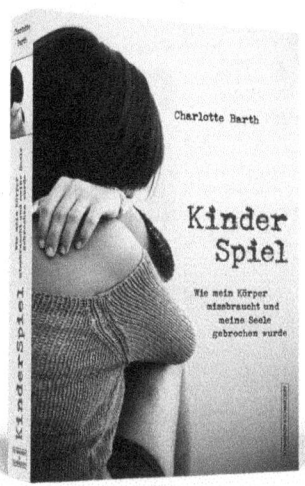

KINDERSPIEL
WIE MEIN KÖRPER MISSBRAUCHT
UND MEINE SEELE GEBROCHEN WURDE
Von Charlotte Barth
360 Seiten, Taschenbuch
ISBN 978-3-86265-477-2 | Preis 9,99 €

Charlotte wird als Dreijährige das erste Mal missbraucht – es ist der Beginn einer jahrelangen Leidensgeschichte. Während ihrer gesamten Kindheit und Jugend erfährt sie immer wieder sexuelle Gewalt und seelisches Leid, auch von ihrer Familie wird sie misshandelt und vernachlässigt.

Halt findet sie in dieser Zeit einzig bei ihrer besten Freundin – die jedoch nur in ihrer Fantasie existiert. Charlotte flüchtet in die Magersucht, verletzt sich selbst, wird depressiv und entwickelt eine akute Angststörung. Nach mehreren gescheiterten Suizidversuchen begibt sich Charlotte mit 21 Jahren in Therapie und schließt sich einer Selbsthilfegruppe an.

KINDERSPIEL erzählt von ihrem Leben als Missbrauchsopfer, aber auch von ihrem langen und noch immer andauernden Kampf ums Überleben.

WWW.SCHWARZKOPF-SCHWARZKOPF.DE

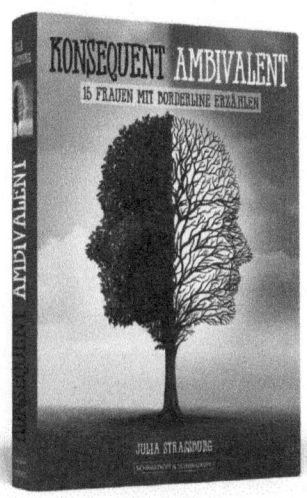

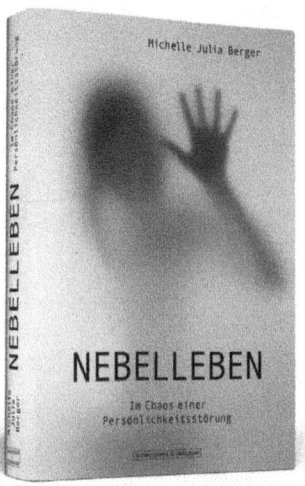

DRINNEN IST BESSER

AGORAPHOBIE: WENN DIE ANGST DEN WEG NACH DRAUSSEN VERSPERRT –
SELBSTERKENNTNIS IST DER ERSTE SCHRITT ZUR HEILUNG

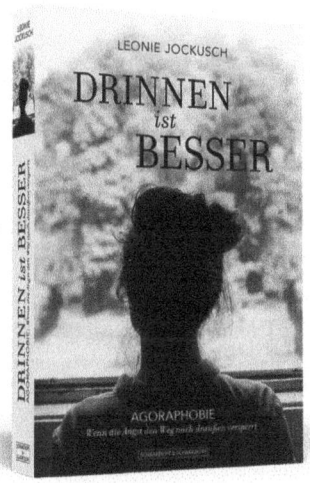

DRINNEN IST BESSER
AGORAPHOBIE: WENN DIE ANGST DEN WEG
NACH DRAUSSEN VERSPERRT
Von Leonie Jockusch
248 Seiten, Taschenbuch
ISBN 978-3-86265-492-5 | Preis 9,99 €

Circa jeder fünfte Deutsche leidet mindestens einmal im Leben unter einer Angststörung. Agoraphobie ist eine davon. So mancher ringt mit dem Bedürfnis, lieber daheim zu bleiben, statt sich der Welt auszusetzen – ohne Schutz und Fluchtmöglichkeiten; andere halten dieses Leiden, das oft schleichend beginnt und zur völligen häuslichen Isolation führen kann, für ein Gerücht oder eine Modeerscheinung.

Kaum einer mag offen darüber reden. Leonie Jockusch, die in ihrer jungen Erwachsenenzeit selbst mit Agoraphobie zu kämpfen hatte, findet, dass es an der Zeit ist, dieses wichtige Thema in all seiner Vielfältigkeit zu beleuchten. Dieses Buch lebt von ihren Erinnerungen aber auch von den Geschichten anderer Betroffener, die ebenfalls den Weg nach draußen gefunden haben oder noch verzweifelt auf der Suche nach ihm sind.

WWW.SCHWARZKOPF-SCHWARZKOPF.DE

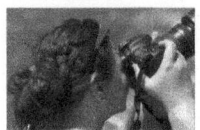 GABRIELE NICOLETA wurde 1964 in Regensburg geboren, arbeitete als Verkäuferin, Fabrikarbeiterin sowie in einer Schule und Tagesstätte für körperlich und geistig behinderte Kinder. Aus erster Ehe hat sie drei Kinder. Seit 2010 ist sie zum zweiten Mal verheiratet. Heute lebt sie mit ihrer Tochter und ihrem Mann in der Nähe von München und arbeitet freiberuflich als Fotografin.

Gabriele Nicoleta
DAS GIFT DER NARZISSE
Tochter einer narzisstischen Mutter:
Wenn eine Mutter ihr Kind seelisch vergiftet

ISBN 978-3-86265-535-9
© Schwarzkopf & Schwarzkopf Verlag GmbH, Berlin 2016
Zweite Auflage, Juli 2017
Dritte Auflage, September 2018

VERLAG
Schwarzkopf & Schwarzkopf Verlag GmbH
Kastanienallee 32, 10435 Berlin
Telefon: 030 – 44 33 63 00
Fax: 030 – 44 33 63 044

INTERNET | E-MAIL
www.schwarzkopf-schwarzkopf.de
www.facebook.com/schwarzkopfverlag
info@schwarzkopf-schwarzkopf.de